BIBLIOTHÈQUE DES CONNAISSANCES UTILES

NOUVEAU MANUEL

DE

MÉDECINE VÉTÉRINAIRE

HOMŒOPATHIQUE

LIBRAIRIE J.-B. BAILLIÈRE et FILS

Formulaire homœopathique usuel ou Guide homœopathique pour traiter soi-même les maladies, par J. Prost-Lacuzon. 6ᵉ *édition*. 1889, 1 vol. in-18 jésus de 583 pages...... **6 fr.**

Dictionnaire de médecine, de chirurgie et d'hygiène vétérinaires, par Hurtrel d'Arboval. Edition entièrement refondue par A. Zundel, vétérinaire supérieur d'Alsace-Lorraine. 3 vol. gr. in-8 à deux colonnes, avec 1600 fig................... **60 fr.**

Précis de thérapeutique, de matière médicale et de pharmacie vétérinaires, par P. Cagny, président de la Société centrale de médecine vétérinaire de France. 1892, 1 vol. in-18 jésus, 800 p., 100 fig., cart................................... **8 fr.**

Aide-mémoire du vétérinaire. Médecine, chirurgie, obstétrique, formules, police sanitaire, jurisprudence commerciale, par J. Signol, membre correspondant de l'Académie de médecine. 1884, 1 vol. in-18 jésus, de 543 pages, avec 395 fig., cart. **6 fr.**

Traité pratique de maréchalerie, comprenant le pied du cheval, la maréchalerie, la ferrure appliquée aux divers genres de service, la médecine et l'hygiène du pied, par Goyau, vétérinaire principal de l'armée. 3ᵉ *édition*. 1890, 1 vol. in-18 jésus de 528 p., avec 364 fig................................... **8 fr.**

Guide pratique de l'élevage du cheval, par L. Relier, vétérinaire principal au haras de Pompadour. 1 vol. in-16 de 388 p., avec 128 fig., cart................................... **4 fr.**

Traité des maladies du chien, précédé d'une description des races, par J. Pertus. 1 vol. in-16, avec 18 planches comprenant 24 fig. (*Petite Bibliothèque scientifique*).......... **2 fr.**

L'amateur d'oiseaux de volière, espèces indigènes et exotiques, caractères, mœurs et habitudes, reproduction en cage et en volière, nourriture, chasse, captivité, maladies, par Henri Moreau. 1 vol. in-16 de 432 pages avec 51 fig......... **5 fr.**

Traité de zootechnie générale, par Cornevin, professeur à l'Ecole vétérinaire de Lyon. 1891, 1 vol. in-8 de 1088 pages, avec 204 fig. et 4 planches coloriées...................... **22 fr.**

Traité d'anatomie comparée des animaux domestiques, par A. Chauveau et Arloing. 4ᵉ *édit*. 1889. 1 vol. in-8, avec 368 fig. noires et coloriées................................... **24 fr.**

Traité de physiologie comparée des animaux, considérée dans ses rapports avec les sciences naturelles, la médecine, la zootechnie et l'économie rurale, par G. Colin, professeur à l'école vétérinaire d'Alfort. 3ᵉ *édit*. 2 v. in-8, avec 250 fig. **28 fr.**

1420-92. — Corbeil. Imprimerie Crété.

F.-A. GUNTHER & J. PROST-LACUZON

NOUVEAU MANUEL

DE

MEDECINE VÉTÉRINAIRE

HOMŒOPATHIQUE

Maladies du cheval.
Maladies des bêtes bovines.
Maladies des bêtes ovines.
Maladies des chèvres. Maladies des porcs.
Maladies des lapins.
Maladies des chiens Maladies des chats.
Maladies des oiseaux de basse-cour
et des oiseaux de volière.

PARIS

LIBRAIRIE J.-B. BAILLIÈRE ET FILS
19, RUE HAUTEFEUILLE

1892

Tous droits réservés.

PRÉFACE

L'utilité que l'esprit inventif de l'homme sait tirer des animaux domestiques leur assigne une place parmi les biens dont on peut le moins se passer, et comme la fortune du propriétaire dépend souvent de leur conservation, on s'est attaché dans tous les temps à découvrir des moyens propres à combattre les maladies qui peuvent mettre leur existence en danger.

Le cheval est l'animal qui a eu le plus de prix pour l'homme; mais cette valeur, il ne l'a qu'autant qu'il jouit d'une bonne santé et peut rendre les services qu'on attend de lui; de là, les soins qu'on lui prodigue en général, et surtout quand il tombe malade. D'ailleurs, l'habitude qu'il a contractée de vivre avec l'homme fait qu'il se prête plus qu'aucun autre animal à des modes de traitement fort différents.

Les bêtes à cornes, les bêtes ovines et les porcs ont également acquis une grande valeur, et leur santé doit, à juste raison, nous préoccuper.

De même, le chien, notre compagnon fidèle, a

acquis une valeur souvent plus imaginaire que réelle, et nous veillons au maintien de sa santé.

Nous avons cru devoir ajouter les maladies des lapins, celles des chats, et celles des oiseaux de basse-cour et de volière : c'est un *desideratum* que nous avons souvent entendu exprimer et que nous avons eu à cœur de combler.

A l'homœopathie il était réservé d'ouvrir une nouvelle carrière à la médecine vétérinaire, en lui apprenant à individualiser les maladies, à les regarder et à les traiter comme des faits particuliers, à ne plus s'inquiéter, ainsi que faisait l'ancienne école, de leur nom, de leur genre, de leur espèce, et à ne plus croire qu'on en connaît le remède dès qu'on est parvenu à leur imposer un nom.

C'est dans la pensée de faire participer les animaux domestiques aux bienfaits de l'homœopathie que ce livre a été écrit. Il peut être présenté comme un *vade-mecum* indispensable aux vétérinaires praticiens, aux propriétaires ruraux, aux cultivateurs, aux officiers de cavalerie, et en général à toutes les personnes qui, chargées du soin des animaux, ont le désir et le besoin de traiter facilement et promptement leurs maladies.

1er mars 1892.

MÉDECINE VÉTÉRINAIRE

HOMŒOPATHIQUE

INTRODUCTION

I

De l'homœopathie en général.

Homœopathie est un nom tiré du grec, par lequel Hahnemann a désigné une doctrine médicale (1), fondée sur les lois de la nature, que les résultats auxquels elle est arrivée répandent chaque jour de plus en plus, et dont les principes sont en opposition avec ceux de l'école ancienne.

L'ancienne école, à laquelle ses partisans donnent l'épithète de *rationnelle*, mais à laquelle Hahnemann applique avec plus de raison celle d'*allopathique*, pour

(1) Hahnemann, *Exposition de la doctrine médicale homœopathique, ou Organon de l'art de guérir*, traduit de l'allemand, par A.-J.-L. Jourdan. 5ᵉ édition, Paris, 1873. — Hahnemann, *Doctrine et traitement des maladies chroniques*, trad. par A.-J.-L. Jourdan. 2ᵉ édition. Paris, 1846, 3 vol. in-8. — Hahnemann, *Études de médecine homœopathique*. Paris, 1855, 2 vol. in-8. — Hahnemann, *Traité de matière médicale homœopathique*. Paris, 1877-1890, 4 vol. in-8.

indiquer en quoi elle diffère de la sienne, emploie dans le traitement des maladies des moyens contraires aux symptômes de ces dernières, par exemple, les échauffants contre le froid, les rafraîchissants contre la chaleur fébrile, ou des substances capables, par elles-mêmes, de susciter une maladie n'ayant aucun rapport avec celle qu'elles sont appelées à combattre. Cette dernière méthode est celle qui mérite, à proprement parler, la dénomination d'*allopathie*, l'autre étant désignée par celle d'*antipathie*.

Partant d'un principe tout opposé, l'homœopathie ne combat les maladies que par des substances qui, prises à grandes doses, ont le pouvoir d'en faire naître une analogue chez l'homme bien portant (1).

Quant au principe fondamental de l'homœopathie, sans avoir le moindre soupçon de la nouvelle doctrine, on l'a depuis longtemps déjà pris pour guide dans le choix d'une foule de moyens domestiques, dont l'efficacité est bien connue. Ainsi, après s'être brûlé le doigt, on l'expose au feu, et l'on guérit ainsi le mal par un moyen qui le produirait sur un autre doigt sain. On plonge un membre gelé dans la neige, qui suffirait pour geler un membre sain. L'allopathie elle-même est redevable d'un grand nombre de ses plus beaux résultats à l'emploi qu'elle fait de moyens aptes à provoquer des symptômes morbides analogues chez un sujet bien portant, car elle fait naître la maladie artificielle de la vaccine pour préserver de la variole; elle prescrit le soufre contre la

---

(1) Voy. Jahr, *Principes et règles qui doivent guider dans la pratique de l'homœopathie. Exposition raisonnée des points essentiels de la doctrine médicale de Hahnemann*, Paris, 1857, in-8.

gale, le mercure contre la syphilis, le quinquina contre certaines fièvres, et tous ces moyens produisent chez l'homme en santé des phénomènes analogues à ceux que, par leur secours, elle veut faire disparaître chez les malades.

Au premier aperçu, il semble surprenant qu'une substance, capable de faire naître une certaine maladie chez un homme bien portant, jouisse aussi de la propriété de guérir cette même maladie. Mais ce phénomène trouve son explication dans le fait constaté par l'expérience, que quand à une maladie déjà existante vient s'en joindre une nouvelle qui a plus ou moins d'affinité avec elle, la nouvelle maladie éteint et fait cesser l'ancienne, si elle l'égale ou la surpasse de très peu en intensité.

Fort de ces expériences, l'homœopathe n'a donc plus à s'inquiéter que de provoquer une maladie *artificielle*, qui ressemble le plus possible à la maladie *naturelle* existante, condition indispensable pour rétablir la santé.

L'homœopathe ne prescrit à ses malades que des substances dont les effets lui sont connus, et il n'en donne jamais qu'une seule à la fois, parce qu'il sait que de l'association de deux ou plusieurs corps, quand ils ne se détruisent pas réciproquement, résulte un nouveau corps qui doit produire des effets différents de ceux auxquels ses principes constituants donnent naissance.

Mais il y a encore une différence essentielle entre les deux écoles sous le rapport des doses. L'homœopathie guérit en employant de faibles doses, car l'expérience lui a appris qu'elles suffisent pour faire naître, dans leurs effets primaires, une maladie semblable à celle qu'il veut guérir, seulement un peu plus forte, afin que le résultat de l'effet consécutif soit le contraire, c'est-à-dire la santé. Bien souvent on a demandé comment il se faisait qu'elles eussent cette efficacité; nous l'ignorons, de même que nous ne savons pas comment il se fait que l'aimant attire le fer.

L'expérience nous prouve tous les jours que ce sont des substances agissant d'une manière plutôt virtuelle que matérielle, qui déterminent des modifications maladives dans l'organisme. En effet, la frayeur, le dépit, le chagrin, les soucis, etc., sont autant de causes de maladie. Un orage donne la diarrhée à certaines personnes, d'autres ne peuvent supporter le voisinage d'un chat, d'un crapaud, etc., sans tomber en défaillance. Qui n'a entendu parler de la subtilité des miasmes producteurs de certaines épidémies? A-t-il jamais existé un homme dont les sens aient assez de finesse pour percevoir ces sortes d'agents? Pourquoi les médicaments ne seraient-ils pas également redevables de leur manière d'agir sur l'organisme à une puissance non moins subtile? S'ils ne la tenaient que de leur masse matérielle, ils ne pourraient l'exercer par les organes digestifs. Cet appareil sert, comme on sait, à séparer la matière nutritive contenue dans les aliments, de celle qui ne peut servir à la nutrition, et à la faire passer dans le torrent de la circulation; mais il ne saurait pas plus avoir la destination de faire le départ entre les principes médicamenteux et ceux qui ne le sont pas, que le moulin, qui sépare la farine du son, n'a le pouvoir de développer les vertus excitantes de la bière et de l'eau-de-vie. Ce n'est donc pas la masse ou la partie matérielle du médicament, mais quelque chose d'inappréciable aux sens, qui influe sur tout le système sensitif, et détermine ainsi un changement dans la sensation que l'homme éprouve.

Trois choses contribuent à l'efficacité des faibles doses de l'homœopathie :

1° Les manipulations, par lesquelles on développe les propriétés des substances médicamenteuses, et qu'on nomme *dynamisations;*

2° Le soin qu'on prend de n'employer les substances que dans leur sphère spéciale;

3° Enfin l'attention qu'on a d'éloigner tout ce qui pourrait troubler leur action.

Chacun de ces trois points mérite d'être examiné à part.

Les médicaments homœopathiques sont fortement dilués, ou plutôt dynamisés. On prend deux gouttes d'un mélange à parties égales de suc végétal et d'alcool, et on les ajoute à 98 gouttes d'alcool, à 80 ou 90 degrés, ou bien on mêle 20 gouttes de la teinture obtenue d'une plante sèche avec 80 gouttes d'alcool, et l'on donne deux secousses au mélange. C'est là ce qu'on nomme la *première dilution* ou *dynamisation* (1). Une goutte de ce liquide, mêlée avec 99 gouttes d'alcool, et traitée de la même manière, donne la seconde dynamisation, et ainsi de suite jusqu'à la trentième. Ces préparations ne sont pas un jeu arbitrairement admis : l'expérience a établi qu'elles jouissent d'une efficacité incontestable, et qu'elles suffisent parfaitement au but qu'on se propose. Voilà qui

(1) Voy. Weber, *Codex des médicaments homœopathiques ou Pharmacopée pratique et raisonnée.* Paris, 1854, in-18 jésus.

est absurbe, entend-on de tous côtés, car on ne conçoit pas la possibilité d'action d'un médicament dont aucun de nos sens ne reconnaît la présence. Mais c'est à l'objection elle-même qu'on doit adresser le reproche d'absurdité; car quel allopathe, si obstiné qu'il soit, disconviendra qu'une tuile qui tombe aux pieds d'un homme peut l'effrayer assez pour le rendre malade? Et quel est, dans ce cas, le corps qui modifie l'organisme? Le chagrin, des miasmes, un courant d'air, etc., produisent des effets analogues; et cependant personne ne dit qu'il soit contraire au sens commun d'admettre que le chagrin a causé une fièvre bilieuse, ou le refroidissement un rhumatisme. Personne ne révoque donc en doute que des influences qui ne sont point matérielles puissent agir sur l'homme, parce que l'expérience a convaincu qu'il en est réellement ainsi. Pourquoi donc refuser de croire que les propriétés inhérentes aux médicaments sont dans le même cas, lorsque des milliers de faits sont là pour l'attester?

Une seconde circonstance qui vient à l'appui de l'efficacité des petites doses homœopathiques, c'est qu'on n'y a recours que dans les limites mêmes de leur propre sphère d'activité. On sait que le corps humain est d'autant plus disposé à recevoir les impressions modificatrices du dehors, que la maladie a déjà accru en lui l'aptitude à être affecté par elles. Qu'une personne souffre d'un rhumatisme, le moindre courant d'air lui causera des douleurs violentes ; une fièvre intense fait qu'on supporte avec peine une chaleur même très modérée de l'appartement ; l'eau froide détermine de cruelles angoisses chez celui qui a de mauvaises dents, tandis qu'elle ne fait rien sur l'homme dont les dents sont saines ; tout ébranlement devient insupportable quand on a mal à la tête, une légère frayeur fait tomber en syncope ou dans les convulsions une personne dont les nerfs sont délicats, et le pléthorique est frappé d'apoplexie par une chaleur qui n'a rien de pénible pour la plupart des hommes. Tous ces phénomènes nous prouvent que les organes qui sont devenus le siège d'un état morbide quelconque ont par cela même une plus grande prédisposition à ressentir les effets des agents modificateurs (médicaments), et qu'il suffit d'une très petite dose de ces substances pour exercer sur eux une influence prononcée. Or cette appropriation des doses à la sphère particulière d'action de chaque médicament a lieu surtout dans l'homœopathie, dont l'adepte n'emploie jamais un moyen quelconque sans être bien convaincu d'avance qu'il est capable de mettre tout homme bien portant dans un état de maladie analogue à celui dont se trouve atteint le sujet qu'il veut guérir.

Enfin l'efficacité de ces faibles doses est encore assurée par le soin avec lequel on écarte toutes les influences qui pourraient en troubler l'action. Ces influences perturbatrices ne sauraient résider dans le médicament lui-même, ou dans d'autres choses qui sont tout à fait indépendantes de lui ; elles doivent donc se rattacher à des choses qui agissent en sens inverse de lui, qui lui sont hostiles. Quant au premier point, le médicament homœopathique ne renferme rien qui soit le moins du monde capable de troubler ou d'interrompre son action. En effet, il est simple et non pas mélangé comme la plupart de ceux dont l'allopathie fait usage. De plus on n'en répète jamais les doses de manière à retarder la guérison, ou à remplacer la maladie naturelle par une maladie artificielle. Lorsque l'allopathe prescrit le quinquina contre une certaine espèce de fièvres intermittentes, il a raison d'agir ainsi, puisque le quinquina détermine des symptômes analogues chez un homme en santé : mais lorsqu'il en fait prendre une cuillerée toutes les deux ou trois heures, il provoque une maladie médicamenteuse semblable à la maladie naturelle qu'il veut guérir, et le moins qui puisse résulter de là, c'est que la guérison soit inutilement retardée, parce qu'à chaque pas fait en avant on recule de deux. L'homœopathe, au contraire, attend que le médicament ait épuisé son action, et alors seulement il en administre un autre, suivant que le commande la marche particulière de la maladie. De cette manière, non seulement il ne court pas le risque de détruire d'une main le bien qu'il a fait de l'autre, mais encore il évite de fatiguer la force vitale, en l'obligeant à des réactions continuelles, et de l'engager ainsi dans des luttes d'où, même quand elle est victorieuse, elle ne peut jamais sortir sans peine.

II

De l'homœopathie vétérinaire, ou de l'homœopathie appliquée aux maladies des animaux domestiques.

En homœopathie vétérinaire, on emploie les médicaments sous forme liquide ou sous forme sèche.

Les médicaments liquides agissent avec beaucoup plus de promptitude, et en conséquence ils mènent plus aisément au but. La dilution que j'emploie d'ordinaire est la trentième, et, dans le cours de ce livre, ce sera toujours d'elle qu'il s'agira, lorsque je n'en indiquerai pas expressément une autre.

Pour les administrer, on verse une ou tout au plus deux gouttes de liquide sur un pain à cacheter blanc, qu'on pose ensuite sur la langue de l'animal.

L'opération exige toujours deux personnes, lorsqu'il s'agit de grands animaux, particulièrement de *chevaux*. On se place au côté droit de l'animal, on saisit la mâchoire inférieure de la main gauche, puis, de la main droite, on ramène la langue de côté, entre les molaires du côté gauche, et l'aide place le pain à cacheter sur la base de cet organe, le plus près possible du pharynx. A défaut d'hostie, on peut se servir d'un petit morceau de pain rassis. On peut également mêler une ou deux gouttes du médicament avec deux cents gouttes d'eau, et verser le tout dans la bouche en tenant la tête élevée; l'imbibition de la membrane muqueuse buccale suffisant, il est à désirer que l'animal n'avale rien.

Si l'on se sert de globules, rien n'est plus facile que de les déposer sur la langue, en évitant toutefois d'humecter le doigt avec sa propre salive, pour les y faire attacher, surtout lorsqu'on a fumé peu de temps auparavant.

A l'égard des *chats*, dans la gueule desquels il n'est pas toujours facile d'introduire immédiatement le médicament, on le mêle avec un peu de lait, qu'on leur fait boire; si l'on opère avec des globules, on commence par les écraser dans un morceau de papier propre, et on les mêle avec un peu de farine, qu'on délaye bien dans le lait.

Cette méthode est très convenable aussi pour le *cochon* :

Si le cochon ne peut avaler, ou s'il est assez malade pour refuser les boissons, on lui ouvre la gueule au moyen d'un bâton, et l'on y verse le liquide. En cas de trismus, si l'on ne veut pas casser une dent, on coule l'eau médicinale dans le nez. L'expérience a constaté que le résultat est alors le même. On pourrait également le donner en lavement.

L'animal doit rester sans manger et surtout sans boire une heure au moins après avoir reçu le médicament, et, s'il est possible, une heure aussi avant.

Il n'y a pas nécessité de soumettre les animaux à un régime, si ce n'est peut-être le *chien d'appartement*, auquel, pendant un traitement homœopathique, on doit retrancher tous les aliments aromatiques ou épicés, et ne donner que du pain, du lait et de l'eau.

On aura soin aussi de mettre de côté tous les moyens conseillés par les commères ou les charlatans, sans en excepter les lavements, à moins qu'ils ne soient composés d'eau pure, avec un peu de lait et de savon. Il ne faut pas qu'auprès de l'animal qu'on traite par l'homœopathie, s'en trouve un autre que l'allopathie soumette à des frictions et à des substances odorantes. Plus d'un traitement homœopathique a échoué, ou du moins a été prolongé, parce qu'on avait négligé ces précautions.

A l'égard du *cheval*, il y a encore plusieurs précautions auxquelles on doit avoir égard.

Dès qu'un cheval paraît malade, il faut lui accorder du repos, lui faire une bonne litière, qu'on renouvelle souvent, et tenir l'écurie dans la plus grande propreté. Pendant l'hiver, on s'opposera à l'entrée de l'air froid ; en été, au contraire, on aura soin que l'écurie soit fraîche, que l'air puisse y circuler librement, mais de telle manière cependant qu'il ne fasse pas courant sur l'animal. Il est très convenable d'arroser souvent le sol avec de l'eau fraîche, surtout lorsqu'il s'agit de maladies aiguës, et qu'on tient plusieurs chevaux logés ensemble. Le mieux, quand la chose peut se faire, est de placer l'animal malade dans une écurie à part, où l'on empêche le jour de pénétrer, afin d'écarter les mouches et les insectes.

Dans les maladies fébriles, on s'abstiendra de tous les grains, mais on permettra le foin de bonne qualité, l'herbe fraîche, les jeunes chardons, et, en hiver, les betteraves. S'agit-il, au contraire, d'une convalescence, ce qu'il y a de mieux c'est l'avoine mêlée avec du son de froment ; mais cette nourriture substantielle doit toujours être donnée en très petite quantité.

La meilleure boisson est l'eau pure : dans certaines maladies, il convient de la faire tiédir, ou d'y ajouter un peu de farine.

Rester en repos pendant tout le cours de la maladie pourrait souvent nuire au malade : on lui fera donc, s'il est possible, prendre un peu d'exercice tous les jours, en été, dans un lieu ombragé, en hiver, au soleil. La durée de la promenade sera calculée en raison des forces.

Pour ce qui concerne les doses de médicaments homœopathiques, on suivra les indications tracées précédemment ou données à propos de chaque maladie. Qu'on se garde bien surtout de les forcer ; trente années d'expérience ont démontré qu'elles sont parfaitement suffisantes, et chacun pourra s'en convaincre dans l'occasion. Des doses trop fortes ne produiraient rien, ou donneraient lieu à des effets nuisibles.

Il faudra également ne jamais se presser de répéter les doses. Cette répétition devient parfois nécessaire; mais, hors les cas où j'ai eu soin de l'indiquer, elle ne manque jamais de nuire. Quand on a choisi le médicament convenable, celui qui couvre le plus grand nombre possible de symptômes, et qu'on le répète sans attendre l'effet secondaire de la première dose, il suit de là qu'avant que l'effet curatif ait pu se dessiner, on provoque de nouveaux effets primaires; or, ceux-ci n'étant autre chose qu'une maladie factice, analogue, dans ses symptômes, à la maladie naturelle qu'on voulait guérir, non seulement on n'obtient aucune amélioration, mais encore on provoque, dans la plupart des cas, l'aggravation du mal primitif. Si le médicament n'a pas été bien choisi, répéter la dose ne saurait non plus être d'aucune utilité, car il est bien évident que si une première dose n'a pas donné lieu à l'effet désiré, une seconde et une troisième le produiront encore moins. Il faut donc, en faisant une revision exacte du portrait de la maladie, prendre un autre médicament, qui soit plus approprié. Cependant, pour condescendre aux préjugés populaires, on est parfois obligé de feindre la répétition des doses; on se contente alors d'hosties ou de globules non imprégnés de médicament. La plupart des campagnards veulent en avoir le plus possible pour leur argent, et, dans beaucoup de cas, ils craindraient de perdre leurs bêtes, s'ils ne leur voyaient pas administrer quelque chose tous les jours au moins.

On ne peut établir que très peu de règles générales à l'égard de la répétition des médicaments homœopathiques. Si le médicament qu'on a mis en usage ne produit aucun effet, il est clair (sauf quelques cas dont il ne saurait être question ici) qu'on a mal choisi, et l'on doit en prendre un autre, après le laps de temps nécessaire. S'il n'agit que partiellement, c'est-à-dire si l'amélioration qu'il détermine demeure stationnaire, on le répète au bout de quatre, six ou huit heures, et dans les maladies aiguës, au bout de dix, quinze ou vingt minutes. Si le médicament donné en second lieu fait renaître des symptômes que le précédent avait déjà éteints, il est de règle de faire prendre celui-ci alternativement avec l'autre. Lorsque, peu de temps après que l'animal a pris la dose, on voit la maladie acquérir plus d'extension, il ne faut pas s'effrayer ni moins encore s'empresser de recourir à un autre moyen ; c'est presque toujours une aggravation homœopathique, qui résulte des effets primaires du médicament, et par conséquent le plus sûr garant qu'on aura bientôt une réaction curative. Trop de précipitation, en pareil cas, ne pourrait que nuire.

Le moment où l'on doit administrer le médicament homœopathique dépend des circonstances. Dans les maladies aiguës, les intervalles sont plus courts : on peut, ou répéter le moyen, ou en prendre un autre qui semble meilleur, au bout de dix, quinze ou vingt minutes, suivant l'état du malade. Mais, dans celles qui marchent avec moins de rapidité, il faut attendre au moins vingt-quatre heures, et ne prescrire un nouveau médicament que quand on voit l'amélioration s'arrêter ou même rétrograder. Le principal est donc

d'observer l'animal continuellement et avec attention. S'il vient à être repris, au bout d'un certain
temps, de la même maladie que celle dont on l'a déjà
guéri une fois par un certain médicament, on aura
recours au même remède, mais on ne sera pas surpris
si alors il ne produit pas toujours le même effet que
dans le premier cas. La règle est de commencer par
l'essayer, et presque toujours on s'en trouvera bien.

Parmi les médicaments homœopathiques, il en est
trois surtout, *arnica*, *symphytum* et *urtica urens*, qu'on
emploie plus particulièrement à l'extérieur. Pour cela,
on procède de la manière suivante : on prend une
tasse pleine d'eau, on y verse vingt-cinq à trente
gouttes de la première teinture, on remue bien, et l'on
se sert du mélange pour lotions, fomentations, etc.
Quelques autres substances, telles que *aconitum*, *bryonia*, *silicea*, *iodium*, *ignatia*, etc., servent aussi parfois
à l'extérieur; mais ici, au lieu de la forte teinture, ce
sont les dynamisations qu'on mêle avec de l'eau.

Une question se présente ici; l'erreur commise
dans le choix du médicament doit-elle nuire de toute
nécessité? La réponse sera aussi catégorique et tran-
quillisante. Chaque médicament homœopathique a
un cercle d'action particulier. Si un organe compris
dans cette sphère d'action est atteint d'une maladie
quelconque, la petite dose homœopathique exerce sur
lui une impression modificatrice, de même qu'une
goutte d'eau froide ou un courant d'air agit sur une
dent malade, et y provoque de vives douleurs. Mais un
autre moyen homœopathique, dont la sphère d'action
n'embrasse pas cet organe, n'agit pas plus sur lui
qu'une goutte d'eau froide ou un courant d'air sur
une dent saine. On pourrait objecter que les médi-

caments homœopathiques ont été essayés sur des personnes bien portantes, et que quand bien même tel d'entre eux n'aurait aucune influence appréciable sur tel ou tel organe, il déterminerait néanmoins des changements dans d'autres organes, de telle sorte qu'en définitive un remède mal choisi nuirait toujours. La réponse est simple : les dynamisations homœopathiques agissent aisément et promptement sur un organe malade, parce que l'état maladif de cet organe le rend très accessible aux influences modificatrices ; mais les médicaments essayés sur l'homme sain l'ont été par des doses un peu plus fortes, répétées journellement, et toujours croissant, des teintures pures, attendu qu'ici les dynamisations demeuraient en général sans effet ; il suit donc de là que, en raison de leur exiguïté, les doses homœopathiques sont incapables de nuire, et que, quand on ne tombe pas juste sur le remède convenable, le seul inconvénient qui en résulte est un léger retard apporté à la guérison.

Une des principales circonstances qui concourent au succès du traitement homœopathique est la manière dont on dresse le tableau de la maladie, c'est-à-dire dont on saisit l'ensemble des symptômes par lesquels elle se manifeste : car, tant que le médecin ne connaît pas parfaitement la totalité des symptômes, il n'a qu'une image incomplète de la maladie, et ne peut jamais être certain que le remède dont il fait choix corresponde parfaitement à cette dernière, c'est-à-dire en couvre tous les symptômes. Mais, si c'est là un des points les plus importants de la pratique homœopathique, c'en est aussi un des plus difficiles. Jamais un seul symptôme, quelque prononcé qu'il soit, ne représente l'ensemble de tous ceux d'une maladie, ou ne permet de deviner les autres.

On compare donc avec soin l'état présent de l'animal malade, avec celui de l'état de santé, car la moindre différence indique un trouble dans l'organisme. On écrit les symptômes à mesure qu'on les observe, et on leur consacre à chacun une ligne entière, ce qui laisse de la place pour les additions ou rectifications : on suit un certain ordre dans ce travail, c'est-à-dire qu'on ne se contente pas de séparer les symptômes généraux des symptômes propres aux cas particuliers, mais qu'on les classe tous d'après les parties auxquelles ils se rapportent. L'attention se dirige principalement sur la circulation, l'état du pouls, la nature des excréments, la température générale ou locale, le siège des douleurs constaté à l'aide de la palpation, la manière dont l'animal se comporte pendant le repos et le mouvement. Puis on observe l'œil, les contractions de la pupille, la saillie ou l'enfoncement du globe oculaire, la couleur de la conjonctive, etc., qui sont d'un grand secours dans beaucoup de maladies, surtout chez le cheval.

Après avoir recueilli tous les symptômes, on sépare les principaux, c'est-à-dire ceux qui appartiennent en propre au présent, des accessoires ou ceux qui se rencontrent dans toute maladie grave. Souvent les personnes qui réclament les secours de l'homœopathie indiquent seulement le défaut d'appétit ou quelque autre symptôme général ; on ne peut tirer aucun parti de renseignements si vagues. Mais, par symptômes principaux, on ne doit pas toujours entendre ceux qui sont le plus prononcés, car souvent un symptôme presque inaperçu est celui qui caractérise le cas particulier dont on va s'occuper.

PREMIÈRE PARTIE

MALADIES DU CHEVAL

Diagnostic. — Le diagnostic des maladies du cheval est une chose aussi importante que difficile dans certains cas. Pour l'établir, il faut soumettre le malade à un examen qui n'embrasse pas seulement la maladie et ses symptômes, mais s'étende aussi à ce qui reste encore, chez l'animal, des phénomènes de sa vie propre. La comparaison entre ces deux ordres de symptômes nous montre jusqu'à quel point l'état présent du cheval est éloigné des conditions naturelles, et nous permet d'établir notre pronostic; car il est clair que plus les fonctions s'éloignent de leur marche naturelle, plus la physionomie de l'animal diffère de ce qu'elle devrait être, plus son extérieur est altéré, plus les sécrétions et excrétions sont devenues irrégulières, et plus la maladie a un caractère grave et fâcheux.

L'examen d'un animal malade présente, à certains égards, plus, et sous d'autres rapports, moins de difficultés que celui d'un homme atteint de maladie. Il est plus difficile en ce sens que le vétérinaire doit souvent renoncer à la connaissance des circonstances commémoratives. L'animal ne pouvant pas parler pour l'informer de son genre de vie précédent, des influences nuisibles auxquelles il a été exposé, de ce qu'il éprouve, de la durée de sa maladie, etc., et les personnes qui le soignent ne fournissant en général que des renseignements incomplets à cet égard, on n'arrive souvent qu'à se procurer des notions fort incertaines, outre qu'on n'est pas toujours instruit du début de la maladie, soit qu'elle demeure réellement inconnue, soit que l'insouciance ait fait négliger de s'en enquérir, ou enfin qu'il y ait quelque motif de la dissimuler. Une autre difficulté tient à ce que les animaux ne peuvent nous dire leurs symptômes subjectifs, c'est-à-dire ce qu'ils ressentent, la nature de leurs douleurs, etc.

Mais, d'un autre côté, l'examen est plus facile en ce sens que l'animal, obéissant à son instinct, exprime ses souffrances par des mouvements, des attitudes, des regards, des sons, etc., avec bien plus de précision qu'un homme ne pourrait le faire par des paroles. Les phénomènes eux-mêmes sont dessinés d'une manière beaucoup plus nette, parce qu'il n'y a point là, comme chez l'homme, le moral et l'imagination qui exercent de l'influence sur eux. Aussi tout ce qu'on découvre chez l'animal malade peut-il être considéré comme une conséquence de l'état des organes. Le pouls et les battements du cœur, entre autres, fournissent des signes bien plus précis et plus certains que chez l'homme. L'habileté à saisir et à apprécier les symptômes de la maladie constitue ce qu'on appelle en médecine vétérinaire le *coup d'œil pratique*.

Il est de la plus haute importance, quand on examine un animal malade, de bien saisir tous les symptômes, même les moins marqués, et de les coordonner d'une manière convenable, car c'est là presque le seul et unique moyen de reconnaître la forme de la maladie, le vétérinaire n'ayant d'autre ressource pour cela, que de prendre en considération ce qui se dessine à l'extérieur chez l'animal.

L'ordre dans lequel on procède à l'examen n'est pas une chose indifférente; d'après la manière dont il est fait, on juge de l'habileté du vétérinaire. Ainsi ce serait donner une bien mauvaise idée de soi, que de commencer par l'indication des symptômes accessoires, et de passer ensuite à celle des symptômes essentiels, ou de présenter les uns et les autres pêle-mêle. S'astreindre à un certain ordre est d'ailleurs un moyen de rendre l'examen lui-même plus facile.

Il est d'usage de commencer par les symptômes qui se rapportent à l'extérieur de l'animal, et qui, comme tels, tombent les premiers sous les sens, parce que, dans beaucoup de cas, ils suffisent pour faire reconnaître la maladie et même juger du siège qu'elle occupe. Ici se rapportent :

1° Les *mouvements* et les *attitudes* du corps et de ses parties, notamment de la tête, des oreilles, du cou, des membres et de la queue, attendu que l'animal indique les douleurs qu'il ressent, en cherchant à écarter ou à fuir les influences pernicieuses du dehors, ou à soulager les souffrances qui le tourmentent.

2° Le *regard* et la *physionomie*. A la vérité, on ne peut pas dire que le cheval a une physionomie, dans le sens que ce mot présente quand on l'applique à l'homme. Cependant le caractère, la nationalité (ou la race), et l'état de santé ou de maladie s'expriment chez lui d'une manière bien prononcée. Sa physionomie devient surtout caractéristique dans le tétanos, la gangrène interne, le vertige, etc. C'est pourquoi on doit attacher une importance toute spéciale à l'examen de l'œil.

Après avoir considéré tous les symptômes qui ont trait à l'extérieur du corps du malade, on passe à la recherche du *pouls* et des *battements du cœur*. Ces deux phénomènes ont une haute valeur, comme signes caractéristiques, dans les maladies de nos animaux domestiques, du cheval particulièrement.

On tâte le pouls au côté interne du bras, près du sternum, parce qu'en cet endroit il y a une grosse artère voisine de la surface du corps,

Quant aux battements du cœur, on les sent en posant la main à plat sur le côté gauche du cheval, non loin de l'omoplate. Mais, pour pouvoir juger une maladie d'après les pulsations du système artériel, il faut connaître l'état de santé, et avoir acquis une certaine habitude de l'explorer. Le nombre des pulsations est d'environ trente-six à quarante par minute chez le cheval adulte qui se porte bien, de quarante-six à cinquante-cinq dans le jeune âge. Si l'animal a beaucoup de tempérament, son pouls est plus fréquent et plus dur, c'est-à-dire qu'il frappe avec plus de force contre le doigt, ce que l'on considère toujours comme un signe de vigueur; il est plus lent et plus mou chez les races phlegmatiques.

Le pouls varie beaucoup dans les maladies. Il est accéléré (plus de 50, parfois 70 ou 80, et même jusqu'à 100 pulsations par minute) dans les maladies fébriles, et d'autant plus qu'il y a davantage de danger. Le pouls à la fois fréquent, dur et fort, annonce en général une affection inflammatoire. Lent et faible ou facile à déprimer, il indique la faiblesse, l'âge avancé et l'anémie. Accéléré et faible, il dénote un danger imminent, plus grave encore, s'il a un caractère inégal, intermittent. Si, la bouche et les pieds étant froids, on ne sent plus le pouls, la vie est menacée au plus haut degré. Souvent les battements du cœur ne sont pas sensibles pendant le repos de l'animal, mais de légers mouvements suffisent pour les rendre appréciables, Du reste, il ne faut pas perdre deux choses de vue; la première, c'est qu'on juge d'autant mieux de l'état du pouls, que l'animal est plus tranquille; la seconde, que le pouls est influencé par tout ce qui peut exciter la crainte ou l'inquiétude, de manière qu'on ne doit pas l'explorer d'une manière brusque et avant de s'être familiarisé jusqu'à un certain point avec l'animal.

Après le pouls, on examine la *respiration*, dont on étudie d'abord la fréquence et les rapports avec les pulsations du cœur. Dans l'état de santé, le cheval respire neuf à dix fois par minute. On voit quelles sont la température et l'odeur de l'air expiré. On recherche tous les phénomènes dont la respiration peut être accompagnée, hoquet, toux, etc. Les anomalies de cette fonction ont une grande importance non seulement dans les affections idiopathiques des organes chargés de l'accomplir, mais encore dans les maladies d'autres organes, notamment le cerveau, le cœur, etc., dans les lésions qui compromettent l'activité vitale tout entière, et dans beaucoup de fièvres, en particulier dans celles qui revêtent un caractère inflammatoire.

De la respiration, on passe à la *digestion*. L'appareil consacré à cette fonction fournit des signes diagnostiques importants, parce qu'il jouit d'une grande prédominance chez nos animaux domestiques, et qu'indépendamment des maladies qui lui sont propres, il participe à celles de plusieurs autres systèmes et organes. On recherche les signes qui peuvent être tirés de la faim, de la soif, de la manière dont l'animal prend ses aliments, les mâche et les avale, de l'état du ventre, de la nature des déjections, etc.

La perte totale de l'appétit est un phénomène beaucoup plus grave chez les animaux domestiques que chez l'homme. C'est donc toujours un bon signe quand ils prennent des aliments, pourvu toutefois que ce soit avec la conscience de ce qu'ils font.

Un phénomène digne de remarque, c'est que les maladies inflammatoires s'accompagnent d'un accroissement de la contraction des parois intestinales, et d'une diminution des sécrétions reconnaissable à la rareté, à la dureté, à la sécheresse et à la couleur plus ou moins foncée des déjections, tandis que le contraire a lieu dans les maladies putrides, où les matières alvines sont moins serrées, réunies en masses plus volumineuses, et ordinairement couvertes de mucosités.

L'examen des *organes urinaires* est nécessaire, tant en raison des maladies propres à l'appareil lui-même, que parce qu'il contribue à faire connaître l'état général d'inflammation, de putridité, de spasme, de sorte qu'il fournit des signes diagnostiques de très haute importance.

Enfin il faut avoir égard à l'état des *membranes muqueuses*, celles surtout de la bouche et du nez; leur pâleur ou leur rougeur et les caractères de leur sécrétion fournissent des signes qui suffisent pour annoncer certaines maladies.

Les investigations doivent porter non seulement

sur les aberrations qu'ont subies les phénomènes de la vie, mais encore sur les causes des maladies, en tant qu'elles ne ressortent pas déjà des symptômes eux-mêmes. Chaque maladie devant être considérée comme le produit de deux facteurs, une cause interne ou subjective, et une cause externe ou objective, le vétérinaire doit imprimer deux directions à ses recherches. Du côté de l'animal, il prend en considération son âge, son sexe, sa race, sa constitution, son genre de vie, les travaux auxquels il a été livré, l'état de santé dont il a joui jusqu'alors, les maladies dont il a déjà pu être atteint, et l'état de ses parents. Sous le second point de vue, il a égard à la constitution atmosphérique, au mode d'alimentation, à l'habitation, aux premiers phénomènes morbides qui se sont manifestés, à la marche que la maladie a suivie jusqu'alors, et aux moyens qui ont été mis en usage.

La plupart des maladies du cheval sont accompagnées de *douleurs*, qui se trahissent diversement au dehors selon les parties d'où elles tirent leur origine. Si la partie douloureuse est un pied, l'animal prend une attitude telle que cette partie soit épargnée; debout, il avance la jambe, afin qu'elle ait moins que l'autre à supporter le poids du corps; en marchant, il appuie moins sur elle; quand on y touche, il la retire, ou lève le pied; si la douleur siège ailleurs, l'animal tourne à chaque instant la tête vers cette partie, ou la frappe du pied. Dans le cas de douleurs violentes, il demeure comme frappé de stupeur et la tête penchée vers la terre, ou bien il gratte des pieds de devant et trépigne de ceux de derrière, ou enfin il se roule par terre.

Les yeux, alors même qu'ils ne sont pas le siège de

la maladie, expriment souvent l'état de l'animal : ternes et pleins d'eau, par exemple, ils annoncent l'accablement et la faiblesse, tandis que, brillants, pleins de feu et saillant hors des orbites, ils dénotent un état inflammatoire ou parfois aussi une douleur très vive.

Toutes les fois qu'on voit le *poil* terne et piqué, c'est une preuve de maladie, car il est brillant et lisse chez l'animal qui se porte bien. Ce symptôme annonce une mauvaise nutrition, une alimentation insuffisante, des maladies abdominales surtout, lorsque l'amaigrissement s'y joint.

La respiration étant lente et calme, on conclut qu'il n'y a pas de fièvre et que les viscères de la poitrine sont sains; accélérée, violente et accompagnée de battements des flancs, elle dénote toujours la présence de la fièvre, surtout de la fièvre inflammatoire, et quand il y a toux ou stertoration, on conclut à l'existence d'une maladie du poumon ou de la trachée-artère.

Si le cheval reste constamment debout, les jambes de devant écartées, on est en droit de présumer une maladie des organes thoraciques, pneumonie, péripneumonie, diaphragmatite, hydrothorax, etc., parce que, dans tous ces cas, la respiration s'exécute avec plus de facilité pendant la station. Lorsque l'animal demeure toujours couché, c'est une preuve de grande faiblesse, ou de douleur et de maladie aux pieds.

Toutes les fois que certaines parties du corps sont ou brûlantes ou très froides, on peut compter qu'il y a maladie. La chaleur de la tête et celle de la bouche sont constamment des symptômes de fièvre; le froid à la tête, aux oreilles et aux pieds annonce le frisson, une grande faiblesse et l'accablement de l'animal (1).

Pharmacologie. — Partout où il va être question de médicaments homœopathiques, on entendra la forme liquide de ces substances, et jamais la dose ne devra dépasser deux ou trois gouttes (2).

ABCÈS.

Tous les abcès, même dans le cas où ils dépendent d'une cause externe, sont précédés ou accompagnés d'inflammation.

C'est par *aconitum* et *bryonia* qu'il faut commencer le traitement. *Hepar sulphuris* procure presque toujours l'ouverture de ceux dont on ne peut obtenir la résolution : on en fait prendre une dose toutes les six heures. Les moyens qu'on met en usage dans le cas d'abcès parvenus à suppuration sont : *arsenicum* à l'intérieur et à l'extérieur, quand les bords sont durs et renversés, qu'il y a douleur, inflammation, et que le pus exhale une mauvaise odeur ; *silicea*, lorsque le pus est épais et d'une mauvaise couleur ; *mercurius vivus* et *asa fœtida*, quand le pus est terne et fétide ; *chamomilla*, *sepia* et *arsenicum*, lorsqu'il se développe des chairs luxuriantes. Parmi les médicaments à mettre en usage pour fondre les abcès endurcis, *baryta carbonica* (presque spécifique), *bryonia*,

(1) Consultez, sur les maladies du cheval, les ouvrages suivants : — Hurtrel d'Arboval, *Dictionnaire de médecine, de chirurgie et d'hygiène vétérinaires*. Nouvelle édition par A. Zundel. Paris, 1874-1877, 3 vol. in-8. — *Dictionnaire de médecine, de chirurgie et de l'art vétérinaire*, 16e édition, par E. Littré. Paris, 1885, 1 vol. in-8.

(2) Weber, *Codex des médicaments homœopathiques ou Pharmacopée pratique et raisonnée*. Paris, 1854, in-18 jésus.

chamomilla, *carbo animalis*, *carbo vegetalis*, *conium*, *iodium*, *kali carbonicum* et *sulphur* doivent être placés en première ligne.

ALBUGO.

Les inflammations de l'œil laissent souvent à leur suite un obscurcissement partiel de la cornée, des taches plus ou moins étendues, qui ne sont pas d'abord complètement opaques, mais qui ne manquent jamais de le devenir de plus en plus.

Cannabis et *conium* produisent, en général, de bons effets. Si les taches ont été déterminées par une cause traumatique, un coup de fouet, etc., *cannabis* et *belladonna*, alternativement, ou *conium*, sont les moyens à mettre en usage. *Sassaparilla*, suivie de *sulphur*, a réussi dans un cas où l'on apercevait une strie rouge sur la cornée. *Pulsatilla, sulphur, euphrasia, causticum, cannabis* et *lycopodium*, employés dans cet ordre, conviennent contre les taches déjà anciennes de la cornée. Dans une circonstance, *cannabis* et *sulphur*, alternés ensemble, m'ont parfaitement réussi. Cependant la guérison a coutume de ne s'opérer qu'avec lenteur dans les taches chroniques de la cornée.

ALOPÉCIE.

On recommande, contre l'alopécie, les moyens suivants : *natrum muriaticum, lycopodium, carbo animalis, calcarea carbonica, sulphur* (comme traitement consécutif); *iodium* (lorsqu'il y a en même temps amaigrissement); *kali carbonicum* (quand on observe du prurit à la peau, et une légère sueur) ; *bryonia* (lorsque le mal survient à la suite d'un refroidissement brusque); *arsenicum* (s'il a été précédé d'ulcération); *agaricus muscarius* (quand les poils tombent au-dessus des yeux) ; *causticum* (s'il y a en même temps quelque maladie des yeux) ; *sassaparilla*, *sepia* et *silicea* (lorsqu'on observe des signes d'éruption).

Dans la plupart des cas, l'alopécie reconnaît pour cause une maladie générale (ordinairement la psore) : aussi est-il bon de faire précéder chacun de ces médicaments d'une ou deux doses de *sulphur*.

AMAIGRISSEMENT.

Tantôt l'amaigrissement est la conséquence d'une maladie interne, et l'un des symptômes constants d'états morbides divers ; tantôt il constitue un état plutôt physiologique que pathologique, car, assez souvent, l'amaigrissement général, qu'il n'est pas rare d'observer, n'est accompagné d'aucun trouble appréciable dans les fonctions.

Lorsqu'il dépend de causes internes, qui apportent des entraves à la nutrition, on remarque généralement, en même temps que lui, une faiblesse considérable. Les principaux moyens à employer en pareil cas sont : *arsenicum*, *nux vomica*, *china* (quand la faiblesse est grande, surtout quand elle a été précédée de déperdition d'humeurs, et que les matières fécales sont en bouillie) ; *pulsatilla* (dans ce qu'on appelle la faim-valle) ; et quand l'état dure déjà depuis quelque temps, *tinctura sulphuris*, *magnesia carbonia*, *petroleum*, *iodum*, *lycopodium* et *sulphur*. — Comparez PHTHISIE PULMONAIRE, pour le *marasme*, qu'il ne faut pas confondre avec l'amaigrissement.

L'amaigrissement se montre aussi comme symptôme local de la diminution de l'action nerveuse ; on lui donne alors le nom d'*atrophie*. *Voy.* ATROPHIE.

ANASARQUE.

L'anasarque, maladie assez fréquente, consiste en un amas de sérosité dans le tissu cellulaire sous-cutané. Elle accompagne souvent l'ascite ou l'hydropisie ; mais, dans beaucoup de cas aussi, elle existe seule, aux jambes, au ventre, à la poitrine, au fourreau, etc. ; il y en a même où elle envahit à la fois la plus grande partie du corps. Ce qui la distingue surtout des autres tuméfactions, c'est que la peau est froide et conserve l'impression du doigt.

China, alterné avec *arsenicum*, est ici un moyen capital ; *lycopodium* rend aussi d'éminents services dans les anasarques fort étendues. On doit recommander, en outre, *pulsatilla* et *arsenicum*, quand l'hydropisie survient à la suite de la gourme, et qu'il y a en même temps diarrhée ; *bryonia*, lorsqu'il y a constipation et gêne de la respiration, comme aussi quand la tumeur est chaude et tendue, et après les refroidissements ; *colchicum*, dans l'anasarque générale, avec constipation, dysurie et toux sèche ; *dulcamara*, quand la tumeur s'est déclarée après un refroidissement subit, ou qu'elle est accompagnée de symptômes de gourme ; *belladonna*, lorsqu'elle semble pâteuse au toucher, et fait entendre une sorte de crépitation ; *rhus toxicodendron*, moyen fort important, surtout quand il y a roideur des membres, principalement après le repos ; *secale cornutum*, alterné avec *arsenicum*, et suivi de *sepia*, lorsque les jambes sont atteintes d'une anasarque qui s'étend rapidement.

ANGINE.

L'angine est une maladie aussi commune que dan-

gereuse. Elle fait souvent périr les chevaux par suffocation ; dans beaucoup de cas aussi, elle dégénère en
pneumonie et en pousse. On la reconnaît à la gêne de la
respiration, qui est bruyante, et se fait parfois entendre de loin : l'animal abaisse fréquemment la tête,
en allongeant le cou ; les membranes muqueuses de
la bouche et du nez sont fort rouges, le nez est sec
et la bouche pleine d'une salive écumeuse ; la plupart
du temps, l'animal ne peut point avaler ; les aliments,
même mous, et les boissons ressortent par le nez. En
même temps, il a une fièvre assez violente, presque
toujours avec toux brève et sèche ; la langue et
l'haleine sont chaudes, et les yeux font plus ou moins
de saillie. Assez fréquemment aussi, on remarque le
gonflement de la langue, et une tuméfaction extérieure
de la gorge, principalement derrière les ganaches.
Cette maladie, à laquelle les poulains ne sont pas
seuls sujets, reconnaît pour cause la plus ordinaire
un refroidissement.

En général, elle cède à une couple de doses d'*aconitum*, et quand ce médicament n'en fait pas disparaître
tous les symptômes dans l'espace de quelques heures,
à une seule dose de *spongina marina tosta*. Si ces
moyens ne suffisaient pas, on aurait recours à *hepar
sulphuris* et à *belladonna*.

APHTHES.

Cette maladie de la bouche, plus commune chez les
jeunes chevaux que chez ceux d'un certain âge, est
moins dangereuse par elle-même que parce qu'elle
empêche le malade de manger, et le fait quelquefois
périr d'inanition. On remarque aux parois de la cavité
buccale, et souvent aussi à la langue, qui paraît brune

et comme brûlée, des plaques enflammées, très rouges, couvertes, les unes de petites vésicules, et les autres de croûtes blanches. Les aphthes causent de grandes douleurs, au point que l'animal laisse retomber le fourrage, même le plus tendre, sans pouvoir le mâcher. Les gencives sont pâles et décolorées ; dans beaucoup de cas, les ulcères et les croûtes se montrent jusqu'aux lèvres et au nez.

Les principaux moyens sont ici *acidum phosphoricum*, *staphysagria* et *mercurius solubilis*, ce dernier surtout, lorsqu'il découle de la bouche une salive de mauvaise odeur. Une fois que le cheval commence à pouvoir manger, on guérit les ulcères des lèvres et du nez par une ou deux doses d'*arsenicum* et de *sulphur*.

APOPLEXIE.

Les chevaux les plus exposés à l'apoplexie sont ceux qui ont le col court et épais, surtout quand on les gorge de grains, sans les occuper suffisamment, et que, par des jours un peu chauds, ils commencent à souffrir du vertige. Un cheval, dans ce cas, porte la tête bas, lève les jambes de devant un peu plus que de coutume, chancelle en marchant, principalement lorsqu'on le détourne, tombe même parfois, mais revient à lui au bout de quelques instants. D'ordinaire, ces accidents se renouvellent fréquemment, toujours de plus en plus intenses, et il finit par se déclarer une attaque d'apoplexie, dans laquelle l'animal tombe comme frappé de la foudre et périt après quelques convulsions.

Dès qu'on aperçoit les prodromes, on administre quelques doses d'*aconitum*, moyen certain de prévenir une issue fatale, surtout si l'on alimente modérément le cheval, qu'on l'occupe d'une manière convenable et qu'on ne le fasse pas trop travailler par un temps chaud.

APPÉTIT DÉPRAVÉ.

La dépravation de l'appétit, qui porte le cheval à manger du bois, du cuir, de la terre et autres choses semblables, avec d'autant plus d'avidité que son goût pour les aliments ordinaires diminue davantage, est le signe d'une mauvaise digestion. Le rebroussement du poil, l'affaiblissement et l'amaigrissement sont les suites ordinaires de cette maladie chronique et sans fièvre, qui finit par faire périr l'animal dans l'étisie.

Les principaux moyens à lui opposer sont *pulsatilla* et *nux vomica*. *Sepia* convient quand il y a un appétit extraordinaire, et *natrum muriaticum* lorsque les aliments ordinaires sont refusés. S'il y a grande faiblesse, on administre *china*.

ARÊTE.

On dit qu'il y a *arête* ou *queue de rat*, lorsque la base de la queue est dépouillée de poils, par suite des frottements que le cheval exerce sur cette partie, à cause d'une affection dartreuse qui s'y est développée.

Spiritus sulphuratus et *rhus toxicodendron*, sont les principaux moyens à mettre en usage. S'il y a dartre humide, on administre *graphites*, une ou deux fois par semaine, et au bout d'un mois on donne *mercurius vivus*. Quand on n'aperçoit aucune trace d'exanthème, c'est le cas de recourir à *scabiedinum equorum* et à *sulphur*. Plus d'une fois j'ai guéri cette maladie au moyen de *staphysagria*.

ASCITE.

L'ascite consiste en un amas de sérosité dans la cavité abdominale ; elle diffère par là de l'anasarque, qui survient aussi dans d'autres régions du corps, et où le tissu cellulaire sous-cutané est le siège du liquide accumulé. On la reconnaît principalement à la distension du ventre et à la fluctuation qui se fait sentir lorsqu'après avoir appliqué une main sur l'abdomen de l'animal, on percute le côté opposé avec l'autre main. L'asthme, une grande soif, et le peu d'abondance de l'urine, en sont les principaux symptômes. La distension des parois abdominales acquiert parfois un très haut degré, et, dans la plupart des cas, il s'y joint aussi une anasarque générale, surtout sous le ventre, à la poitrine et au fourreau ; quelquefois même, la tuméfaction envahit le corps entier. Le cheval perd peu à peu ses forces, le regard devient terne, l'appétit va toujours en diminuant, et l'épuisement finit par amener la mort. Cette maladie n'est point rare chez les chevaux.

On lui a opposé avec succès, et dans l'ordre de leur énonciation : *dulcamara*, *helleborus niger*, *arsenicum*, *china*, à chacun desquels on laisse au moins huit jours pleins, pour épuiser son action. C'est principalement sur *china* qu'on doit compter. Dans un cas où tous les moyens échouèrent, on se trouva bien de *lycopodium*, dont l'action est des plus puissantes dans les hydropisies internes. On a guéri une ascite compliquée d'anasarque, uniquement par doses alternatives de *china* et d'*arsenicum*, procédé que l'expérience m'a mis aussi à même de pouvoir recommander.

ATROPHIE.

L'atrophie, ou diminution de volume des parties charnues, dépend surtout de l'inaction à laquelle un état morbide quelconque a condamné les nerfs et les vaisseaux d'une partie du corps. Les régions où l'on observe le plus fréquemment cette lésion, sont l'épaule, les flancs et les jambes.

On la combat avec *arnica, china, arsenicum, sulphur, rhus toxicodendron* et *sepia*.

ATTEINTE.

Il arrive fréquemment, dans la cavalerie, que le cheval du second rang atteint, de la pointe de son pied de devant, le talon du pied de derrière de celui qui le précède, et détermine ainsi une contusion considérable, ou même une plaie vive.

Très souvent aussi l'atteinte est une contusion, avec ou sans plaie, que le cheval se fait lui-même aux régions du paturon ou de la couronne, avec le fer d'un autre pied, ou qu'il reçoit d'un autre cheval marchant à côté de lui. Elle est surtout fort commune quand on met des crampons aux fers, l'animal s'enfonçant parfois le crampon de la branche interne dans la peau du bourrelet, ou plus haut. Les fers armés de crampons hauts et pointus, comme ceux qu'on emploie en hiver, pour faciliter la marche sur la glace, sont très propres à produire cet accident. Les parties molles, les cartilages latéraux, le tendon extenseur, l'articulation elle-même peuvent avoir souffert, ce qu'on reconnaît à un gonflement considérable, avec chaleur, douleur et claudication.

Quand on emploie de suite les lotions avec l'eau

froide et l'*arnica*, tant à l'intérieur qu'à l'extérieur, les accidents se dissipent bientôt. Quand il s'est formé du pus entre la peau et le sabot, on la traite comme les autres abcès, principalement par *squilla* et *sulphur*; *aconitum* et *squilla* conviennent dans le cas de vive inflammation ; *acidum phosphorium* et *arsenicum* lorsque la douleur est violente. Mais si l'on néglige l'animal, il peut se développer des ulcères, des fistules, et le mal entraîner la déformation complète du pied, même la chute du sabot. Il s'agit alors d'une affection grave, dont *lachesis* est le remède spécifique.

AVANT-CŒUR.

On désigne sous ce nom une tumeur inflammatoire arrondie, de la grosseur du poing environ, qui se développe sur la poitrine en face du cœur. Cette tumeur survient fréquemment à la suite d'un refroidissement.

Elle cède alors à une ou deux doses d'*aconitum*, suivies d'*arnica*. Ce dernier moyen est aussi celui auquel on doit recourir quand la tumeur est la conséquence d'une contusion, ou de toute autre cause externe. *China* est spécifique dans le cas d'une tuméfaction plus étendue et générale de la poitrine.

AVORTEMENT.

Les juments pleines sont surtout exposées à avorter quand on les fait trop travailler, ou qu'on les monte sans ménagement. L'avortement est parfois aussi le résultat d'une chute, d'un coup, etc.

Dans ce dernier cas, on doit donner *arnica* sur-le-champ, pour le prévenir, comme aussi *rhus toxicodendron*, s'il y a eu luxation, distention, etc. Observe-t-on les signes de la parturition ? on essaye *pulsatilla*, *sabina* et *secale cornutum*. Si, après l'avortement, la sortie de l'arrière-faix se faisait attendre plus de trois heures, il faudrait administrer d'abord *sabina*, ensuite *secale cornutum*. Dans le cas où ces moyens resteraient sans effet, on aurait recours à l'emploi de la main, et l'on procéderait au décollement du placenta.

BARBES ou BARBILLONS.

Les barbes sont un gonflement des barres qu'on observe chez les jeunes chevaux. Les barres tuméfiées font souvent assez de saillie pour dépasser la surface des dents incisives supérieures, et deviennent si douloureuses qu'elles empêchent l'animal de manger.

Mercurius vivus est le principal remède ; vient ensuite *natrum muriaticum*.

BARRES (BLESSURES DES).

La pression du mors détermine quelquefois, aux barres, des contusions, ou même des plaies, qui peuvent avoir assez de profondeur pour mettre à découvert l'os, qui se carie, si l'on n'y apporte remède.

Arnica, tant à l'intérieur qu'à l'extérieur, est le principal moyen à employer. Si le périoste est attaqué, on prescrit *acidum phosphoricum* et *conium*, ou mieux encore *symphytum*.

BATTEMENTS DE CŒUR.

Cet accident cède à *bryonia*. On peut aussi employer *lycopodium*, quand il a lieu pendant le repos, et *graphites*, lorsqu'il survient pendant le mouvement. *Aurum* et *aconitum* sont spécifiques dans beaucoup de cas.

BLÉPHARITE.

Contre la vive inflammation des paupières, avec éruption, on recommande *clematis* et *mercurius solubilis*. Si la rougeur occupe surtout le bord des paupières *digitalis* convient, et si l'œil est en même temps plus ou moins enflammé, c'est le cas d'employer *spigelia*, On conseille *ignatia* quand il y a gonflement de la paupière supérieure, et *chamomilla* lorsque l'inférieure est tuméfiée. *Sepia sulphur* ont aussi rendu de bons offices.

BOUCHE (MALADIES DE LA).

Des crevasses aux coins de la bouche et à la langue, occasionnées par la mauvaise conformation ou le mauvais usage du mors, empêchent l'animal de manger, et font qu'il salive et écume beaucoup.

Ces lésions disparaissent promptement par *arnica*, à l'intérieur et à l'extérieur. Dans les plaies de la langue, il faut bien laver la bouche chaque fois que l'animal a mangé, car la moindre parcelle de fourrage qui pourrait y rester retarderait la guérison, ou même ferait prendre un mauvais caractère à la maladie. Il n'est pas rare qu'après avoir été blessée, la langue enfle beaucoup, au point même de ne pouvoir plus être contenue dans la bouche, hors de laquelle elle demeure pendante : il y a généralement alors mal de gorge et fièvre. *Aconitum* (plusieurs doses par jour) met ordinairement fin en peu de temps à cet état maladif. On a traité un cheval qui avait eu la langue et toute la partie inférieure de la tête brûlée, par un cataplasme trop chaud d'orge bouillie : la langue sortait de la bouche, énormément tuméfiée, couverte d'ampoules et immobile : des fomentations avec l'eau-de-vie chaude et *aconitum* à l'intérieur (une dose toutes les quatre heures) firent qu'au quatrième jour l'animal, auquel on n'avait donné jusqu'alors que du lait, put prendre de l'eau blanche pour nourriture : au bout de huit jours il était guéri. La forte teinture d'*urtica urens*, appliquée à l'extérieur, aurait peut-être amené plus promptement encore ce résultat.

BRULURES.

Une forte teinture d'*urtica urens*, employée à l'extérieur, guérit les brûlures avec une promptitude merveilleuse. On a aussi employé *arnica* avec succès, tant à l'intérieur qu'à l'extérieur.

CALCULS VÉSICAUX.

La maladie calculeuse est extrêmement rare, et ne se rencontre que chez les mâles.

La présence d'un calcul dans la vessie ne peut être reconnue que par l'exploration du viscère, qu'en pareil cas on trouve distendu à un point énorme, de manière qu'il lui arrive souvent de se rompre. Les symptômes sont, en général, ceux qu'on rencontre dans la cystite.

L'état inflammatoire exige *aconitum*. *Uva ursi* est ensuite le moyen qui contribue le plus efficacement à prévenir le rétrécissement de l'urèthre et à favoriser l'expulsion du calcul. *Sassaparilla* est le remède capital dans le cas où les accidents affectent une forme chronique.

Quand la pierre s'est engagée dans l'urèthre, et que la vessie se trouve déjà fortement distendue, l'animal est presque toujours perdu. On a conseillé des cataplasmes d'oignon cuit dans l'huile de lin, et aussi chauds que l'animal peut les supporter : on les applique sur la région vésicale, où on les maintient à l'aide d'un bandage, et l'on dit en avoir obtenu des effets surprenants.

CHARBON A LA LANGUE.

Cette maladie, fort rare chez le cheval, contagieuse au plus haut degré, prend naissance dans le typhus ; la langue se couvre de petites vésicules pleines d'un liquide trouble, ou il y survient un petit bouton entouré d'un cercle bleuâtre. Les vésicules crèvent, et remplissent la bouche d'un ichor fétide, qui corrode profondément la langue, dont la tuméfaction va toujours en faisant des progrès ; il se produit bientôt des ulcères rongeurs, et l'organe, devenu la proie de la gangrène, se détache par lambeaux. La mort a lieu ordinairement au bout de vingt à trente heures.

Pour le traitement, *voyez* TYPHUS.

CARIE.

La carie est toujours une maladie fort grave, dont la guérison présente de grandes difficultés, surtout lorsque les secours de l'homœopathie n'ont point été invoqués à temps. Outre le gonflement de l'os, qui l'a précédée dans la plupart des cas, et qui souvent l'accompagne encore, alors qu'il s'est produit une plaie extérieure, on remarque que depuis longtemps l'endroit malade est fort douloureux au toucher.

Les moyens principaux sont *asa fœtida* et *silicea*.

Aurum (surtout dans la carie à la tête), *lachesis* (dans celle aux jambes), *acidum nitri, sepia, iodium* et *sulphur* ont fréquemment réussi aussi.

CASTRATION.

Quelques doses d'*arnica* conviennent pour prévenir et faire cesser la fièvre traumatique qui succède à cette opération. Il est bon aussi de lotionner la plaie avec de l'eau à laquelle on a ajouté quelques gouttes de teinture d'*arnica*. Non seulement la guérison est plus prompte, surtout lorsqu'on répète fréquemment les lotions, mais encore l'emploi de l'*arnica* étouffe en germe une foule d'accidents qui entraînent parfois du danger. S'il se développait des fistules, on suivrait la marche tracée à l'article FISTULE; si le tétanos survenait, *Voy.* TÉTANOS. Je me. suis toujours bien trouvé d'*arsenicum*, suivi de *sulphur*, contre la tuméfaction du ventre qu'on observe parfois après l'opération.

CATARACTE.

La cataracte se développe ordinairement à la suite d'ophthalmies périodiques, surtout chez les jeunes chevaux. Elle consiste en l'opacité du cristallin et de la membrane qui l'entoure. L'animal qui en est atteint voit peu, ou même ne voit pas du tout. On reconnaît le début de la cataracte, principalement à ce que le cheval commence à ne plus voir aussi bien que par le passé, état qui s'aggrave du jour en jour. Bientôt, en examinant l'œil, on découvre derrière la pupille un corps blanchâtre, jaunâtre ou bleuâtre, qui est le cristallin lui-même, devenu visible précisément parce qu'il a perdu sa transparence.

3.

Quand on aura suivi la marche tracée à l'article OPHTHALMIE, il sera rare, si même il arrive **jamais**, qu'on ait à s'occuper du traitement d'une cataracte complète.

Outre les moyens indiqués (*Voy.* OPHTHALMIE), les suivants méritent d'être pris en considération ; *pulsatilla*, excellente contre la cataracte commençante ; *cannabis*, dont on fait prendre une dose tous les **huit** jours ; *euphrasia* (une dose par jour), *causticum* et *sulphur*. Ce dernier doit être administré deux fois **par** semaine pendant longtemps. On a réussi une fois **au** moyen d'*antimonium tartaricum*.

CLOU DE RUE.

Dès qu'un clou, un test, une épine, une esquille, etc., a pénétré dans la sole du pied d'un cheval, et **que ce** corps étranger y est resté engagé, la conséquence immédiate est que la partie blessée s'enflamme et passe peu à peu à la suppuration, ce qui fait boiter l'animal. On a souvent de la peine à découvrir l'accident, parce qu'il n'est pas rare que la corne se resserre sur le corps étranger, au point de le cacher complètement.

La première chose à faire est d'enlever ce corps étranger : après quoi on dilate la plaie, et on y applique des fomentations d'eau d'*arnica*. Il est avantageux aussi de prescrire quelques doses d'*arnica* à l'intérieur. S'il existe une vive inflammation, *aconitum* et *squilla* se montrent utiles, de même que *acidum phosphoricum* et *arsenicum* le sont dans le cas de vives douleurs. Si la plaie est déjà dégénérée en ulcère, on la traite comme d'autres ulcères, principalement par *squilla* et *sulphur*.

COLIQUE.

La colique, maladie commune chez le cheval, est presque toujours dangereuse, en raison de sa marche rapide.

Les causes qui la déterminent sont très variées : échauffement et refroidissement, surcharge de l'estomac et faim canine, aliments de mauvaise qualité, venteux ou inaccoutumés ; travail excessif poussé au delà du temps des repas, chasse pendant un violent orage, vers, etc. On voit même des chevaux auxquels une petite quantité d'un certain fourrage ne manque jamais de donner la colique, bien qu'il ne nuise pas à d'autres. Enfin, on observe parfois une espèce de colique chronique, qui se rattache à un mal interne et profond, le plus souvent de nature psorique.

Parmi les symptômes généraux de la colique, les suivants surtout sont caractéristiques. L'animal refuse le fourrage (il s'éloigne de la mangeoire), il bat ou gratte la terre des pieds de devant, il lève ceux de derrière vers le ventre, il regarde souvent ses flancs et ouvre la bouche du côté douloureux ; il porte la tête très bas, et remue la queue en sens ordinairement horizontal, parfois cependant de haut en bas ; les pieds sont la plupart du temps rassemblés, et fréquemment l'animal se jette par terre, se roule ou se met sur le dos, serre les jambes contre le corps, reste quelque temps dans cette situation, et se relève tout à coup ; les symptômes de colique se reproduisent alors, quelquefois au milieu de plaintes, de gémissements, et dans certains cas avec une sueur qui inonde le corps entier. Dans d'autres circonstances, l'un des flancs ou le ventre est gonflé, quoique parfois le cheval (surtout au début de l'accès) urine et fiente encore, ce qu'il ne peut d'ailleurs pas faire toujours, malgré les pressantes envies qu'il en ressent. D'ordinaire, il y a des moments de relâche, pendant lesquels l'animal reste debout ou couché, cherche à manger, et mange même quelques poignées de foin ; mais les douleurs ne tardent pas à reparaître, avec un surcroît d'intensité. Plus la crise dure longtemps, plus le regard de l'animal annonce la vivacité de ses souffrances ; il a les naseaux largement ouverts, la respiration accélérée et bruyante, il grince des dents, mord la mangeoire et jusqu'au pavé, secoue son licol, devient furieux, et meurt au milieu d'une sueur froide, souvent en peu d'heures, rarement après une lutte de plusieurs jours.

Le traitement débute toujours par une dose d'*aconitum*, qu'on répète une ou deux fois, suivant les circonstances, qui brise la première violence de l'orage, et qui parfois, surtout dans la colique par refroidissement, suffit pour triompher de la maladie. Si ce résultat n'a point été obtenu au bout d'un quart d'heure, après la troisième dose d'*aconitum*, on en administre une d'*arsenicum*, le principal moyen dans la plupart des coliques, celles particulièrement qu'on nomme venteuses, quand elles dépendent d'un trouble de la digestion, d'un excès d'aliments, d'un vice du fourrage, ou d'eau bue trop froide. Souvent, la répétition de ce moyen est d'une grande nullité, tandis que, dans d'autres cas, on se trouve bien de ne le répéter qu'en l'alternant avec *aconitum*. Si, après que la colique a cessé, il reste de la constipation, on donne *nux vomica*, et dans les cas opiniâtres, *opium*, après lequel, s'il a échoué, ce qui n'est pas rare, on doit recourir à *plumbum*. Fréquemment la colique est accompagnée d'une rétention d'urine, ou même elle a été provoquée par elle : *cantharides* sont alors indiquées, et dans les cas rebelles *hyoscyamus* réussit toujours.

Après les moyens qui viennent d'être indiqués, on doit encore recommander les suivants : *chamomilla*, dans les accès de colique avec grand gonflement du ventre, surtout lorsque la maladie est survenue à la suite de fourbure; *colchicum*, dans la colique venteuse déterminée par le fourrage vert ou autres aliments venteux; *calcarea acetica*, qui est spécifique dans la colique venteuse, avec secousses d'arrière en avant; *chamomilla*, alternée avec *aconitum*, dans la colique spasmodique qui se déclare après un refroidissement; *nux vomica*, dans la colique de constipation, avec ballonnement du ventre, sueur aux flancs, crottins petits, brunâtres ou enduits de mucus, mais surtout lorsque, dans les intervalles des douleurs, le cheval bâille souvent ou joue des lèvres; *pulsatilla*, dans la colique causée par la surcharge de l'estomac, avec déjections fétides et froid aux jambes de devant; *rhus toxicodendron*, dans la colique qui dépend d'une inflammation abdominale, quand l'animal regarde souvent ses flancs.

Au reste, ce n'est point assez de mettre en usage le remède approprié : il faut surtout empêcher que, pendant les accès, le cheval se jette violemment par terre, car il pourrait résulter de là des ruptures de viscères ou des volvulus, qui amèneraient la mort en peu d'heures. Pour cela, on le fait marcher au pas, et toutes les fois qu'il veut se coucher, on lui administre quelques coups de fouet par derrière. L'exercice forcé est une pratique condamnable, qui contribue souvent à amener la terminaison funeste qu'on voulait éviter.

COLIQUE PAR CONSTIPATION.

La colique par constipation est assez souvent produite soit par un écart de régime, soit par un refroidissement. Les symptômes communs aux diverses espèces de colique sont portés, la plupart du temps, à un assez haut degré, et, dans un grand nombre de cas, il s'y joint encore le ballonnement du ventre. Cependant on peut considérer comme symptômes qui les caractérisent les efforts de l'animal pour se débarrasser des matières fécales, et la nature de celles qu'il parvient à expulser.

Comme, en général, il y a ici inflammation et trouble de la digestion, la première chose à faire est d'administrer *aconitum* (une ou deux doses) et *arsenicum*. Après que ces moyens ont calmé les premiers symptômes, si cependant il n'est pas encore survenu de déjections, on emploie *nux vomica*, lorsque les crottins sont petits, durs et serrés ; *opium*, quand ils sont noirâtres et comme brûlés, avec couleur noire de la langue, le malade restant étendu par terre, comme s'il était mort : *plumbum*, dans les cas opiniâtres, lorsque le rectum est vide, que l'animal reste longtemps tranquille, et que les coliques, peu vives, ne reviennent pas à des intervalles trop rapprochés. On recommande, en outre : *arnica*, dans les mêmes cas que l'opium, mais surtout lorsqu'il y a appui incertain sur les jambes de devant, ou chaleur aux sabots ; *lycopodium*, lorsque, dans l'état de repos, l'animal se tient couché sur le côté gauche ; *ammonium muriaticum*, quand, après être resté quelque temps tranquille, il se relève tout à coup en toussant, et est repris aussitôt de la colique ; *argilla*, lorsque les accès de colique sont affreux et prolongés, et qu'on a lieu de soupçonner l'inaction du tube intestinal, notamment du rectum ; *murias magnesiæ*, quand l'animal fait, en gémissant, de grands et inutiles efforts : *veratrum*, lorsqu'une sueur froide éclate pendant les accès ; *squilla*, quand il y a paralysie des membres postérieurs ; *antimonium crudum*, lorsque la constipation alterne avec la diarrhée. Quelquefois *bryonia*, à dose un peu forte, soulage sûrement et promptement.

COLIQUE PAR REFROIDISSEMENT.

Cette maladie ressemble jusqu'à un certain point à la colique venteuse, sous le point de vue de ses symptômes ; mais elle en diffère principalement parce que le ventre de l'animal est peu tuméfié ou même ne l'est pas du tout, que les accès, au lieu d'être continus, se manifestent par des paroxysmes de spasmes. L'animal tressaille souvent, puis se couche, reste quelque temps sans mouvement, se roule, se relève brusquement, et se campe très souvent pour uriner ou fienter, mais sans pouvoir y parvenir. Tout à coup le calme se rétablit, les douleurs cessent pendant dix minutes ou un quart d'heure, puis reparaissent avec un surcroît d'intensité, et le cheval est perdu si on ne lui porte pas secours promptement.

Aconitum, à doses répétées toutes les dix minutes, jouit d'une spécificité incontestable, et il est rare qu'on soit obligé d'employer en outre *arsenicum*. Lorsqu'il ne reste plus de la maladie que la strangurie qui l'accompagne, on administre *cantharides*, et, si elles demeurent sans effet, *hyoscyamus*. *Nux vomica*, *opium* et *plumbum* conviennent quand il reste de la constipation. *Colocynthis* et *lycopodium* sont parfois utiles aussi en pareil cas.

COLIQUE VENTEUSE.

La colique en général, et la colique venteuse en particulier, sont une des maladies qu'on rencontre le plus fréquemment, l'une de celles aussi qui, par la rapidité de leur marche, font périr le plus de chevaux.

Les symptômes sont bien connus : le cheval cesse de manger, il gratte du pied, regarde souvent ses flancs, y porte les pieds de derrière, ouvre la bouche, bat de la queue, se jette par terre, rapproche les jambes du corps, cherche à se rouler, mais se redresse bientôt, et recommence la même série de mouvements ; d'abord il fiente et urine encore un peu, mais bientôt il ne le peut plus, malgré tous ses efforts ; le ventre se gonfle, l'œil est largement ouvert, le regard fixe dénote la plus vive douleur, la respiration est fort accélérée, les naseaux sont très ouverts, et souvent la sueur inonde le corps entier. Quelquefois il y a des intervalles sans douleurs, pendant lesquels l'animal se calme et cherche même à manger ; mais les douleurs ne tardent pas à reparaître avec un surcroît d'intensité : les pieds et la surface du corps se refroidissent de plus en plus ; enfin, l'animal meurt au milieu d'une sueur froide, et avec tous les symptômes de la fureur, ordinairement au bout de douze à trente-six heures, parfois cependant aussi dans le court espace de quelques heures ; il est rare que la lutte dure plusieurs jours.

Les causes occasionnelles de la maladie sont assez nombreuses ; le plus souvent elle dépend d'une surcharge de l'estomac, ou bien elle est la conséquence d'une mauvaise nourriture (surtout mouillée), que l'animal a mangée avec avidité.

Une dose d'*aconitum*, qu'on répète en cas de besoin, dissipe l'état inflammatoire, qui domine en pareil cas, et souvent il n'y a pas besoin d'autre chose pour que la maladie entière disparaisse dans l'espace d'une demi-heure, surtout quand elle a été causée par un refroidissement. Après *aconitum*, ce qui convient le mieux, dans la plupart des cas, est une dose d'*arsenicum*, qui, presque toujours enlève la totalité des symptômes. *Nux vomica* et *opium* sont généralement des moyens infaillibles contre la constipation opiniâtre déterminée par la colique venteuse, qui disparaît dès que cette constipation cesse. Cependant il n'en est pas toujours ainsi, et dans les cas opiniâtres, *plumbum* s'est constamment montré spécifique; *bryonia* et *colocynthis* ont aussi produit de bons effets; *colchicum autumnale* a toujours réussi dans la colique venteuse déterminée par le fourrage vert ou autres aliments venteux; *pulsatilla*, quand l'animal suait beaucoup et ne rendait que de petites selles tenues; *nux vomica*, lorsque les crottins étaient petits et couverts de mucosités. *Chamomilla* est aussi un moyen important, surtout lorsque la maladie est survenue par suite du tirage d'un lourd fardeau par un vent violent ou après une course rapide. Si l'animal a le regard en feu et farouche, faire prendre ensuite une dose de *belladonna*, puis revenir à *chamomilla*. Le remède capital contre toutes les espèces de coliques est *arsenicum*, auquel il faut toujours commencer par recourir, après avoir fait prendre une dose d'*aconitum*. Assez souvent, après que la colique venteuse a cédé, il reste une rétention d'urine opiniâtre, à laquelle on remédie par une dose de *cantharides*, ou, si ce moyen ne réussit pas, par *hyoscyamus*.

COLIQUE VERMINEUSE.

Des amas de vers dans les intestins occasionnent parfois des symptômes qui ont beaucoup d'analogie avec les accès de colique, ou leur ressemblent parfaitement ; car le cheval se bat les flancs de sa queue, lève les pieds de derrière vers le ventre, se jette par terre, se roule, se relève et mange ensuite comme de coutume. Mais on ne peut regarder comme certain que de pareils accès sont dus à des vers, qu'autant qu'on a eu occasion de constater d'ailleurs l'existence de ceux-ci. L'animal atteint de vers remue souvent la queue à droite et à gauche ; il cherche à se frotter le train de derrière, et surtout la base de la queue, aux objets voisins ; il lèche souvent les murs, et se frotte fréquemment la lèvre supérieure ; il a de fréquents borborygmes, et sa fiente, d'abord un peu liquide, est la plupart du temps très fétide.

Après *aconitum*, on emploie, en pareil cas, *china*, *nux vomica* et *marum verum* contre le tænia, *china*, *mercurius solubilis* et *absinthium* contre les lombrics, *digitalis*, *ignatia amara* et *marum verum* contre les ascarides, *valeriana* contre les œstres. Comme il ne doit pas y avoir de vers dans le corps d'un animal qui se porte bien, et que leur présence annonce toujours une prédisposition morbide favorable à leur production, il faut, après avoir dissipé la colique, combattre cette disposition : le principal moyen pour cela est *sulphur*.

CONSTIPATION.

La constipation consiste en ce que le cheval reste longtemps, souvent deux, trois et même cinq jours sans fienter, ou du moins sans rendre autre chose que quelques petits crottins très durs, parfois bruns ou noirâtres. En général c'est le symptôme d'une autre maladie, particulièrement de la colique, de l'entérite, de la néphrite, de la cystite, etc. Cependant la constipation se montre parfois aussi (après un écart de régime, l'échauffement, le refroidissement) un symptôme indépendant, et il n'est pas rare qu'elle devienne cause occasionnelle de certaines maladies, notamment d'une espèce particulière de coliques, auxquelles se joint toujours un état plus ou moins inflammatoire.

Une dose d'*aconitum*, qu'on répète au besoin, convient donc toujours pour commencer. Si la constipation tient à un trouble de la digestion, *arsenicum* produit des effets salutaires presque instantanés. *Nux vomica* est un moyen capital lorsque les crottins sont rares, petits, durs, ou coiffés, ou que l'animal a le ventre troussé, de manière qu'on puisse apercevoir les fausses côtes, et qu'il se bat les flancs de sa queue. *Hyoscyamus* s'est également montré fort efficace dans des cas où, le ventre étant troussé, *nux vomica* n'opérait rien. *Plumbum* est spécifique lorsque le canal intestinal paraît vide, ou qu'il sort une petite quantité de matières fécales non dures, et jamais il n'a manqué son effet, même dans les cas les plus opiniâtres. Si la constipation se rattache d'une manière spéciale à l'inaction du canal intestinal, ce qu'on reconnaît à la couleur brune foncée ou noire des petits crottins, *opium* se montre constamment utile.

CONTUSIONS.

Toutes les contusions, guérissent en peu de temps par l'application extérieure de la teinture d'*arnica* étendue d'eau. Ce n'est que dans les cas très graves qu'il convient d'employer aussi ce médicament à l'intérieur. Si un os a été atteint en même temps que les parties molles, ou si le périoste a été endommagé, au lieu d'*arnica*, c'est *symphytum* qu'il faut mettre en usage, intérieurement et extérieurement. *Conium* a été utile aussi dans certains cas.

Ainsi, une sous-ventrière trop serrée produit souvent une contusion : la peau s'excorie peu à peu, et si on néglige l'accident, il n'est pas rare de voir survenir l'inflammation et la suppuration. *Arnica* ne manque jamais de guérir promptement et facilement les lésions de ce genre. S'il s'est manifesté de la tuméfaction, et que la tumeur négligée se soit enflammée, qu'il y ait déjà du pus formé, *mercurius vivus* la détermine à s'ouvrir, et procure la guérison. S'il se forme des croûtes à l'endroit blessé, *thuja* est spécifique; on le fait survre par *sulphur*.

De même, des harnais mal confectionnés ou mal appliqués déterminent des lésions au poitrail. On aperçoit d'abord une excoriation saignante, qui, lorsqu'on la néglige, passe aisément à l'inflammation et à la suppuration, et souvent alors entraîne des suites fâcheuses. *Arnica*, administré de suite, tant à l'intérieur qu'à l'extérieur, guérit promptement toutes ces sortes de lésions. *Bryonia*, associée à l'emploi extérieur d'*arnica*, est excellente à mettre en usage chez les poulains qu'on veut accoutumer au trait, et dont le poitrail se ressent de la pression des harnais. On emploie *pulsatilla* et *arsenicum* quand la plaie suppure ; *chamomilla*, lorsqu'il s'y développe des bourgeons charnus exubérants ; *arsenicum*, *chamomilla*, *mercurius* et *sulphur*, quand il y survient des fongosités.

COURBE.

On appelle ainsi une tumeur osseuse, de forme allongée, plus large inférieurement que supérieurement, qui se développe à la surface interne de l'articulation du jarret. Elle résulte, la plupart du temps, de coups reçus sur cette articulation, ou d'une forte distension, d'un effort, et elle est d'abord insignifiente, mais toujours elle finit par entraîner un peu de claudication.

Arnica et *rhus toxicodendron* ne manquent jamais d'être utiles, quand on les emploie à temps, et surtout qu'on laisse quelque repos à l'animal. Si, au contraire, on le néglige, la douleur, l'enflure et l'inflammation augmentent peu à peu, et il se forme une tumeur dure, froide, indolente, qui, faisant toujours des progrès, s'étend peu à peu sur l'articulation entière : il y a des cas cependant dans lesquels elle ne devient pas si considérable, ou du moins ne s'accroît qu'avec lenteur ; le cheval alors demeure apte à faire son service, et la claudication qui existait d'abord finit par disparaître. Mais, quand la tumeur augmente beaucoup, il survient une claudication continuelle ; les mouvements de l'articulation, ceux surtout d'extension, éprouvent une gêne progressivement croissante, et ceux même des articulations inférieures perdent de leur liberté. Pour le traitement de cette maladie opiniâtre, *voyez* ÉPARVIN.

CRAPAUD.

Cette maladie, qu'on rencontre fréquemment chez les chevaux qui ont les pieds larges et plats, consiste en un suintement de sérosité ichoreuse, extrêmement fétide, qui s'écoule à travers les lames désunies de la fourchette, accompagné ordinairement d'une déformation de celle-ci, de végétations cornées et charnues, et amenant la claudication lorsqu'elle fait des progrès.

Spiritus sulphuratus est spécifique; mais il faut tenir le cheval dans un endroit sec, et veiller à la propreté du pied. *Acidum phosphoricum* a été employé aussi avec succès.

CRAQUEMENT DES ARTICULATIONS.

Ledum palustre est presque spécifique contre ce symptôme, qui a été observé quelquefois sans qu'on pût découvrir la moindre trace de maladie. On recommande aussi *cocculus*, *camphora*, *ammonium carbonicum* et *petroleum*.

CYSTITE.

Cette maladie a beaucoup de ressemblance, dans ses symptômes, avec la colique venteuse. Ce qui l'en distingue, c'est que le ventre n'est pas tuméfié, et que l'animal fait de fréquents et inutiles efforts pour uriner. Il marche aussi les jambes de derrière plus écartées que de coutume, et donne clairement à connaître que le mouvement lui occasionne des douleurs.

On commence par deux ou trois doses d'*aconitum*, qu'on administre dans l'espace d'une heure. Si la violence de la maladie a sensiblement diminué par là, sans que pourtant l'animal soit parvenu à rendre de l'urine, une dose de *cantharides* réussit presque toujours, et il n'y a qu'un petit nombre de cas opiniâtres, quand plusieurs heures s'écoulent sans miction, où l'on soit obligé de recourir à *hyoscyamus*.

DARTRES.

Les dartres, qu'on ne rencontre ordinairement, que sous la forme sèche, sont toujours le résultat d'une maladie interne (psore). Elles se reconnaissent à l'apparition, sur une partie quelconque du corps, de nombreux petits boutons rouges, la plupart du temps rapprochés sur une surface circulaire, et qui, au bout d'un certain temps, se convertissent en une poussière farinacée. Les dartres sont toujours accompagnées d'un violent prurit, qui oblige l'animal à se frotter sans cesse.

Rhus toxicodendron s'est montré doué de vertus spéciales contre cet exanthème. *Sulphur*, *alumina* et *rhus* conviennent surtout dans les dartres très pruriteuses ; *sepia*, *phophorus* et *dulcamara*, dans les dartres furfuracées.

DÉCUBITUS.

On dit qu'il y a décubitus lorsque la peau se trouve décollée du tissu cellulaire sous-jacent et détruite par l'effet d'une compression prolongée. Cet accident reconnaît pour cause principale le poids du corps sur les hanches et les épaules, quand le cheval est obligé de coucher pendant longtemps sur un sol dur.

L'application extérieure de la teinture d'*arnica* y porte bientôt remède ; mais il faut veiller en même temps à ce que la litière soit plus douce.

DÉFAUT D'APPÉTIT.

Quand un cheval qui mangeait bien jusqu'alors ne prend pas sur-le-champ son fourrage, qu'il l'éparpille, ou qu'il s'éloigne du râtelier, ce qui annonce toujours chez lui un défaut d'appétit, on doit se hâter d'en rechercher la cause, parce qu'assez souvent elle tient à un état maladif plus ou moins sérieux, On conçoit que l'animal atteint d'une affection inflammatoire aiguë ne mange pas, jusqu'à ce qu'il soit guéri ; mais le défaut d'appétit reconnaît encore d'autres causes, qu'il n'est pas toujours facile d'apprécier. Souvent il y a inflammation de la langue, des gencives ou de la gorge, ce qui empêche l'animal de manger, quelque envie qu'il en ait. En pareils cas, deux doses de *mercurius vivus* ne manquent jamais leur effet, et le cheval se remet à manger dès que la douleur qui ne le lui permettait pas est moins vive. Quelquefois la diminution de l'appétit reconnaît pour cause un état maladif de l'estomac, occasionné soit par la mauvaise qualité, soit par la trop grande quantité des aliments; *arsenicum* est spécifique dans le premier de ces deux cas, et *antimonium crudum* dans le second ; s'il y a diarrhée, on emploie *pulsatilla*, et si l'animal éprouve des coliques, *chamomilla*. Le défaut d'appétit dépend souvent de ce que l'animal a trop fatigué. En pareille circonstance *nux vomica* est le principal moyen qu'on doive employer, surtout lorsque l'anorexie s'est déclarée après avoir bu froid, ou que le cheval refuse de manger, après avoir travaillé au delà du moment de ses repas. Assez fréquemment aussi, l'anorexie est occasionnée par des aliments eux-mêmes, qui sont ou de mauvaise qualité, ou différents de ceux qu'on avait donnés jusqu'alors ; le changement de l'eau qui sert aux boissons n'est pas non plus sans influence à cet égard : le dégoût prend souvent une grande part à l'anorexie ; un cheval accoutumé à la propreté perd l'appétit quand on le transporte dans une écurie malpropre, qu'on lui donne du foin moisi, et qu'il trouve des ordures dans la mangeoire. Enfin, le défaut d'appétit tient quelquefois à ce que l'animal reçoit trop de fourrage à la fois, à ce que l'avoine trop abondante qu'on lui donne venant à être salie par la bave, il la rejette ensuite avec dégoût.

DÉFAUT DE SOIF.

L'absence de la·soif a lieu dans diverses maladies gastriques. C'est toujours un symptôme décisif, eu égard au choix du remède approprié à la maladie.

Pulsatilla est spécifique dans toutes les affections du bas-ventre accompagnées d'absence de la soif. Quelquefois cette absence n'est qu'apparente, et tient à l'impossibilité d'avaler l'eau, dont alors il faut chercher la cause : le plus souvent *aconitum* et *mercurius virus* conviennent.

DISTENSION DE L'ÉPAULE.

Lésion produite par un faux pas en sautant, ou autrement, qui fait que les muscles de l'épaule, distendus outre mesure, perdent leur ressort, en sorte que l'omoplate, dans ses mouvements, s'éloigne davantage des côtés, et que le cheval ne peut plus être monté.

Rhus toxicodendron (quelques doses) est spécifique.

DISTENSION DES TENDONS.

Le relâchement des tendons, qui ne manque jamais

de succéder à leur trop grande distension, est combattu avec succès par *rhus toxicodendron* à l'intérieur et *arnica* à l'extérieur.

EAUX AUX JAMBES.

C'est une maladie chronique, qui a son siège principal à la partie inférieure des membres, ceux de derrière surtout, qui parfois cependant monte plus haut, même jusqu'au tronc, et qu'on observe aussi aux membres antérieurs. Elle se montre d'abord sous la forme d'une tumeur, qui disparaît ordinairement dès que le cheval commence à marcher, mais reparaît toujours pendant le repos à l'écurie, et augmente beaucoup à la suite de quelques jours de tranquillité. Les poils se hérissent, depuis le pli du paturon jusqu'au tiers environ du canon ; l'endroit tuméfié, qui paraît un peu chaud au toucher, cause à l'animal un prurit fatigant, et lui procure une vive douleur quand il reçoit quelque choc. Enfin, après que le gonflement a envahi tout le côté postérieur de la couronne et de l'articulation du paturon, il s'écoule par de petits pores, goutte à goutte, et comme une rosée, un liquide, d'abord clair comme de l'eau, qui ne tarde pas à devenir trouble et sanieux, de manière qu'il corrode la peau et détruit la racine des poils. L'inflammation et la douleur font alors des progrès rapides et tels, que l'aminal ne peut supporter le moindre attouchement, qu'il boite beaucoup en marchant, et qu'au repos, il tient son pied en l'air.

Quelques doses de *thuja* suffisent pour guérir le mal, souvent en peu de jours, même lorsqu'il est invétéré. Cependant, quand il dure depuis longtemps, la claudication augmente beaucoup, et souvent il se développe sur la tumeur des excroissances brunâtres ou bleuâtres, appelées *grappes*, qui saignent au moindre contact, et qui exalent continuellement un ichor fétide. *Thuja*, administré à l'intérieur, et dont on emploie également la forte teinture à l'extérieur, est encore spécifique dans ce cas. Il ne suffit plus quand la couronne est très gonflée, et le hérissement des poils porté au point d'imiter des piquants de hérisson. Parmi les moyens qui rendent alors le plus de services, *arsenicum*, *mercurius solubilis*, *silicea* et *sulphur* sont les principaux. *Secale cornutum*, alterné avec *arsenicum*, a produit d'excellents effets.

ÉCHAUBOULURES.

On appelle ainsi un exanthème qui affecte surtout les jeunes chevaux, principalement au printemps, lorsqu'on les fait trop travailler et qu'on leur donne trop de foin et de paille. Cependant il dépend aussi quelquefois d'une cause interne inconnue. L'éruption consiste en boutons rouges, qui surviennent en grand nombre sur tous les points du corps, et d'où s'échappe un liquide qui colle les poils et forme des croûtes.

Parmi les moyens à mettre en usage, les principaux sont : *aconitum*, *arsenicum*, *dulcamara*, *sulphur* et *rhus toxicodendron*, ce dernier surtout lorsqu'il y a en même temps beaucoup de démangeaisons.

ÉCORCHURE AU GENOU.

Dans les cas légers, il suffit de laver plusieurs fois par jour la partie avec de l'eau d'*arnica*. Si la lésion est plus considérable, on applique un bandage imbibé d'*arnica* étendue, puis on donne à l'intérieur *arnica*, ou, quand le genou est fort endommagé, *symphytum.* Lorsque des chairs luxuriantes s'élèvent à la surface de la plaie, on administre *chamomilla*, *sepia* et *arsenicum.* Si, par négligence, la lésion passe à l'état d'abcès, on la traite comme les autres abcès.

EFFORT DE CUISSE.

L'effort de cuisse ou de hanche est fréquemment le résultat d'une distension considérable des ligaments de l'articulation coxo-fémorale par l'effet d'une glissade, d'un violent effort de tirage, d'une contusion, d'un faux pas ; mais souvent aussi il dépend de causes internes, du rhumatisme, de la goutte, etc. L'animal qui en est atteint fauche un peu, épargne autant que possible le membre malade, et ne peut ni trotter ni galoper. Quand le mal se réduit à peu de chose, le cheval ne boite presque point, surtout au pas, et ne ressent de la douleur qu'autant qu'on force son allure ; dans le cas contraire, la station même est accompagnée d'une vive douleur, l'animal boite même en marchant au pas, il traîne sa jambe, et au trot, sa croupe décrit un mouvement de balancement. Rien n'est plus difficile que de bien reconnaître l'effort de cuisse ; on ne peut l'admettre qu'autant qu'un examen attentif ne fait découvrir aucune lésion dans les autres parties du membre, et que le cheval ne se prête pas volontiers à l'exploration de sa hanche. Il diffère de l'éparvin, en ce que la claudication, au lieu de diminuer peu à peu par la marche, augmente au contraire ; cependant on l'a vu quelquefois, surtout dans le cas de rhumatisme, devenir moins prononcé sous l'influence du mouvement.

Le traitement varie en raison des causes. S'il y a

eu effort, distension, contusion, ou toute autre violence extérieure, on administre *arnica*, dont on emploie aussi la forte teinture à l'extérieur ; *ledum* est également presque spécifique dans ce cas, et *drosera* se recommande de même, surtout lorsque le mouvement augmente la claudication ; *bryonia* et *colocynthis* ont réussi dans certaines circonstances ; si la lésion externe a intéressé les os, on a recours à *symphytum* tant extérieurement qu'intérieurement ; lorsque la claudication doit naissance au rhumatisme, on la combat par *aconitum* et *arseniccum*, ou par *nux vomica* et *mercurius*. Quand elle provient d'un effort trop considérable, elle cède à *rhus toxicodendron*.

EFFORT DE REINS.

L'effort de reins, qui dépend souvent d'un saut, d'une glissade, est toujours difficile à guérir. Si le mal est peu considérable, le cheval fléchit la croupe en marchant, vacille au trot, s'effraye quand on le retient brusquement, et ne se décide qu'avec peine à reculer. S'il est plus intense, l'animal n'est pas libre de reculer et peut à peine faire quelques pas en avant; il traîne les jambes de derrière, et la croupe vacille pendant la marche. A un plus haut degré encore, il ne peut même pas lever les jambes de derrière, il reste constamment couché ; quand il cherche à se redresser, il arrive seulement à se placer sur son train de derrière, comme un chien, et retombe bientôt, en se blessant la tête, les hanches, les jambes ; au reste, à part une tumeur chaude et douloureuse au toucher, qui occupe parfois la région lombaire, on ne remarque en général nul signe d'aucune autre maladie, et l'animal mange régulièrement, comme un cheval qui se porte bien.

4.

Si l'effort a été produit par une violence extérieure, on le guérit par *rhus toxicodendron* à l'intérieur et *symphytum* à l'extérieur. Si, au contraire, il est de nature rhumatismale, on le combat par *aconitum* et *bryonia*, alternés ensemble, surtout quand il y a une tumeur chaude, tendue et douloureuse. Lorsqu'il dépend d'une maladie interne, recourir à *sulphur*. Tient-il à la faiblesse des reins, qui rend l'animal peu disposé à galoper ? on emploie *ipecacuanha*, *cocculus* et *pulsatilla* ; si la maladie se déclare vers l'âge adulte, elle réclame *arnica*, *nux vomica*, et principalement *phosphorus*. Un effort de reins fort ancien a été guéri par l'usage continué des moyens suivants : *arnica* (trois jours), *petroleum* (sept jours), *oleander* (trois jours), *rhus* (sept jours), *sulphur* (sept jours), *cocculus* (trois jours), *lachesis* (sept jours), *ipecacuanha* (deux jours), *conium* (sept jours), *pulsatilla* (trois jours), et *silicea*. J'ai guéri cette maladie d'une manière complète, par *nux vomica* et *sulphur*.

ENCASTELURE.

Difformité du sabot, qui consiste en un resserrement des deux quartiers, avec rétrécissement de la fourchette, resserrée sur elle-même, dure et enfoncée. Il en résulte, par suite de la compression des parties molles, des douleurs plus ou moins vives et la claudication. Cette difformité dépend d'une trop grande sécheresse de la corne et d'une mauvaise ferrure.

On lui oppose, outre une ferrure plus appropriée et une meilleure manière de parer le pied, *sulphur* et *sepia*, ou *squilla* et *rhus toxicodrendron*.

ENCÉPHALITE.

L'encéphalite aiguë ne se rencontre guère que chez les chevaux entiers. Elle attaque de préférence ceux qui sont ardents, pleins d'embonpoint, nourris à profusion, et peu exercés, surtout lorsqu'ils viennent à éprouver un refroidissement après s'être échauffés, ou qu'on les fatigue beaucoup par un temps chaud. On a vu aussi la maladie survenir après l'action prolongée des rayons solaires sur le crâne, ou par le séjour dans une écurie chaude et mal aérée. Elle se développe assez fréquemment à la sortie des dernières dents molaires (dans le cours de la cinquième année), ou quand l'appétit vénérien ne trouve point à se satisfaire. Pendant quelques jours, l'animal est abattu et ne fait attention à rien ; puis (ordinairement le troisième jour) ses yeux deviennent rouges, brillants, très saillants ; il jette autour de lui des regards furieux, il est en proie à une agitation extrême. Dès ce moment, il y a du danger à s'approcher de lui sans précautions. Lorsque la frénésie est bien déclarée, il se dresse sur ses jambes de derrière, frappe des pieds de devant dans la mangeoire et le râtelier, mord tous les objets qui s'offrent à lui, même ses propres membres, respire violemment avec les naseaux largement ouverts, se couvre d'une sueur abondante, brise cordes, licous, chaînes, en un mot, tous les liens qui servent à l'attacher, court de tous côtés, se jette par terre, se relève, sans faire attention aux plaies et aux autres lésions qui peuvent l'atteindre et se précipite en furieux sur tout ce qu'il rencontre. il mâche sans cesse, mais refuse de manger et même de boire. Enfin, à l'accès succède un temps de rémission pendant lequel l'animal se tient tranquille, les jambes écartées, la tête appuyée sur la mangoire, et poussant de sa poitrine en avant. Il faut saisir cet instant pour se rendre maître de lui, et pour lui administrer les secours nécessaires ; car, après plusieurs accès, il est presque toujours perdu, ou, si sa vie est épargnée, il demeure très souvent frappé d'immobilité. L'encéphalite aiguë se termine, la plupart du temps, le second jour, par une attaque d'apoplexie, lorsqu'on ne se hâte pas de la combattre.

Les principaux moyens à mettre en usage sont *aconitum* auquel on fait promptement succéder *belladona*, puis, au bout d'une heure ou deux, *veratrum album*. Au besoin, on répète ces médicaments une ou même deux fois, à des intervalles égaux. Si le paroxysme est suivi d'un repos semblable à la mort, il faut recourir à *opium*, surtout quand la langue est noire et que les déjections alvines sont peu abondantes, d'un brun foncé, ou noirâtres.

ENCLOUURE.

Il n'est pas rare qu'en ferrant un cheval, l'un des clous pénètre trop profondément, ou se dévie, d'où résulte une irritation douloureuse ou une véritable lésion de la sole. L'animal éprouve des tressaillements lorsqu'on frappe même légèrement sur le clou ; il boite, porte le pied malade en avant, et s'élève souvent.

L'accident se réduit à rien, si l'on retire de suite le clou, qu'on lave bien la plaie avec de l'eau froide, qu'on emploie ensuite la teinture d'*arnica* étendue d'eau, et qu'on ne remplace le clou qu'au bout de huit jours. Mais si, par inadvertance, le corps étranger est plusieurs jours en place, la paroi du pied paraît chaude aux alentours, et la claudication, d'abord peu sensible, devient très prononcée. Il faut alors pratiquer l'extraction sans délai, et s'il ne sort du trou que du sang, y instiller un peu d'*arnica*. Dans le cas plus fâcheux où le clou revient déjà couvert de pus, ou bien quand on remarque une place plus molle que le reste au-dessus de la couronne, il faut dilater la plaie et y verser de l'*arnica*, dont on administre aussi une dose à l'intérieur. Dans tous les cas, on doit examiner attentivement le clou qu'on vient de retirer afin de s'assurer qu'il ne s'est pas brisé, qu'il n'a pas laissé de pailles dans la plaie, ce qui exigerait également qu'on agrandît cette dernière, après quoi on y verserait de l'*arnica*. Y a-t-il une inflammation vive? c'est le cas de recourir à *aconitum* et *squilla*, et si la douleur est forte, à *acidum phosphoricum* et *arsenicum*, *squilla* et *sulphur* conviennent lorsqu'il s'est déjà produit un abcès.

ENDURCISSEMENT DE LA PEAU.

L'endurcissement de la peau est presque toujours la conséquence d'un mal interne; mais il survient aussi parfois après la destruction d'excroissances fongueuses par des cathérétiques, ou chez les chevaux qui ont marché longtemps sur des terrains marécageux.

Chamomilla, *conium* et *mercurius solubilis* conviennent dans le cas d'induration simple, et *acidum phosphoricum* quand les points indurés se contractent sous forme de plis. L'induration de la peau des pieds, causée par la marche sur des chemins mauvais, marécageux, cède à *arnica*, *arsenicum* et *rhus toxicodendron*. *Spiritus sulphuratus* est un excellent moyen contre les crevasses suintantes. *Sepia* doit surtout être mis en usage quand la peau indurée se détache par écailles ou par grandes plaques.

ENFLURE DU GENOU.

On a plus d'une fois constaté l'efficacité de *pulsatilla* dans l'enflure indolente du genou, et de *china* dans celle qui est accompagnée de douleurs; si elle reconnaît pour cause un heurt, un coup, une contusion, ou une autre lésion du tendon extenseur, de manière que le membre demeure plié, et que l'animal touche le sol du bout du pied seulement, l'articulation étant en même temps chaude, gonflée et douloureuse, on a recours avec succès à *ledum palustre*, à *capsicum*, et à *arnica*, tant intérieurement qu'extérieurement. *Arnica* convient surtout lorsque le mal n'est pas ancien; dans le cas contraire, on emploie *silicea*, *lycopodium* et *sulphur*.

ENFLURE DES JAMBES.

L'enflure des jambes est un phénomène commun chez les chevaux. Elle peut dépendre de causes très variées, et par conséquent aussi elle exige des moyens fort différents pour sa guérison.

Si la tumeur siège principalement au voisinage du boulet, on doit la considérer comme un commencement d'eaux aux jambes, maladie contre laquelle *thuja* s'est montré spécifique dans tous les cas. *Squilla* convient lorsque le sabot est chaud, et *arsenicum* quand la sole est douloureuse. S'il y a eu quelque lésion externe, c'est le cas de recourir à *arnica* et à *conium*. *Arnica* doit céder le pas à *symphytum* si l'os a été atteint en même temps. *Bryona* est indiquée quand la tumeur est chaude et tendre. *Rhus toxicodendron* et *arsenicum* sont aussi d'excellents moyens contre ces sortes d'affections, surtout lorsque la tumeur s'efface sous l'influence du mouvement, et renaît sous celle du repos. L'enflure des jambes qui survient après l'encolure, avec rigidité du membre, etc., est combattue par *mercurius vivus* et ensuite par *arsenicum*. On emploie *dulcamara* contre celle qui succède à un refroidissement; *bryona*, *china* et *sulphur*, contre celle qui est de nature œdémateuse; l'œdème succède à une grande fatigue, on met en usage *indigo*, *china*, *thuja* et *sulphur*, avec *bryonia* quand il y a en même temps tension dans les articulations. *Sulphur* doit être administré, à titre de traitement consécutif, dans beaucoup de càs, principalement lorsque les quatre membres sont engorgés à la fois.

ENTÉRITE.

L'inflammation des intestins a, dans ses symptômes, beaucoup d'analogie avec la colique, dont on doit cependant la distinguer. L'animal refuse de manger, mais il a une soif vive. Le pouls est dur et vif, et la respiration, accélérée, s'accompagne d'un violent battement de flancs. Les yeux sont rouges et saillants, la bouche est chaude, les extrémités sont tantôt chaudes et tantôt froides. L'animal se tient le dos voûté, regarde souvent son ventre, gratte du pied, se roule par terre, se relève avec un air égaré, trépigne des pieds de devant, se frappe le ventre de ceux de derrière, et se montre très sensible au moindre attouchement. D'abord, il rend de temps en temps une petite quantité de matières fécales; plus tard, il ne fiente plus. Lorsque la maladie a duré deux ou trois jours, et qu'il survient un calme apparent, pendant lequel l'animal change de pied à chaque instant, et bat de la queue, les oreilles et les pieds étant froids, c'est preuve que l'inflammation a dégénéré en gangrène, et la mort ne tarde pas.

Aconitum est ici le principal remède ; on en administre une dose tous les dix ou quinze minutes, jusqu'à parfaite guérison, ou du moins jusqu'à ce qu'il survienne une amélioration notable. En général, l'animal est sauvé au bout d'une demi-heure. Si l'emploi continué d'*aconitum* n'avait pas enlevé tous les symptômes au bout de deux à trois heures, on donnerait *arsenicum*, qui convient surtout quand la maladie a été produite par des boissons froides prises par l'animal étant en sueur, ou par un écart de régime. *Rhus toxicodendron* et *arnica* ont aussi réussi dans d'autres cas. Fréquemment après la guérison, il reste de la constipation, ou une rétention d'urine : on combat la première par *nux vomica* et *opium*, la seconde par *cantharides*, et, dans les cas opiniâtres, par *hyoscyamus*.

ENTORSE.

L'entorse, ou mémarchure, luxation de l'articulation du boulet déterminée par un faux pas, se manifeste, suivant l'intensité de la lésion, par de la chaleur, de l'enflure et une claudication plus ou moins marquée, principalement sur un sol inégal.

Si le mal est récent encore, il cède bientôt à *arnica*, employé tant à l'intérieur qu'à l'extérieur. Quand la douleur est vive, on retire de très bons effets de *rhus toxicodendron* et de *ruta*, spécifique de la luxation du boulet. Lorsque le mal est déjà ancien, on intercale une fois *sulphur* entre les moyens indiqués.

ÉPARVIN.

L'éparvin consiste en une inflammation, suivie d'exsudation de masse osseuse, qui se développe au côté interne et supérieur du canon du membre postérieur, au-dessous de l'articulation, et qui gêne plus ou moins les mouvements, attendu que les surfaces contiguës des os sont rugueuses et enflammées, les cartilages articulaires transformés en os, etc., quoique cependant tous les chevaux atteints de l'éparvin ne boitent pas. Cette maladie est héréditaire, ou provient de trop grands efforts qu'on exige des jeunes chevaux : il est rare qu'elle se développe avant la troisième année, ou après la huitième. Un refroidissement ou une prédisposition maladive interne en est fréquemment aussi la cause. Le diagnostic est généralement facile. Pour décider si un cheval est atteint d'éparvin, il faut d'abord examiner si, au côté interne d'une des articulations tibio-tarsiennes, il existe une élévation inégale et pointue, qui ne soit pas sensible du côté opposé. Pour cela, on tient l'animal sur un terrain uni, parfaitement droit sur ses membres de derrière, et l'on se place un peu de côté, à quelques pas derrière lui : de là, on divise l'articulation suspecte et les parties sous-jacentes en deux moitiés égales, en regardant attentivement le côté interne, là où elle se continue avec le tibia; si l'on remarque en cet endroit une élévation contre nature, qui n'existe pas dans l'autre membre, il y a éparvin. Cette élévation est parfois, surtout dans le principe, tellement petite, qu'on ne parvient à la distinguer qu'en comparant exactement ensemble les points correspondants des jambes, vus par derrière ; mais avec le temps elle grossit et acquiert même quelquefois la grosseur d'un œuf de poule. Lorsqu'elle est dure au toucher, elle constitue l'éparvin osseux ou proprement dit ; si elle consiste en un gonflement mou, produit par un épanchement de sérosité à la région de l'articulation, on l'appelle *faux éparvin* ou *éparvin commençant*. On peut aussi considérer comme un signe assez certain de l'éparvin un mode particulier de claudication; qui n'a guère lieu qu'au trot, qu'on n'observe presque jamais au pas, et qui a cela de spécial qu'il diminue à mesure que le cheval fatigue, de sorte que souvent on ne le remarque plus quand celui-ci a été mis en sueur ; mais si on laisse l'animal reposer quelque temps, et qu'ensuite on le fasse trotter de nouveau, la claudication devient plus sensible. Par exception, le mouvement augmente la boiterie chez certains chevaux atteints d'éparvin, tandis que d'autres ne boitent pas quoiqu'ils aient des éparvins déjà très volumineux, et que d'autres encore boitent beaucoup bien qu'on n'aperçoive chez eux aucune trace de maladie. Au reste, la claudication due à l'éparvin augmente peu à peu par le fait de la fatigue et du travail, ce qu'on explique par les douleurs que ressent alors l'animal. On distingue :

1° *Éparvin de bœuf.* Tumeur ronde et molle, qui occupe tout le côté interne de l'articulation, et donne naissance à une trop forte distension des ligaments, amenant l'accumulation de la synovie, laquelle s'épaissit peu à peu, et finit par se convertir en un corps dur. Tant que cette tumeur conserve de la mollesse elle ne gêne pas la marche de l'animal ; mais dès qu'elle est devenue dure, elle prive l'articulation de sa mobilité et fait boiter le cheval.

2° *Eparvin osseux.* Il consiste en une tumeur osseuse héréditaire, qui se forme ordinairement au côté supérieur et interne de l'os du canon, mais qu'on rencontre parfois aussi au côté interne de l'articulation du jarret. Cette tumeur ne porte atteinte à la marche de cheval que quand elle choque un tendon ou un ligament, auquel cas elle cause de la douleur et un mode particulier de claudication. *Voy.* Courbe et Jarde.

3° *Éparvin sec.* On désigne sous ce nom une infirmité non pas tant de l'articulation du jarret que des muscles de la partie postérieure du membre, dont la forme n'a subi aucune altération. Quand le mal n'est pas porté à un haut degré, on ne s'aperçoit de son existence qu'au moment où le cheval commence à marcher ; car alors il lève la jambe très haut, puis la repose par une sorte de mouvement convulsif, ce qu'on appelle *harper* ou *trousser* ; mais, une fois qu'il est échauffé, on ne remarque plus que peu ou point de convulsions. Si le mal est très développé, l'animal harpe sans interruption, et il a pour toujours une marche très défectueuse. L'éparvin sec n'est que fort rarement accompagné de claudication, qui, lorsqu'elle existe, dépend toujours d'autres causes. Les vétérinaires allopathes le déclarent incurable.

L'homœopathie le guérit aisément au moyen de *silicea*, à laquelle on est parfois obligé, pour compléter la cure, d'associer tantôt *rhus toxicodendron*, tantôt *mercurius vivus*. On a tiré un parti avantageux de *sulphur* et de *rhus toxicodendron*. Lorsque l'éparvin a été déterminé par des coups ou des heurts, *arnica*, à l'intérieur et à l'extérieur, suffit pour le guérir, sans le secours de nul autre moyen, alors même qu'il est déjà passé à l'état chronique.

ÉPILEPSIE.

Cette maladie, qu'on ne rencontre que fort rarement chez le cheval, se manifeste de la manière suivante : l'animal commence à trembler, il se campe, chancelle, et, saisi de convulsions violentes, tombe tout à coup par terre ; là, insensible aux traitements les plus rudes, il se roule et se tortille, grince des dents, frotte sa mâchoire inférieure contre la supérieure, et pousse de fréquents gémissements, tandis que le cou devient raide et que la crinière se hérisse. Pendant l'accès, les muscles de l'œil agissent d'une manière irrégulière, ou sont en proie à des spasmes, de sorte que l'œil se distord, ou roule sans cesse. Le pouls continue de battre, mais la respiration est fréquemment troublée. La durée de chaque accès varie : elle peut être de plusieurs heures, ou tellement courte, qu'au bout de cinq à dix minutes l'animal, sortant comme d'un rêve, se redresse sur ses jambes, se remet à manger, et paraît jouir d'une parfaite santé, jusqu'à ce que l'accès reparaisse au bout de quelques semaines. Peu à peu les attaques se rapprochent, et finissent même par se reproduire tous les jours, de manière que l'animal en devient conme stupide, et n'est plus bon à rien.

Dans le cours d'un pareil accès, on fait prendre quelques doses d'*aconitum*, puis *stramonium*, et au retour *belladona*. *Hyoscyamus* convient surtout lorsqu'il y a en même temps de violents mouvements des cuisses. *Cocculus* et *calcarea carbonica* méritent aussi d'être pris en considération. Pour prévenir de nouveaux accès, on administre *camphora* plusieurs fois par semaine.

ÉPONGE.

Sous le nom d'*éponge*, on désigne une tumeur arrondie, mollasse et plus ou moins volumineuse, qui survient à la pointe du coude, par l'effet d'une chute, d'un coup, d'un heurt, ou aussi sous l'influence de causes internes. La tumeur est d'abord chaude et douloureuse; mais, peu à peu, elle se convertit en une élévation froide et indolente, qui ne gêne presque jamais le cheval, et nuit seulement à la beauté de ses formes.

Dans le traitement, il faut surtout avoir égard à l'ancienneté de la maladie et à la manière dont elle a été provoquée, soit par une cause interne, soit par une violence extérieure. L'éponge récente, celle surtout qui suceède à une lésion extérieure, guérit aisément par *arnica*, auquel on associe l'usage de la teinture étendue de ce médicament. Si la maladie est ancienne, on lui oppose *chamomilla*, et si la tumeur commence à s'indurer, *conium* et *ledum*. L'éponge très ancienne ou spontanée est, en général, plus difficile à guérir. Les principaux moyens alors sont *sulphur*, *antimonium crudum*, *petroleum* et *sepia*. Quand la tumeur est douloureuse et pruriteuse, ou qu'il s'y joint de la claudication, il convient d'employer, outre *iodium*, *rhus toxicodendron* et *pulsatilla*, alternés avec *conium*. *Silicea* est indiqué lorsque l'éponge suinte. On vante aussi *chamomilla*, du moins comme moyen intercurrent. Il y a des circonstances où l'on s'est bien trouvé de *bryonia*, quand la tumeur devient chaude et tendue pendant le traitement; de *calcarea carbonica*, lorsqu'elle ressemble à une loupe; de *baryta carbonica*, quand elle ressemble à un stéatome. Dans tous ces cas, il faut administrer *sulphur*, à titre de traitement consécutif.

EXANTHÈMES.

Dans les diverses maladies qui atteignent l'homme et les animaux, sous tant de formes variées, il doit y avoir, chacun l'avoue, une aptitude ou une prédisposition particulière à les contracter. Sans cette aptitude, ni les hommes ni les animaux ne tomberaient jamais malades, et les circonstances défavorables qui agissent sur eux du dehors, comme échauffement, refroidissement, etc., ne parviendraient ni à faire entrer l'organisme entier en relations de sympathie avec elles, ni à provoquer telle ou telle forme de maladie suivant les individus. Il doit donc y avoir quelque particularité intérieure, tout à fait étrangère à la cause excitatrice extérieure, qui détermine la forme et la direction de la maladie, et qui constitue le germe d'où procède cette dernière. Ce germe du plus grand nombre des maladies, chroniques surtout, a reçu de Hahnemann le nom de *psore*, parce que des milliers d'exemples lui ont prouvé que les onctions à l'aide desquelles on est dans l'usage d'attaquer la gale, sont la source de la grande majorité des dérangements de la santé. La *psore*, qui existe, à un plus ou moins haut degré, chez tous les hommes, quoique réduite souvent à l'état latent (c'est-à-dire sans symptômes appréciables), se développe, suivant les circonstances sous telle ou telle forme de maladie, et ressemble en quelque sorte à une racine poussant vers la peau les branches et les fleurs qu'on désigne sous le nom d'*exanthèmes*. De cette manière d'envisager les choses, il découle : 1° que l'éruption qui apparaît à la peau (pustules, vésicules, etc.) n'est pas la maladie elle-même, mais seulement un de ses produits, un de ses symptômes ; 2° qu'une méthode rationnelle de traitement doit être dirigée contre la racine qui végète à l'intérieur, et que, pour guérir l'exanthème, sans porter atteinte à la santé, il faut extirper cette racine. La vérité de cette doctrine est mise hors de doute par le succès avec lequel l'homœopathie, à l'aide des médicaments qu'elle nomme *antipsoriques*, parvient si souvent à guérir tant de maladies chroniques, contre lesquelles l'allopathie est impuissante, parce qu'elle n'en connaît pas le foyer proprement dit. Or la psore existe aussi chez les animaux.

Les maladies exanthématiques du cheval dépendent principalement de la psore existante chez l'animal ; elles ne tiennent pas à ce que l'animal se frotte contre des corps durs : ce n'est là qu'une cause occasionnelle, qui exige en outre une prédisposition spéciale.

On distingue deux formes principales d'exanthèmes : les uns sont secs et les autres humides.

Les premiers se montrent d'abord sous l'aspect d'une multitude de petits boutons rougeâtres, qui plus tard se desquament, de sorte que le lieu qu'ils occupaient paraît couvert d'une poussière farinacée. Ordinairement il s'y joint un prurit fatigant, qui parfois arrive à un tel degré de violence, que l'animal en devient presque furieux et ne jouit pas d'un moment de repos, soit tandis qu'il mange, soit durant la nuit.

Cet état réclame l'emploi journalier, pendant quelque temps, d'une dose de *sulphur*, qui est le principal moyen dans tous les exanthèmes, et qui n'exige que dans certains cas le concours d'autres médicaments antipsoriques.

Si l'éruption sèche affecte surtout la forme d'une desquamation de la peau, on administre d'abord quelques doses de *sulphur*, puis *sepia*. Quand il se produit des places dégarnies de poils, on donne *natrum*, *muriaticum* ou *lycopodium*, qu'on fait également précéder de quelques doses de *sulphur*.

Bryonia a été souvent utile contre un prurit fatigant survenu à la suite d'un refroidissement subit. *Agaricus muscarius* s'est montré efficace aussi contre de nombreux petits tubercules sous-cutanés accompagnés d'une légère inflammation des yeux.

Les exanthèmes humides donnent naissance à de petites vésicules, pustules, etc., qui s'élèvent sur la peau, souvent en quantité innombrable, serrées les unes contre les autres, et versent sur les téguments un liquide plus ou moins aqueux, que l'action de l'air dessèche et convertit en une croûte. Assez fréquemment, il se forme de petits ulcères, qui ont de la tendance à creuser, à s'enfoncer jusque dans les parties musculeuses situées au-dessous de la peau, détruisent les racines des poils, font tomber ceux-ci, et occasionnent un prurit insupportable. Le prurit augmente d'intensité le soir, la nuit surtout, et force l'animal à se frotter continuellement. Cette maladie paraît d'abord par places, principalement à la queue, sous la crinière et aux flancs, d'où elle s'étend peu à peu, de manière à couvrir souvent le corps entier : alors l'animal devient de plus en plus faible, et si on le soumet des à traitements mal calculés, il finit par périr de phthisie pulmonaire, d'hydropisie ou d'autres maladies chroniques. Ici, c'est également par quelques doses de *sulphur* qu'on doit toujours commencer : cependant la guérison dépend de la durée plus ou moins longue de la maladie, et de la constitution générale de l'animal. Après *sulphur*, *arsenicum* et *rhus toxidendron* sont les principaux moyens à employer contre les exanthèmes, ceux même de la nature la plus grave. *Staphysagria* a, dans bien des cas, guéri avec promptitude des tubercules qui causaient beaucoup de prurit.

EXCROISSANCES DU SABOT.

Sepia est spécifique. Dans la plupart des cas, une seule dose suffit pour procurer une guérison parfaite.

FAIM CANINE.

L'accroissement contre nature de l'appétit n'est pas très commun. On le reconnaît à ce que l'animal, quoique mangeant beaucoup, n'en va pas moins toujours en maigrissant. Il se rattache à quelque état morbide, dont on doit chercher à découvrir la cause.

Le moyen principal, celui qui ne manque presque jamais son effet, est *pulsatilla* ; après lui, vient *nux vomica*. Si la maladie tient à des vers, on emploie *china* et *silicea*.

FARCIN.

Le farcin dépend des mêmes causes que la morve, et se propage comme elle, par voie de contagion, de sorte qu'on peut voir en lui une forme particulière de maladie, qui, au lieu d'attaquer les parties internes (poumons, trachée-artère, membranes muqueuses, etc.), ainsi que fait la morve, se jette de préférence à la surface du corps, où elle détermine l'apparition de tubercules et d'ulcérations. Le farcin consiste effectivement en un grand nombre de boutons ronds, qui se développent sur différents points du corps, ordinairement d'abord à la face interne des cuisses, et qui tiennent ensemble, soit par une sorte de cordon, soit par une tumeur allongée. Ces boutons commencent par être petits, durs et indolents ; peu à peu, ils grossissent, s'enflamment, s'ouvrent, et alors forment de petits pertuis arrondis, d'où découle un pus ichoreux, et d'où sortent des lambeaux de chair brune. L'animal souffre beaucoup ; il perd l'appétit, et maigrit ; son poil se pique : la membrane muqueuse du nez est pâle et jaunâtre. Enfin, le cheval est pris de morve ou de fièvre putride, et il périt au bout de deux, trois, six mois, souvent aussi plus vite.

La guérison s'obtient par les mêmes moyens que celle de la morve. *Hippozœninum, arsenicum, sulphur, asa fœtida* et *vinca major* (dans le cas de toux), sont les moyens auxquels on doit avoir recours de préférence. *Dulcamara* a été trouvée spécifique par M. Leblanc, qui, par elle, a guéri un grand nombre de chevaux atteints du farcin.

FATIGUE.

Après de grandes fatigues, des courses forcées, etc., il survient souvent des accidents qui ne sont rien moins qu'insignifiants, et qui peuvent même mettre l'existence du cheval en danger. L'une des conséquences les plus ordinaires d'une excessive lassitude, est le défaut d'appétit. L'animal, quand on lui présente l'avoine, s'éloigne du râtelier, et tout au plus mange-t-il un peu de foin.

Nux vomica ne tarde pas à lui rendre l'appétit. On doit recourir au même moyen quand un cheval, accoutumé à des travaux légers, ne se couche point après qu'on a exigé de lui quelques efforts de plus, mais reste la tête base, et s'endort debout, sans songer à manger. Si l'animal a été poussé au delà du temps de ses repas, de manière que les accidents puissent être attribués à la faim canine, c'est le cas de recourir à *aconitum* et à *veratrum album*, et quand, à chaque mouvement, il fait entendre un gémissement plaintif, on se trouve très bien de lui administrer *rhus toxicodendron. Cannabis* est également un moyen capital après de grandes fatigues, et quand on a laissé passer le temps des repas. *Opium* convient lorsque, après avoir beaucoup fatigué, le cheval reste triste, la tête pendante, avec le pouls lent et faible, ou que la fatigue a causé un trouble quelconque dans la digestion. Si, au contraire, le pouls est vif et dur, et que l'animal se trouve dans un état de grande excitation, on lui fait prendre *aconitum. Arnica* est utile contre la paralysie des jambes, par suite d'une fatigue excessive ; *rhus toxicodendron*, contre leur enflure ; *arsenicum*, contre leur raideur.

FAUX ÉCART.

Cette maladie, qui peut avoir son siège dans différentes parties de l'épaule, se reconnaît aisément à la manière particulière dont le cheval boite, et qui tient à ce que les parties servant à consolider l'articulation scapulo-humérale ont été atteintes d'une lésion mécanique, ou sont frappées de rhumatisme. On pense que le mal occupe la région de l'épaule lorsqu'on ne découvre aucune trace de lésion, soit au sabot, soit à la cuisse, que l'animal boite sur un terrain mou, comme sur le pavé, qu'en se tenant debout, il ne s'appuie pas sur la jambe malade, qu'il la porte en avant ou de côté, qu'en marchant il baisse le membre, au lieu de le lever, de sorte qu'il ne peut franchir un léger obstacle sans butter, qu'il ne recule pas volontiers, et toujours en fauchant, enfin que la région scapulaire est chaude et tuméfiée. Dans le cas de rhumatisme, la claudication diminue lorsque le cheval s'échauffe par la marche ; mais l'exercice augmente le mal, quand il tient à d'autres causes, par exemple, au port d'une selle trop étroite, surtout si elle a été mise trop en avant, à des coups, à une chute, à des contusions, à un faux pas, etc.

Sous le rapport du traitement, il faut avoir égard à la cause occasionnelle. Si la maladie est survenue à la suite d'un coup, on administre *arnica*, qu'on emploie aussi à l'extérieur, en fomentations. Lorsqu'il y a de l'inflammation, on fait prendre auparavant une ou deux doses d'*aconitum. Symphytum* mérite aussi d'être recommandé, tant à l'intérieur qu'à l'extérieur, surtout lorsqu'il y a en même temps lésion du garrot. Si le mal provient d'un refroidissement, c'est le cas de recourir à *ferrum muriaticum* ou à *rhus toxicodendron*, précédés d'une ou deux doses d'*aconitum. Bryonia* mérite aussi d'être recommandé, de même que *causticum* et *zincum*, combinés avec *sulphur*, qui sont usités principalement lorsque la maladie est déjà ancienne, et qu'elle a revêtu un caractère chronique. Dans le faux écart rhumatismal, un exercice modéré aide à la guérison ; mais si la cause est tout autre, il faut tenir l'animal dans un repos absolu, jusqu'à ce qu'il soit parfaitement rétabli.

FIÈVRE FROIDE.

La fièvre froide s'annonce surtout par l'accablement, le défaut d'appétit, le tremblement de la peau, et parfois aussi des membres, le hérissement des poils, le froid des oreilles, la sécheresse de la langue et l'émission d'une petite quantité d'urine aqueuse. Elle présente, en outre, les symptômes ordinaires des états fébriles en général, un pouls dur et accéléré, un violent battement des flancs, la gêne de la respiration, etc. L'intervalle compris entre deux accès n'a rien de régulier ni de déterminé, comme dans la fièvre intermittente de l'homme, et la durée de chacun d'eux varie aussi beaucoup. Ordinairement les accès paraissent peu de temps après que l'animal a bu, et, en général, ils se manifestent par un froid notable, auquel succède de la chaleur : cependant, il n'est pas rare non plus de voir manquer l'un ou l'autre de ces symptômes.

Les principaux moyens à employer sont *arsenicum* et *bryonia*. Le premier convient surtout quand la maladie dépend, ou de ce que l'animal a bu froid quand il était échauffé, ou de ce qu'il a trop mangé, etc. Il est indiqué aussi lorsque les accès se renouvellent après que le cheval a bu. *Acidum nitri* doit être prescrit quand le frisson fébrile revient au moment où le cheval sort d'une écurie chaude pour passer au grand air. *Ipecacuanha* est recommandé dans les cas où l'on voit plusieurs chevaux être pris à la fois, et pour ainsi dire épizootiquement, d'un frisson fébrile après avoir mangé.

FIÈVRE INFLAMMATOIRE.

On désigne sous ce nom la fièvre plus ou moins vive qui accompagne presque toutes les inflammations.

Le spécifique est *aconitum*, et quand il échoue, *mer-*

curius vivus. *Arnica* est celui de la fièvre traumatique associée aux inflammations externes. A la vérité, la première ne cède pas toujours à *aconitum* seul : souvent elle exige encore un autre médicament en harmonie avec l'état inflammatoire qui a lieu dans chaque cas spécial ; par exemple, *belladonna* dans l'encéphalite, *spongia* dans l'angine, *bryonia* dans la péripneumonie et la pneumonie, *arsenicum* dans l'entérite, *cantharides* dans la cystite et la néphrite, etc.

FIÈVRE NERVEUSE.

Cette maladie ne se déclare que très rarement, peut-être même jamais, comme affection nerveuse dès le principe : elle procède, en général, d'une fièvre inflammatoire ou catarrhale, s'associe fréquemment à d'autres états fébriles, et dégénère parfois aussi en une véritable fièvre putride, de sorte que ce qui sera dit de cette dernière s'applique également à elle, en grande partie. Comme la fièvre putride, elle a pour caractères un grand abattement, une prostration totale des forces, de la propension aux convulsions, de fréquents grincements de dents et une insensibilité complète. Les mouvements fébriles ont ordinairement lieu le soir. Assez fréquemment, la maladie règne épizootiquement, et cause de grands ravages.

Le principal moyen à lui opposer est *bryonia*, à doses répétées deux fois par jour. *Rhus toxicodendron*, alterné avec *bryonia*, s'est montré très efficace dans le cas où il y avait toux brève et fréquente, avec tension dans la poitrine. *Nux vomica, aconitum* et *belladonna* ont également réussi. Quand cette maladie est épizootique et quand les malades ont une toux sèche, la respiration difficile, les membranes muqueuses enflammées, un écoulement séreux par le nez, de la tristesse, peu d'appétit, on leur fait prendre d'abord une dose d'*aconitum*, puis, ordinairement au bout de dix heures, *capsicum*. Quand la maladie a beaucoup diminué, au bout de deux jours, on donne, suivant les symptômes, *sulphur*, *spongia* et *dulcamara* : les malades sont guéris, en général, le sixième ou le septième jour. Quand il y a complication gastrique, langue chargée, gonflement du bas-ventre, constipation opiniâtre, crottins mal digérés, surtout refus complet des aliments, et beaucoup de soif, on commence par *nux vomica*, qu'on répéte souvent deux ou trois fois dans l'espace de deux jours, après quoi une dose d'*antimonium crudum* suffit d'ordinaire pour opérer la guérison. Chez certains malades, il y a une sorte de stupeur vertigineuse : insensibles aux impressions du dehors, ils restent la tête basse ou appuyée, sans faire attention quand on les appelle, comme endormis et privés de connaissance, et ce n'est qu'avec peine qu'on peut les tirer de leur assoupissement ou de la position incommode qu'ils ont prise ; chez ceux-là, on donne *belladonna*, souvent répété deux ou trois fois, et *stramonium*, si la somnolence ne cède pas. D'ordinaire, ils sont en convalescence au bout de six à dix jours. Les plus dangereusement atteints sont les chevaux qui ne restent jamais en repos, avec pouls petit et dur, mouvements violents des muscles abdominaux, narines très dilatées, écoulement abondant, jaunâtre, épais, par le nez, battements de cœur inégaux, et chaleur très variable de la peau. On leur administre d'abord une dose d'*aconitum*, puis *veratrum*, *cuprum*, et, dans quelques cas aussi, *camphora* ; chez eux, il importe surtout de rétablir les fonctions de la peau et des organes du bas-ventre. Les moyens suivants se sont également montrés utiles dans cette maladie : *acidum muriaticum*, dans le cas de grande faiblesse, avec gémissements et sécheresse de la bouche ; *arnica*, quand l'animal reste tranquille, sans connaissance, avec rétention d'urine ; *arsenicum*, dans la diarrhée aqueuse ; *china*, *argilla* et *sulphur*, quand les aliments sortent indigérés ; *hyoscyamus* et *belladonna*, dans le cas de grande agitation et de regard farouche ; *opium*, quand l'animal est étendu comme mort, avec pouls petit et intermittent, crottins durs, ou constipation absolue ; *stramonium*, dans le cas de convulsions parti elles ; *veratrum*, dans la diarrhée, et aussi dans la constipation, avec froid aux extrémités.

FIÈVRE PUTRIDE.

Cette maladie, qui doit son nom, non pas à un véritable état de putridité, mais à la prostration des forces vitales dans les parties organiques, est toujours la conséquence d'une psore très développée. Aussi, l'observe-t-on principalement chez les chevaux qui ont déjà perdu beaucoup de leur énergie, qui sont affaiblis par les fatigues, le défaut ou la mauvaise qualité des aliments, etc., surtout en temps de guerre. Le poil d'un animal qui est dans ce cas commence à se piquer, quelques frissons fébriles surviennent, le pouls est accéléré, petit, mou et facile à déprimer, les battements du cœur se font sentir avec force au côté gauche et même parfois aussi au côté droit de la poitrine. Le cheval est abattu et triste ; il tient la tête basse, et perd peu à peu tout appétit. L'œil est terne, la plupart du temps à demi fermé et chassieux, la bouche chaude et pleine de salive, les oreilles froides, la langue couverte d'un mucus jaunâtre. La respiration est courte, accélérée et gênée, l'haleine chaude et fétide; les matières fécales sont molles et fétides; souvent l'animal gratte des pieds de devant, mais il ne frappe jamais de ceux de derrière: il se couche fréquemment, et finit par ne plus se relever. Peu à peu il apparaît, en diverses régions du corps, aux cuisses principalement, des tumeurs qui renferment un ichor jaunâtre. Dans certains cas, la tête est considérablement enflée, la respiration difficile, ainsi que la déglutition, et il s'écoule de la bouche et du nez un mucus jaunâtre et fétide. La prostration devient de plus en plus prononcée, et la mort arrive presque toujours au moment où les jambes enflent. La maladie est contagieuse, et exige, par conséquent, qu'on isole l'animal qui en est atteint.

Au début de la fièvre putride, ou administre *ipecacuanha*, puis, au bout d'un ou deux jours, *arsenicum*. Lorsque la maladie est déjà bien développée, le principal moyen à mettre en usage est *natrum muriaticum*, qu'il convient aussi, en temps d'épidémic, de faire prendre une ou deux fois par semaine aux chevaux sains, à titre de préservatif. Si, malgré un commencement d'amélioration, il reste encore beaucoup de faiblesse, on a recours à *china*, de même qu'on emploie plus particulièrement *thuja* contre les tumeurs qui suppurent. *Sulphur*, continué pendant longtemps (une dose par jour), produit alors les meilleurs effets.

FIÈVRE TUBERCULEUSE.

Cette maladie se manifeste de la manière suivante : l'animal tombe malade tout à coup, et l'on voit apparaître sur son corps des tubercules plus ou moins volumineux, à bords nettement dessinés, qui ressemblent assez à l'exanthème ortié chez l'homme, et qui surviennent principalement à la partie antérieure du corps. Le cheval tremble de tout son corps, il est triste, il se tient éloigné de la mangeoire, ses yeux larmoient, sa bouche est chaude, la sécrétion salivaire est abondante, et il a peu d'appétit. Quand la maladie dure déjà depuis un certain laps de temps, les tubercules, s'ils ne disparaissent pas subitement, s'aplatissent, se dépriment, et souvent semblent alors faire place à des tumeurs œdémateuses, auxquelles se joint une enflure énorme des jambes. Cette maladie entraîne fréquemment du danger.

On lui a toujours opposé d'abord plusieurs doses successives d'*aconitum*, qui diminuent beaucoup le volume des tubercules, et font disparaître presque entièrement les symptômes inflammatoires : les animaux recouvrent l'appétit, et reprennent de la vivacité. Après *aconitum*, on a eu recours, la plupart du temps, à *rhus toxicodendron*, dont deux doses, administrées dans le cours de vingt-quatre heures, mettent presque toujours fin à la maladie. Lorsque cette dernière est déjà ancienne, et que les tubercules se sont aplatis, le meilleur de tous les moyens à mettre en usage est *arsenicum*, surtout lorsque les jambes sont atteintes en même temps d'un gonflement œdémateux. Dans un cas analogue, où la maladie avait été provoquée par un refroidissement, mais où les symptômes n'étaient pas bien prononcés, j'ai employé *dulcamara* avec succès.

FISTULE.

On appelle *fistules* les ulcères qui, au lieu de verser

sur-le-champ le pus au dehors, s'enfoncent plus ou moins dans les parties vivantes, et s'y creusent des clapiers, de manière qu'ils attaquent ainsi les muscles, les ligaments, et même les os.

On distingue surtout :

La *fistule dentaire*, qui siège à la racine cariée d'une dent, et qui aboutit presque toujours au bord inférieur de la mâchoire du bas, rarement à celle du haut ;

La *fistule salivaire*, qui prend naissance à l'endroit où le canal passe sur le bord de la mâchoire, et donne continuellement issue à une quantité considérable de salive claire et limpide ;

La *fistule veineuse*, assez commune après une saignée mal faite, et que par conséquent l'homœopathie ne connaît pas, puisque *aconitum* lui sert à remplir toutes les indications pour lesquelles l'ancienne école emploie les émissions sanguines ;

La *fistule à l'anus* (*Voy.* FISTULE A L'ANUS);

La *fistule scrotale*, conséquence de la castration, quand l'épididyme n'a point été complètement enlevé ;

Enfin la *fistule au garrot* (*Voy.* MAL DE GARROT).

Pulsatilla est spécifique contre toutes les espèces de fistules et d'ulcères fistuleux. *Belladona* l'est contre la fistule salivaire. *Silicea* mérite aussi d'être recommandé. Pour les cas où *pulsatilla* ne suffit pas, consultez ABCÈS et SUPPURATION.

FISTULE A L'ANUS.

Il ne faut pas confondre les fistules à l'anus avec les abcès du rectum, qui proviennent, la plupart du temps, d'une lésion interne, et qui d'ordinaire s'ouvrent dans l'intestin lui-même. Elles sont fort rares et ne s'observent qu'à la suite d'opérations chirurgicales, celle, par exemple, de la queue à l'anglaise, quand la première incision a été faite trop près de l'anus. On en distingue deux espèces, les complètes et les incomplètes. Les premières ont deux ouvertures, l'une dans le rectum, l'autre au dehors ; les secondes n'en ont qu'une seule, et se terminent par un cul-de-sac ayant son siège dans le tissu cellulaire qui entoure l'anus.

Pour le traitement, *voyez* FISTULE.

FISTULE AU NEZ.

Les ulcères fistuleux au nez, surtout à ses parties latérales, ne sont point rares. Ordinairement, cette maladie reconnaît pour cause une plaie qui a atteint jusqu'aux os.

Lorsqu'à la suite d'une plaie au nez (*Voy.* PLAIES DU NEZ), les os deviennent le siège d'une tumeur plus ou moins volumineuse, percée d'une petite ouverture par laquelle s'écoule de la sanie, le spécifique est *pulsatilla*, dont on administre plusieurs doses, à chacune desquelles on accorde six ou huit jours, pour épuiser son action.

FONGUS.

On désigne sous ce nom des indurations de la peau ou du tissu cellulaire qui surviennent surtout aux endroits exposés à une pression forte et soutenue de la part des harnais.

Arsenicum est un moyen éprouvé contre ces tumeurs. On recommande surtout *chamomilla* contre celles qui se développent au garrot. Ces excroissances doivent être arrosées extérieurement de teinture étendue d'*arnica*, et, quand elles commencent à prendre un mauvais caractère, d'*arsenicum* (deux gouttes pour une cuillerée d'eau). Quelquefois elles s'ouvrent : on doit alors les traiter comme les autres abcès. *Sepia* est utile contre les excroissances fongueuses si communes au pied.

FORGER.

Les chevaux qui sont un peu chargés de tête, d'encolure ou d'épaules, ou qui ont la croupe trop haute, eu égard au garrot, ou qui, avec un dos faible, ont la région lombaire trop allongée, attrapent souvent au trot, avec la pince des pieds de derrière, les éponges des fers des pieds antérieurs, ce qui les expose à se déferrer et à se donner des atteintes : on dit alors qu'ils *forgent*. C'est ordinairement la faute du cavalier qui, en forçant l'allure, abandonne la tête et le cou de sa monture, dont les membres antérieurs se lèvent alors un peu trop tard, et sont rencontrés par ceux de derrière avant d'avoir eu le temps de se porter en avant.

Pour remédier à ce défaut, lorsqu'il est passé en habitude, on doit soutenir la main quand l'animal trotte, surtout s'il s'agit d'un jeune cheval. En même temps, on a soin que la pince des fers de derrière soit plus mince que de coutume. Les atteintes que peut se donner un cheval qui forge, n'exigent que l'application extérieure de l'eau d'*arnica*.

FORME.

La forme est une tumeur osseuse qui siège à la couronne du pied, ordinairement d'un seul côté, et qui entraîne souvent la claudication. Quelquefois, deux pieds ou même tous les quatre en sont atteints à la fois. Les causes ordinaires sont un faux pas, une luxation, ou une grande distension des ligaments

articulaires : beaucoup de personnes la regardent cependant comme un vice héréditaire, qui se rattache
à des causes internes.

Le principal moyen à mettre en usage est *rhus toxicodendron*, qui ne manque jamais de faire cesser la
claudication dont elle s'accompagne. Si, après qu'on
l'a employé, il restait encore de la tuméfaction, on se
trouverait bien d'*arnica*, *calcarea*, *iodium*, *lycopodium*,
mercurius solubilis et *silicea*. *Phosphorus* aussi s'est
montré plusieurs fois efficace.

FOURBURE.

La fourbure, qui consiste en une inflammation des
tendons, des muscles, des ligaments articulaires,
même des extrémités des os et de la chair du pied,
attaque ordinairement les pieds de devant : rarement,
et seulement dans les cas les plus graves, ceux de
derrière en sont atteints aussi. On l'observe de préférence chez les chevaux auxquels ont été prodigués
des aliments difficiles à digérer et échauffants, surtout lorsqu'ils ne prennent point assez d'exercice.
Après cette cause viennent les fatigues excessives et
les refroidissements subits. Ordinairement la fourbure
est accompagnée de fièvre : les animaux sont tristes,
ils refusent de manger, ils sont raides dans leurs
mouvements, souvent ils ne peuvent lever les membres sans témoigner de vives douleurs, et ils traînent
péniblement les pieds, de manière qu'on peut à peine
les faire avancer, et qu'il est bien difficile encore
de les faire reculer. A l'écurie, ils rapprochent les
quatre pieds les uns des autres, et l'on a de la peine
à leur faire quitter cette attitude.

Le traitement varie en raison de la cause.

1° *Fourbure par refroidissement brusque. Aconitum*, quand il y a paralysie, avec symptômes inflammatoires ; *arsenicum*, lorsqu'il survient des frissons fébriles après que l'animal a bu froid ; *bryonia*, moyen capital dans tous les maux causés par le refroidissement, et spécifique dans les paralysies des jambes, pourvu qu'on l'emploie à temps ; *veratrum*, dans le refroidissement à la suite d'un exercice violent ; *staphysagria*, lorsque, indépendamment des autres symptômes, il y a tremblement du corps, et que les pieds se lèvent alternativement ; *conium*, dans la paralysie des genoux ; *rhus toxicodendron*, quand il y a de grandes douleurs dans les pieds ; *arsenicum*, lorsque la sole est douloureuse ; *aconitum* (alterné avec *nux vomica*), *petroleum* et *thuja*, quand le mal est déjà ancien.

2° *Fourbure par excès de fatigue. Aconitum*, si le cheval s'arrête tout court, fait de profondes inspirations, a l'haleine chaude et le pouls accéléré ; *opium*, quand il tient la tête basse, les jambes écartées, et que le pouls est faible ; *coffea cruda*, dans le même cas, si *opium* a échoué ; *rhus toxicodendron*, excellent moyen quand les pieds sont douloureux ; *arnica*, dans la raideur des jambes, avec inflammation de la chair des pieds ; *nux vomica*, quand le ventre est troussé, et que l'animal refuse de manger ; *china*, lorsque les pieds sont froids. Si l'on a tardé un peu, qu'il y ait déjà inflammation du pied, et par suite une fièvre violente, on administre sans délai quelques doses d'*aconitum*, auquel on fait succéder *rhus toxicodendron*, et l'on entoure les sabots de linges imbibés d'eau d'*arnica*.

3° *Fourbure par excès de nourriture. Aconitum* en est le remède. Si l'on remarque des signes d'inflammation, on prescrit de suite une dose d'*aconitum*, et au bout de quelques heures, on en vient à *arsenicum*. On peut encore employer *arnica*, dans le cas de raideur des membres et d'inflammation des pieds ; *nux vomica*, quand il y a paralysie, ventre troussé et refus de nourriture. Les symptômes permettent aussi quelquefois de recourir aux moyens indiqués dans les paragraphes précédents.

Dans la *fourbure chronique*, il faut, avant tout, prescrire quelques doses de *sulphur* ; les moyens indiqués par la cause provocatrice n'en agiront ensuite que mieux. Quand la maladie a été négligée, et qu'il est déjà survenu des désordres dans le pied, on ne peut guère plus compter sur une issue heureuse : cependant, même alors, on a souvent vu *arsenicum*, *arnica* et *petroleum* produire une amélioration notable.

Au reste, comme il n'est pas rare que des inflammations diverses éclatent par suite de la fourbure, *Voy.* INFLAMMATION, FIÈVRE INFLAMMATOIRE, etc.

FRACTURES.

Fracture de l'os des îles. — Quelquefois, par l'effet d'une chute ou d'un coup violent, une portion de l'os des îles est fracturée. Communément alors il se développe, à l'endroit même, une tumeur chaude et douloureuse : le cheval boite, surtout dans le principe, et quand on se place derrière lui, on voit la hanche malade moins haute que l'autre. Cet accident n'est jamais dangereux par lui-même.

On le fait disparaître, dans l'espace d'une quinzaine de jours, en employant à l'extérieur la forte teinture de *symphytum*, et en administrant aussi, de temps en temps, quelques gouttes à l'intérieur.

Fractures des côtes. — Elles guérissent souvent d'elles-mêmes : on les traite par *symphytum*. Lorsqu'elles sont compliquées d'esquilles saillantes à l'intérieur, elles sont sujettes à déterminer la suppuration du poumon.

De même que les autres les *fractures des os du nez* guérissent en peu de temps par *symphytum*. Il faut enlever avec soin les esquilles qui pourraient exister.

Fractures des os des jambes. — Elles ne sont point rares. On les reconnaît à l'impossibilité dans laquelle l'animal se trouve d'appuyer sur le membre lésé, qui, lorsqu'on l'examine avec attention, présente de la flexion sur un point où il n'existe pas d'articulation, et fait entendre une crépitation produite par le frottement des bouts de l'os. Un gonflement inflammatoire ne tarde pas non plus à s'emparer de la partie qui devient fort douloureuse au toucher. Les fractures des membres ont été regardées comme incurables chez les chevaux, à cause du poids du corps ; mais plusieurs faits m'ont prouvé qu'avec des précautions on parvient à les guérir. La première consiste, après avoir pratiqué une coaptation aussi exacte que possible des bouts, à entourer la fracture de larges bandes de toile, sur lesquelles on applique deux attelles en fer, creusées en forme de gouttière, de manière que celle qui occupe la face postérieure dépasse le sabot de quelques pouces et que le membre malade repose sur elle. Il faut ensuite passer sous le ventre une large sangle, ou mieux encore un sac vide, qu'on attache au plafond, de sorte que, pendant toute la durée du traitement, l'animal soit maintenu dans un état de demi-suspension. A l'intérieur, on fait prendre le premier jour deux doses d'*arnica*, puis, d'abord tous les jours, ensuite, au bout de quatre à cinq jours, tous les deux jours seulement, une dose de *symphytum*, et on humecte souvent le bandage avec de l'eau froide, à laquelle on a ajouté depuis un troisième jusqu'à un sixième de la teinture pure de ce médicament. Au bout de huit jours, il faut enlever le bandage pour voir si les fragments de l'os sont bien affrontés, après quoi on le réapplique, et on le laisse en place jusqu'à la guérison complète. Jusque-là, on continue l'emploi de *symphytum*, tant à l'intérieur qu'à l'extérieur.

FRAYEMENT AUX ARS.

C'est une excoriation de la peau comprise entre les jambes de devant et la poitrine, qui dégénère volontiers en exanthème, surtout lorsque, la cause occasionnelle continuant toujours d'agir, il existe en même temps une prédisposition maladive interne. En pareil cas, il se produit, à l'endroit lésé, des croûtes cachant un liquide onctueux et fétide, qui ronge sans cesse autour de lui, de manière à produire de nouvelles plaies, de nouvelles excoriations. La malpropreté est une des principales circonstances qui concourent au développement de cette affection, qu'on remarque de préférence chez les chevaux à poitrine étroite.

Le traitement est fort simple. On lave les plaies avec soin, on les tient constamment propres, et on les imbibe plusieurs fois par jour d'eau d'*arnica*. Si le mal est ancien, et qu'on puisse supposer que la psore a déjà pris un certain degré de développement, il est bon d'administrer quelques doses de *sulphur*. Quand l'affection a été tout à fait négligée, et qu'elle se présente sous un aspect très fâcheux, *Voy.* SUPPURATION : *sulphur* doit toujours alors commencer et terminer le traitement.

GALE.

La gale du cheval, maladie tout à fait semblable à celle de l'homme, consiste en une éruption qui se développe sur le dos, les lombes, le cou, la croupe, les épaules, les cuisses, etc. Elle dépend toujours d'une affection interne (psore), et elle se propage avec une facilité extrême par voie de contagion. L'éruption qui se manifeste à la peau ne constitue point la maladie elle-même : c'en est seulement le produit. Aussi tout traitement purement local est-il inconvenant et doit-il être rejeté. Quand la psore, qui a ses racines dans l'intérieur de l'organisme, s'est étendue jusqu'aux téguments extérieurs, elle y fait naître une multitude de petits boutons très pruriteux, qui obligent l'animal à se frotter sans cesse, et d'où suinte aussi un liquide qui, bientôt desséché à l'air, forme une croûte. Celle-ci se résout en écailles furfuracées, de sorte que la région galeuse est couverte d'une poussière sale, et que les poils, collés ensemble, se hérissent. En outre, il se produit assez souvent de petits ulcères, qui gagnent en profondeur, détruisent les racines des poils, et occasionnent des démangeaisons insupportables. C'est là ce qu'on appelle la *gale humide*.

Elle cède toujours à *sulphur, tinctura sulphuris, scabiesinum equorum*, et aussi à *rhus toxicodendron* ; s'il n'existe que des boutons pruriteux et des croûtes, ils sont promptement guéris par *staphysagria*, remplacé bientôt par *sulphur*.

Indépendamment de cette gale humide, il en existe encore une autre, dite *sèche*, consistant en de petits boutons qui se desquament, de sorte que les régions de la peau qui en sont atteintes paraissent comme couvertes d'une poussière farinacée. Le prurit est souvent assez fort pour ôter l'appétit au cheval, et ne pas lui laisser un moment de repos la nuit.

Ici, *sulphur* et *sepia* sont absolument spécifiques. On recommande *anthracinum* contre la gale associée à la morve. Les moyens suivants ont également été conseillés : *arsenicum*, dans le cas d'ulcères à bords durs et renversés; *carbo vegetabilis*, dans la gale opiniâtre, surtout quand elle est accompagnée de toux; *clematis*, lorsque l'exanthème forme plusieurs groupes distincts; *dulcamara*, encore la région malade se couvre d'une desquamation furfuracée, et que les poils tombent à l'encolure, au front; *jacea*, dans le cas le plus sérieux; *staphysagria*, associé à *sepia* et *sulphur*, lorsque l'éruption siège à la queue, *tinctura acris*, quand les croûtes ont la forme de boutons pointus; *thuja*, dans la gale compliquée d'eaux aux jambes; *vinca*, dans la gale de la crinière ; *zincum*, dans celle de la croupe.

GASTRITE.

La gastrite, assez rare chez le cheval, est une maladie dangereuse en raison de la facilité avec laquelle elle passe à la gangrène. L'animal qui s'en trouve atteint est fort agité : il se jette à terre, se relève de suite, tourne sur lui-même, gratte et frappe des pieds de devant, regarde son ventre, et rote fréquemment. Comme dans toutes les maladies inflammatoires, le pouls est dur et accéléré, la respiration difficile, l'appétit nul. Le cheval fait souvent mine de bâiller ou de mordre : il a tout le corps brûlant, la bouche sèche et chaude; si on le néglige, la mort a lieu parfois au bout de quarante-huit heures, le plus souvent du troisième au cinquième jour. Les causes ordinaires sont un excès de nourriture, surtout de trèfle frais, et le refroidissement. La gastrite n'est pas rare non plus après l'ingestion de végétaux vénéneux, l'abus des purgatifs, etc.

Aconitum (une dose); puis *arsenicum*, et ensuite *carbo vegetabilis* sont les principaux remèdes. On emploie aussi *antimonium crudum*, *pulsatilla* et *ipecacuanha*, quand l'animal fait le mouvement de bâiller et de mordre; *stramonium*, lorsqu'il éprouve de l'agitation après avoir bu et mangé; *ipecacuanha*, et une heure après *arsenicum*, lorsqu'il a des éructations après avoir mangé.

GLOSSITE.

Cette maladie est rare chez les chevaux.

Les principaux moyens sont *aconitum* et *mercurius vivus*. On recommande, en outre, *acidum nitri*, quand la langue est sèche, *acidum sulphuricum*, dans les cas fort opiniâtres; *belladonna*, lorsqu'il y a gonflement, avec rougeur; *arsenicum*, si la tumeur est très douloureuse; *carbo animalis*, *conium lycopodium* et *silicea*, dans l'induration de la langue.

GONFLEMENT DU FOURREAU.

L'inflammation et la tuméfaction du fourreau se terminent assez souvent par induration.

Elles reconnaissent pour principaux remèdes *rhus toxiodendron* et *sulphur*. *Belladonna* a suffi aussi dans la plupart des cas. *Camphora* s'est montré utile dans des circonstances où la maladie s'était déclaré subitement, avec difficulté d'uriner. On s'est également

6.

bien trouvé de *bryona* dans le cas de gonflement inflammatoire chaud ; de *conium*, dans celui d'enflure simultanée du scrotum ; et de *rhus toxicodendron*, lorsque la tuméfaction était accompagnée d'envies fréquentes d'uriner.

GONFLEMENT DU MAMELON.

S'il y a tuméfaction inflammatoire, une dose d'*aconitum*, suivie de *mercurius vivus* ou de *bryona*, ne manque jamais de dissiper cet accident.

GONFLEMENT DES OS.

Les maladies des os, en particulier leur tuméfaction, qui sont plus communes, chez le cheval que chez d'autres animaux domestiques, dépendent, pour la plupart, d'un mal interne, profond, et sont beaucoup plus dangereuses que celles de la peau et des parties charnues, attendu qu'elles entraînent ordinairement la carie dont on a tant de peine à obtenir la guérison.

Les principaux moyens à mettre en usage contre elles sont *mercurius vivus, acidum phosphoricum angustura* et *silicea*, mais avant tout *sulphur* (à doses multiples), puis *carbo animalis*, et, dans les cas opiniâtres, *ammonium carbonicum*. Les tumeurs osseuses qui proviennent de lésions extérieures sont combattues par *arnica*, ou mieux par *symphytum*, et dans certains cas aussi par *conium*. Si la maladie est ancienne, *sulphur*, à titre de traitement consécutif, rend toujours les plus grands services. S'il se produit un gonflement pâteux au-dessus de la partie malade, quatre doses d'*hepar sulphuris* suffisent pour déterminer l'ouverture de l'abcès dans l'espace de vingt-quatre heures.

GONFLEMENT DES YEUX.

La procidence, ou plutôt la saillie des yeux hors des orbites, et une suite ou une compagne ordinaire de l'ophthalmie.

Stramonium m'a été utile dans un cas où il y avait une sorte d'enflure périodique des paupières ; j'avais fait prendre auparavant une dose ce *sulphur*. *Ignatia* et *chamomilla* sont recommandées contre la tuméfaction des paupières, la première contre celle de la paupière supérieure, la seconde contre celle de l'inférieure. *Sepia* et *sulphur* se sont également montrés efficaces dans un grand nombre de cas. S'il y a en même temps larmoiement, on emploie avec succès *psoricum*.

GOURME.

La gourme est une maladie qui attaque souvent le cheval, à tous les âges, principalement au printemps et à l'automne ; on l'observe souvent à la suite d'un échauffement ou d'un refroidissement, sous l'influence du mauvais temps, ou par le passage soit du vert au sec, soit du sec au vert.

Les symptômes précurseurs sont : perte de la gaieté, faiblesse notable et qui fait que l'animal sue au moindre effort, diminution de l'appétit, rougeur de la pituitaire, larmoiement et toux sèche fréquente. Ensuite, la maladie promptement dite commence.

Gourme bénigne. — Ordinairement il n'y a qu'une légère fièvre ; il coule des narines un liquide albumineux, clair et limpide, qui s'épaissit au bout de quelques jours, et prend l'aspect d'un épais mucus, semblable à de la crème : les glandes de l'auge devient le siège d'une tuméfaction chaude et fort douloureuse au toucher : la tumeur remplit assez souvent tout le creux des ganaches, de manière qu'elle gêne plus ou moins la respiration et la déglutition. Dans ce cas, on dit dit que la gourme est *bénigne*.

En général, elle guérit en huit ou quinze jours, avec ou sans le concours de l'art ; l'appétit revient, ainsi que la gaieté ; l'écoulement nasal cesse peu à peu, et la tumeur se résout ou passe à la suppuration. Quelques doses de *dulcamara* diminuent beaucoup la durée de cette gourme bénigne.

Gourme aiguë. — Souvent, la gourme se montre avec un caractère inflammatoire plus prononcé. Le pouls est dur et plein ; la respiration accélérée, difficile et accompagnée d'un grand battement de flancs ; la toux violente ; la tuméfaction des glandes de l'auge est considérable et douloureuse, les yeux larmoient, et font saillie hors des orbites ; les paupières sont gonflées ; la bouche est chaude et pleine d'une bave visqueuse ; le nez est sec, et sa membrane muqueuse enflammée ; l'appétit manque ; la soif est vive ; les crottins sont petits et rares, et l'urine, la plupart du temps, supprimée.

Ici on prescrit, avant tout, deux doses d'*aconitum*, puis tous les jours une dose de *dulcamara*. S'il y a en même temps salivation, on administre *mercurius vivus*, et si l'écoulement nasal persiste encore, on fait prendre une dose d'*arsenicum*. Dans des cas où les moyens d'ailleurs les mieux indiqués ne produisaient aucun effet, on a trouvé *opium* (à doses un peu élevées) fort approprié. Si, en même temps que le gonflement des glandes de l'auge, il y a aussi enflure de la tête, on administre avec succès une dose de *belladonna*, ou quand le gonflement est œdémateux, une dose d'*arsenicum*. Si, au bout de huit jours, l'enflure n'a pas diminué, on prescrit quelque doses d'*hepar sulphuris* (une toutes les deux heures), qui la ramollissent ; après quoi elle disparaît d'elle-même, ou du moins on peut aisément ouvrir la tumeur. Il est bon de tenir celle-ci chaudement pendant quelque temps, en la couvrant d'une peau de mouton. Il serait nuisible de faire boire l'eau froide à l'animal. Très souvent aussi il s'agit d'une gourme dite *larvée*, dans laquelle il n'y a point d'écoulement par le nez, mais seulement une respiration courte, accélérée et un peu ronflante : c'est le cas d'administrer quelques doses de *belladonna*, et ensuite *arsenicum*.

Lorsque la gourme dure depuis longtemps, qu'on l'a négligée, que le cheval a été exposé au froid ou mal soigné, les glandes de l'auge forment une masse sphérique, dure, indolente ; l'écoulement nasal prend une mauvaise couleur, il acquiert une odeur fétide, il devient visqueux et floconneux, il forme des croûtes épaisses au bord des naseaux ; la membrane pituitaire est pâle, livide, couverte de petits ulcères ; la maladie prend alors le nom de *gourme maligne*, de même qu'on l'appelle *fausse gourme*, ou *gourme répercutée*, quand il y a gonflement du ventre, enflure des jambes, etc. La gourme maligne ne s'observe guère que chez les chevaux très faibles, épuisés par une mauvaise nourriture ou des fatigues excessives, ceux surtout chez lesquels la psore a déjà pris un grand degré de développement. C'est une maladie opiniâtre, voisine de la morve qu'on a souvent de la peine à distinguer, et qui aboutit même assez fréquemment à la morve proprement dite ou à la fièvre putride. Ici, les médicaments précités ne suffisent plus. *Hepar sulphuris* (une dose toutes les six heures) détermine presque toujours l'ouverture de la tumeur dure qui accompagne le maladie. *Belladonna* et *spiritus sulphuris* ont plus d'une fois aussi procuré ce résultat. Si ces moyens échouent, c'est le cas d'employer *baryta carbonica*, à doses répétées. *Puslsatilla* et *sulphur* rendent toujours de grands services contre l'écoulement nasal de mauvais caractère. *Sulphur*, à doses souvent répétées (deux ou trois par semaine) et *arsenicum* surtout sont les principaux médicaments à mettre en usage, lorsque la membrane muqueuse nasale est enflammée et ulcérée. La fièvre qui accompagne fréquemment la gourme ressemble encore à ce qu'on appelle la fièvre froide ; mais elle en diffère surtout par l'intensité moindre du froid, et par celle un peu plus grande de la chaleur qui survient ensuite. Le poil terne et piqué, le froid aux oreilles, le trouble de la vue et le caractère albumineux de la salive, sont les caractères principaux de cette fièvre légère. Quand elle accompagne le gonflement des glandes de l'auge, les substances indiquées contre la gourme proprement dite suffisent pour la faire disparaître : mais elle se montre aussi quelquefois sans symptômes bien prononcés de gourme : c'est alors le cas de recourir à quelques doses *d'aconitum* et à une dose de *dulcamara*, ou, s'il y a salivation, à *mercurius vivus*, qui en triomphent aisément. — Il n'est pas rare de rencontrer, par suite d'une gourme latente ou même seulement d'une gourme négligée, un gonflement des glandes salivaires, souvent même des parotides, qui, lorsqu'il n'est pas trop considérable, cède à *dulcamara*, parfois aussi à *aurum* ou à *argentum*. Lorsque la tuméfaction est plus forte, on emploie *hepar sulphuris* (trois doses par jour), ou *spiritus sulphuratus*, ou *belladonna*. *Baryta* s'est montrée utile dans certains cas opiniâtres. *Arsenicum* convient quand, après l'ouverture de la tumeur, il est resté des ulcères ronds, à bords durs et renversés.

GOUTTE SEREINE.

La goutte sereine, suite assez fréquente de l'oph-thalmie, attaque presque toujours les deux yeux à la fois. Elle consiste en une paralysie des nerfs optiques, et entraîne la cécité absolue. On a beaucoup plus de de peine à la reconnaître que la cataracte, parce qu'or-dinairement toutes les parties de l'œil demeurent claires et transparentes : cependant les pupilles sont très dilatées et circulaires, tandis que, dans l'état normal, elles sont médiocres et ont une forme allon-gée. Un autre moyen, plus sûr encore, consiste à tenir la paupière supérieure abaissée pendant quelques minutes, puis à l'ouvrir brusquement, l'animal étant placé au grand jour : si la pupille ne se resserre pas sur-le-champ par l'effet de la lumière, il n'est pas permis de douter d'une goutte sereine complète.

On ne connaît point de remède contre la maladie parvenue au plus haut degré ; mais lorsque l'animal voit encore un peu, on parvient à améliorer son état par les moyens suivants : *ammonium carbonicum* (durée d'action, huit jours), *causticum* (quinze jours), *bel-ladonna* (huit jours), *euphrasia* (six doses dont on fait prendre une tous les deux jours, ce qui détermine le larmoiement), *cannabis* et *sulphur*. Au début de la maladie, *pulsatilla*, *nux vomica*, *cannabis*, *conium* et *sulphur* sont d'excellents moyens.

HÉMATURIE.

L'émission de sang pur par les voies urinaires, c'est-à-dire d'une urine plus ou moins mêlée de sang, n'est point rare chez les chevaux ; et en général elle présente beaucoup moins de danger que chez les bêtes à corne. La plupart du temps elle n'a lieu que dans le cas de calcul rénal ou vésical, dans la cystite ou la néphrite portée au plus haut degré d'intensité, ou à la suite d'une contusion ou de quelque autre lésion extérieure. Les symptômes qui surviennent alors ressemblent plus ou moins à ceux des accès de colique : le cheval est triste, il rentre ses lombes, se couche, mais ne tarde pas à se relever, et rend de temps en temps une petite quantité d'urine teintée de sang.

Lorsqu'il y a inflammation, on emploie *aconitum* et les remèdes indiqués aux articles CYSTITE et NÉPHRITE. Cependant, si la maladie dépend d'une contusion ou d'un coup reçu à la région lombaire, *arnica* est le moyen sur lequel on doit le plus compter. Lorsqu'aucune de ces causes n'existe, on administre *ipecacuanha*.

HEMOPTYSIE.

Le cheval rend, non par la bouche, mais par le nez, une certaine quantité de sang vermeil et écumeux, dont la sortie est accompagnée de toux violente, de difficulté de respirer et d'un grand battement de flancs. La plupart du temps elle est fort dangereuse, car elle reconnaît toujours pour cause une lésion grave du poumon, chute, plaie ou autre.

Si elle survient à la suite d'une lésion externe, on fait prendre *arnica* à doses répétées, puis une dose de *china*. Si elle dépend d'une maladie des poumons, on suit la marche indiquée aux articles Pneumonie et Phthisie pulmonaire.

HÉMORRHAGIE.

Les hémorrhagies sont des écoulements de sang qui ont lieu par une partie quelconque du corps, à la suite de la lésion ou de la destruction d'un vaisseau.

Celles qui doivent leur naissance à des lésions externes, sont apaisées par des compresses imbibées d'eau d'*arnica* ou de *millefolium*. Lorsqu'un vaisseau considérable a été déchiré, il faut en faire la ligature. Pour prévenir le développement de la fièvre traumatique, on donne *arnica*, et *china* sert pour combattre la faiblesse qui résulte d'une perte abondante de sang.

HÉPATITE.

Peu commune chez les chevaux, l'inflammation du foie a beaucoup d'analogie avec celle de la poitrine, ce qui fait qu'on confond souvent ensemble les deux maladies. Dans l'hépatite, l'animal est frappé tout à coup d'un grand abattement, il ne mange pas, boit avec avidité, tient la tête basse, regarde souvent son flanc droit, qui paraît tendu, et témoigne une grande agitation, quand on touche cette partie de son corps. Il ne peut rester couché, et boite du pied droit de devant, dont souvent aussi il gratte la terre. Il est constipé; son urine est brune, son pouls dur et accéléré; la respiration et la déglutition s'exécutent avec peine. Souvent, surtout lorsque la maladie a déjà fait de grands progrès, on trouve l'œil, la bouche, les narines et la langue jaunes; le poil est terne et piqué; la gangrène survient rapidement.

On parvient à obtenir la guérison de l'hépatite aiguë,

dans l'espace de neuf à onze jours, tandis que l'hépatite chronique dure souvent des mois entiers et plus. Le traitement commence par quelques doses d'*aconitum*, auquel on fait succéder *nux vomica*, alterné avec *mercurius vivus*. Quand il y a des signes de jaunisse, on employe *chamomilla* et *mercurius solubilis*. S'il y a constipation, on donne *nux vomica* et *bryonia*.

HERNIES.

Le cheval est quelquefois atteint de hernies abdominales, tenant à ce que les efforts violents pour tirer un lourd fardeau, sauter un large fossé, etc., déterminent, à travers une fente des parois du bas-ventre la sortie d'une portion d'intestin ou d'épiploon, qui produit une tumeur sous-cutanée, molle et indolente. Cette tumeur grossit peu à peu quand on n'y fait pas attention, ou qu'on continue d'exiger de l'animal des efforts nouveaux. Lorsqu'enfin la masse des viscères qui ont pénétré à travers la petite ouverture devient assez considérable pour que celle-ci les serre beaucoup, la hernie prend le nom d'*étranglée*; le cheval souffre extrêmement, il éprouve une grande anxiété, il ne fiente plus, la tumeur s'enflamme, et presque toujours la gangrène amène la mort.

Pour guérir une hernie abdominale sans plaie extérieure, on fixe sur la tumeur un tampon très serré d'étoupe, maintenu par une sangle, et qu'on laisse quatre ou cinq jours, en visitant journellement la partie. On administre fréquemment *arnica* à l'intérieur, on laisse l'animal en repos, et l'on évite les aliments venteux. Si les portions herniées d'intestin sont considérables, il faut les réduire avant l'application du bandage, et, dans le cas où il y aurait déjà de l'inflammation, on donnerait *aconitum*, à plusieurs reprises. Si une portion des intestins et de l'épiploon s'est échappée par une grande plaie au bas-ventre, on les lave avec de l'eau tiède, et, après avoir dilaté la plaie (l'animal étant couché sur le côté opposé), on les fait rentrer en les comprimant alternativement avec les doigts des deux mains trempés dans l'huile : on coud ensuite les muscles et la peau, et l'on emploie *arnica*, tant à l'intérieur qu'à l'extérieur.

La castration est le moyen auquel on a recours pour guérir les hernies inguinales et scrotales chez les poulains et les étalons, après avoir réduit l'intestin.

On observe souvent, chez les poulains, des hernies ombilicales, qui cèdent à l'administration interne et externe d'*acidum sulphuricum*. Lorsque ces hernies surviennent chez le cheval adulte, on le couche sur le dos, le train de derrière un peu élevé, on fait rentrer les viscères, et après avoir saisi la peau au-dessus de l'endroit rupturé, on la lie le plus près possible du corps avec un fil de cordonnier : les bords se collent peu à peu ensemble, et la portion de la peau qui dépasse la ligature, finit par tomber d'elle-même.

HYDROTHORAX.

L'hydropisie de poitrine se développe de la même manière que l'ascite, ordinairement à la suite d'une inflammation de poitrine qui a été mal traitée. Le liquide qui s'amasse dans la cavité thoracique est souvent en quantité considérable. Le cheval devient triste, et s'affaiblit peu à peu, de manière que la rigueur seule peut le contraindre au travail, pendant la durée duquel il tient la tête pendante, et fait entendre de fréquentes plaintes. La respiration est difficile, mais non accélérée : à chaque inspiration, on entend un gémissement. Les jambes de devant s'écartent beaucoup l'une de l'autre, afin que les épaules ne serrent point la poitrine. Les membranes muqueuses de la bouche et du nez sont pâles. La langue est blanche, l'urine claire et limpide, les déjections sont molles. L'appétit se perd de plus en plus, les extrémités sont froides, le poil devient piqué, et diverses parties du corps sont prises d'œdématie. Si les poumons sont en même temps affectés, comme il arrive souvent, l'animal reste debout, l'haleine répand une mauvaise odeur, et dans beaucoup de cas, il coule du nez un ichor de couleur foncée et fétide. Les jambes sont glacées jusqu'aux genoux, et les oreilles aussi. Le moindre mouvement occasionne de grandes douleurs.

China et *arsenicum*, alternés ensemble, sont les principaux moyens à mettre en usage, quand le mal n'a pas déjà fait trop de progrès, et surtout qu'il n'a point détruit une partie trop grande des poumons. *Lycopodium* aussi est utile, particulièrement lorsqu'il y a un œdème considérable. Si la maladie a été précédée d'une inflammation de poitrine, outre *arsenicum*, *nitrum* et *pulsatilla* rendent aussi de bons services.

INCONTINENCE D'URINE.

Pulsatilla est le principal moyen contre cette maladie, à laquelle on peut peut opposer aussi *rhus toxicodendron* et *china*. Si l'urine s'échappe continuellement, goutte à goutte, on emploie *arnica*, *petroleum*, *pulsatilla* et *spigelia*. *Ferrum muriaticum* convient, lorsqu'il y a en même temps excoriation des organes urinaires.

INDIGESTION.

Des écarts grossiers de régime et le refroidissement sont très fréquemment cause de cette affection, qui souvent rend les chevaux fourbus, ou leur occasionne le vertige. Les indigestions sont surtout communes chez les animaux voraces, qu'on fait travailler aussitôt après leurs repas. Quand l'estomac seul est affecté, on remarque l'éructation, la gêne de la respiration et l'aversion pour les aliments.

C'est le cas d'administrer *antimonium crudum* et *coffea cruda*. *Ipecacuanha*, auquel on fait succéder *arsènicum*, au bout d'une heure environ, convient lorsque l'éructation est fréquente.

Quand l'indigestion est portée à un plus haut degré, l'animal se montre fort agité, il baisse la tête, s'éloigne le plus possible de la mangeoire, frappe des pieds de devant, et ruisselle de sueur ; les déjections alvines sont sèches, et mêlées de grains d'avoine indigérés. Cet état diffère de la colique en ce que l'animal ne cherche point à se coucher.

Les principaux moyens à mettre en usage sont : *ipecacuanha*, qui convient dans presque toutes les maladies du bas-ventre ; *nux vomica*, lorsqu'il y a défaut d'appétit, constipation, et crottins petits ou coiffés ; *arsenicum*, dans le cas de diarrhée aqueuse, sans douleurs ; *pulsatilla*, si les déjections sont liquides et fétides ; *antimonium crudum*, dans le cas de crottins volumineux, avec aversion pour le fourrage ; *chamomilla*, quand il y a diarrhée, avec gonflement du ventre ; *rheum*, si l'animal rend souvent des matières molles, sans douleurs ; *dulcamara* et *nux vomica*, si l'indigestion a été la suite d'un refroidissement, et

que les crottins soient durs et secs; *bryonia*, quand
un écart de régime ou un refroidissement fait naître
soit la constipation, soit la diarrhée, avec aversion
pour les aliments. — Il n'est pas rare qu'au temps de
la mue, les chevaux délicats éprouvent un état de
faiblesse qui s'étend jusqu'aux organes digestifs, et
les empêche de bien manger ; une couple de doses
de *china*, puis une dose de *nux vomica* dissipent ce
symptôme.

INFLAMMATION.

Aconitum est le principal moyen contre toute espèce
d'inflammation.

INFLAMMATION DE L'ARRIÈRE-GORGE.

L'animal refuse de manger, à cause des vives douleurs que la mastication lui cause.

Mercurius vivus est spécifique. Du moins, m'a-t-il
réussi dans tous les cas. Il y a des circonstances où
sulphur est indiqué comme traitement consécutif.

INFLAMMATION DU BAS-VENTRE.

Les fourrages altérés ou mêlés de substances nuisibles donnent parfois lieu à une inflammation de
tous les viscères abdominaux de la digestion. L'animal
est fort agité, boit beaucoup, refuse le fourrage,
baisse la tête sur la mangeoire, se tient presque immobile, ne se couche point, et vacille en marchant :
les téguments du ventre sont tendus et les flancs
troussés. Le cheval meurt lorsqu'on ne lui porte pas
secours à temps, et presque toujours de la gangrène.

Une dose d'*aconitum*, toutes les quinze à vingt minutes, suffit d'ordinaire pour triompher de la maladie.

Si, au bout de quatre ou cinq heures, elle n'était pas considérablement diminuée, on la ferait disparaître par une dose d'*arsenicum*. *Carbo vegetabilis* et *rhus toxicodendron* ont été utiles aussi en plusieurs cas.

INFLAMMATION DU COU.

L'inflammation du cou est externe ou interne.

Inflammation externe. — Elle dépend d'un coup, d'un heurt, etc.

Elle cède bien, dans la plupart des cas, à *arnica* : cependant, il est toujours avantageux de commencer par une ou deux doses d'*aconitum*, attendu que souvent la maladie est accompagnée d'une inflammation interne. Les tumeurs inflammatoires considérables au cou cèdent à *bryonia*. S'il n'y a plus moyen d'en obtenir la résolution, quatre doses d'*hepar sulphuris*, dans l'espace de vingt-quatre heures, les amènent à suppuration.

Inflammation interne. — Elle ressemble beaucoup à l'angine, sous le rapport de ses symptômes : cependant elle n'est point identique avec elle. Une rougeur intense des membranes muqueuses, de la chaleur dans la bouche, une soif vive, et, quand la maladie est très développée, l'impossibilité d'avaler, en sont les principaux symptômes.

On la combat, toujours avec succès, par *aconitum*, et lorsqu'il y a déjà difficulté d'avaler, par *belladonna*, à laquelle on adjoint *spongia*, si elle ne suffit pas, ou s'il y a en même temps gonflement. Souvent on observe, comme dans l'angine, une abondance de salive gluante et écumeuse, que la difficulté d'avaler force de s'amasser dans la bouche, par les coins de laquelle elle s'échappe : *mercurius vivus* est spécifique ici.

INFLAMMATION DES JAMBES.

On emploie d'abord *aconitum*, puis *rhus toxicoden-dron*, dont on administre quelques doses. S'il y a en même temps un gonflement tel que la peau se montre rouge et luisante à travers les poils, on a recours à *pulsatilla*. Si la tumeur est chaude et tendue, on emploie *bryonia*. *Belladonna* est spécifique contre l'inflammation érysipélateuse des jambes.

INFLAMMATION DU NEZ.

La tuméfaction et l'inflammation du nez sont communes chez les chevaux.

Quand elles reconnaissent un coup pour cause, *ar-nica* en est le remède. On peut aussi employer avec avantage *bryona*, si la tumeur est chaude, tendue et survenue à la suite d'un refroidissement; *belladonna*, si elle est crépitante au toucher, et *aurum*, quand la tuméfaction et l'inflammation portent sur la membrane muqueuse. *Bryonia carbonica* guérit les tumeurs dures qui semblent implantées sur le cartilage, et *ledum* les tubercules qui surviennent sur le nez. Dans tous les cas, *sulphur* est excellent, à titre de traitement consécutif. A l'inflammation interne et externe, on oppose *aconitum* : l'inflammation externe peut aussi réclamer *belladonna*, *cantharides* et *hepar sulphuris*.

INFLAMMATION DU PALAIS.

Cette maladie est assez souvent compliquée d'une inflammation du pharynx, en sorte que le cheval ne peut ni manger ni boire.

Elle a pour spécifique *mercurius vivus*, surtout lorsqu'il s'y joint une salivation plus ou moins abondante.

Belladonna et *aurum* se sont aussi montrés fort utiles contre elle.

INFLAMMATION DE POITRINE.

On désigne sous ce nom l'inflammation de toutes les parties qui circonscrivent la poitrine et qui y sont renfermées, principalement les poumons, le cœur, le péricarde, les plèvres, et parfois même la trachée-artère. L'inflammation de poitrine est une des maladies les plus aiguës et les plus dangereuses qu'on rencontre chez le cheval. Non seulement elle entraîne la mort quand on la traite mal, mais encore elle laisse souvent à sa suite la pousse, la phthisie pulmonaire, l'hydropisie, etc. Ses principales causes sont un refroidissement (eau froide bue pendant que l'animal avait chaud), etc.

Après de courts prodromes, elle se manifeste, avec une fièvre intense, par un cortège de symptômes dont je signalerai les principaux. Le cheval s'éloigne autant que possible de la mangeoire : tout au plus mange-t-il un peu de foin ou de paille. Le pouls est dur et vite (90 à 100 pulsations par minute, au lieu de 70) ; la respiration accélérée et forte, l'inspiration surtout pénible, et l'air expiré très chaud. Malgré une soif vive, l'animal ne peut boire que fort peu, et en s'interrompant souvent, parce que l'action de humer l'eau lui est difficile et lui cause de la douleur. La bouche est sèche et chaude, l'œil brillant et rouge, l'urine claire et rouge : les matières alvines sont sèches et rares. Les membranes muqueuses de la bouche et du nez ont une teinte de rouge vif. Quelquefois il y a une toux brève et douloureuse, à laquelle l'animal se prépare souvent, mais qu'il réprime presque toujours, en raison de la douleur dont elle est accompagnée. Le cheval est triste, il baisse la tête, il laisse pendre ses oreilles, il ne se couche point, ou se relève sur-le-champ. Il pousse des gémissements lorsqu'on lui relève la tête et le cou, ou qu'on le force à se retourner, à reculer. Quand il marche, les jambes de devant sont raides : ce n'est qu'en se plaignant beaucoup qu'il fait de très petits pas : il se défend lorsqu'on saisit les pieds antérieurs pour les porter en avant ou en arrière.

Quand la maladie est développée, il faut administrer sans délai *aconitum*, qu'on répète tôus les quarts d'heure ou toutes les demi-heures, jusqu'à ce que la respiration soit moins chaude, le pouls moins vif et l'animal plus tranquille. Ce moyen suffit souvent à lui seul, pour abattre la maladie. Cependant, si des doses réitérées d'*aconitum* n'amènent pas une prompte amélioration, surtout si la respiration reste encore difficile et un peu douloureuse, on donne, au bout de trois ou quatre heures, *bryonia*, qui, d'ordinaire, achève le traitement. Dans un seul cas, je me suis vu forcé de recourir à *canabis*. Très souvent on parvient à prévenir le développement complet de l'inflammation de poitrine, en faisant attention aux symptômes précurseurs de cette maladie, qui consistent en un peu de frisson, suivi de chaleur, grande soif, défaut d'appétit et abattement extrême. Une seule dose d'*arsenicum* suffit alors presque toujours ; mais, au besoin, on peut la répéter, après avoir fait prendre une fois *aconitum*. Si le cheval chez lequel surviennent ces symptômes a déjà été atteint, auparavant, d'une inflammation de poitrine, qui peut-être n'a pas été bien guérie, à *arsenicum* on fait succéder une dose de *nitrum*, qui trouve aussi son emploi lorsqu'on peut présumer qu'il s'est déjà développé des tubercules, cause principale de la pousse. Quand, après une inflammation de poitrine négligée, il s'est déclaré une suppuration aiguë des poumons, on emploie *pulsatilla*, et l'on suit la marche tracée ailleurs (*Voyez* PHTHISIE PULMONAIRE). Une dose d'*opium* doit être administrée lorsque le cheval se tient à demi endormi, les jambes écartées, la respiration stertoreuse et les yeux fermés. Du reste, il ne faut pas trop se tourmenter de cette maladie : l'homœopathie y est d'un secours certain et prompt ; on l'a vu souvent rétablir en une demi-heure à deux heures des chevaux que le vétérinaire allopathe déclarait perdus.

INFLAMMATION DU SCROTUM.

Cette maladie, qui se montre souvent à la suite de la castration, est prévenue par quelques doses d'*arnica*, administrées pendant les premiers jours après l'opération. Si la tuméfaction apparaissait, on aurait recours à *sulphur*, et, dans le cas d'insuccès, à *clematis erecta*.

INFLAMMATION DES TESTICULES.

Les efforts de tirage sont fréquemment suivis d'une tuméfaction considérable des testicules. Ici on emploie *conium*. Si la maladie reconnaît pour cause une contusion, des frottements, etc., on administre *arnica,* qui doit aussi être appliqué à l'extérieur.

JARDE.

La jarde consiste en une élévation plus ou moins considérable au-dessous de l'articulation du jarret, à son bord postérieur. On l'aperçoit surtout très bien en se plaçant de côté. C'est d'abord une tumeur chaude et douloureuse, qui fait boiter beaucoup le cheval : avec le temps, elle devient dure et insensible, et l'animal ne boite plus que quand on le fatigue.

Tant qu'il y a de la chaleur et de la douleur, on emploie extérieurement l'eau d'*arnica*, ou mieux encore, la forte teinture de cette substance, et à l'intérieur *rhus toxicodendron*. *Conium* et *sepia* sont les moyens à mettre en usage dès que la tumeur est indurée et devenue adhérente.

JAUNISSE.

Cette maladie, peu commune chez les chevaux, se reconnaît à la teinte jaune de la conjonctive, de la face interne des lèvres et de l'intérieur de la bouche. Ordinairement elle est accompagnée d'une grande faiblesse, l'appétit manque tout à fait, l'urine a une couleur foncée, les crottins sont petits et durs.

Les principaux moyens à employer sont *china*, *nux vomica*, *mercurius vivus*, *sulphur* et *lycopodium*.

LAMPAS.

Le lampas est une tuméfaction du palais, derrière les deux incisives, qui survient assez fréquemment chez les jeunes chevaux.

Il cède promptement et facilement à *mercurius vivus*. D'autres recommandent de l'attaquer par *aconitum*, *natrum muriaticum* et *sulphur*. On a aussi conseillé *lacerta*.

LANGUE. *Voy*. BOUCHE.

LARMOIEMENT.

Cette maladie devient souvent désagréable au plus haut point. *Ledum* et *pulsatilla* sont les moyens qui ont produit les meilleurs effets. Dans un cas où l'âcreté des larmes avait déterminé la chute des poils, on a fait prendre avec succès quelques doses d'*acidum phosphoricum*, avec *sulphur*, comme traitement consécutif. *Nux vomica* ne s'est pas montrée moins utile quand le larmoiement était accompagné d'une grande sensibilité à la lumière, d'un peu de rougeur à la conjonctive, et d'un amas de pus dans le coin de l'œil. *Cantharis*, *causticum* et *euphrasia*, médicament si précieux dans les maux d'yeux, ne doivent pas être négligés ; mais les précédents suffiront dans la plupart des cas. *Psoricum* convient surtout lorsqu'il y a tuméfaction des paupières. *Agaricus muscarius* a réussi, dans un cas où d'autres moyens n'avaient rien produit.

Le larmoiement est souvent un symptôme accessoire d'une maladie générale de l'œil, notamment de *l'ophthalmie*. Voy. ce mot.

LIPPITUDE.

Ledum et *aurum* sont les principaux moyens qu'on recommande. On s'est bien trouvé aussi de *mercurius vivus*, ou, quand il ne produisait pas le résultat désiré, et surtout qu'il y avait agglutination des paupières, de *staphysagria*. *Conium* a également été employé avec succès dans ce dernier cas, principalement lorsqu'en même temps l'œil semblait couvert d'une gaze blanche. S'il existe de l'inflammation, on donne *euphrasia*, et s'il y a larmoiement, on a recours à *agaricus muscarius* et à *psoricum*. *Hepar sulphuris*, *causticum*, *lycopodium*, *silicea* sont recommandés contre la lippitude chronique. *Sepia* a été utile dans une circonstance où cette maladie régnait épizootiquement.

LOUPES.

Les tumeurs, ordinairement indolentes, qu'on désigne sous ce nom, surviennent en diverses parties du corps, et varient beaucoup de volume. On les appelle aussi *tumeurs enkystées*, parce qu'elles sont contenues dans une enveloppe spéciale.

Quelques doses d'*arsenicum* (une tous les trois ou quatre jours, les ramollissent, surtout quand elles sont survenues à la suite d'une contusion ; puis on les amène à suppuration par quelques doses de *mercurius vivus* ; *silicea* termine le traitement. Aux loupes dépourvues de poils, on oppose principalement *calcarea carbonica*, et, quand ce moyen ne suffit pas, on recommande *graphites*, à doses répétées.

LUXATION.

Les principaux moyens contre les luxations et les entorses, sont *arnica*, intérieurement et extérieurement et *rhus toxicodendron*.

LUXATION DE LA ROTULE.

La rotule se déplace parfois sous l'influence d'un coup, d'un faux pas, d'une glissade, d'un violent effort, d'un saut brusque, etc. Le cheval tient alors sa jambe raide et étendue, il ne peut s'appuyer dessus, et quand on l'oblige à marcher, il la traîne. La réduction est facile à opérer, et parfois elle s'accomplit d'elle-même pour peu que l'animal fasse de mouvement. Cependant les ligaments sont, en général, affaiblis à tel point, que la moindre cause suffit pour reproduire l'accident.

En conséquence, on traite pendant quelques jours

la partie malade avec la forte teinture d'*arnica* à l'extérieur, et, tant que le traitement dure, on laisse l'animal dans un repos absolu.

MAL DE GARROT.

Des frottements répétés ou une compression prolongée sur les points par lesquels le garrot se joint ou au col en avant ou au dos en arrière, donnent souvent lieu à une contusion des parties musculaires, dont le résultat est de faire naître une tumeur analogue aux furoncles. Si l'on ne remédie pas promptement à l'accident, si l'on ne change pas la forme ou la disposition de la selle, la tumeur ne tarde pas à suppurer, et comme le garrot se ressent de tous les mouvements imprimés au cou, au dos et à la jambe, le mal gagne en profondeur, attaquant les ligaments, les cartilages, même les apophyses épineuses des vertèbres.

Si l'accident est encore récent, il guérit, sans peine, par la seule précaution d'humecter fréquemment la partie avec de l'eau d'*arnica*, dont on peut faire aussi des fomentations, qui sont également d'un grand secours quand la pression a déterminé l'induration de la peau, et lui a fait prendre l'aspect du cuir brûlé. On administre à l'intérieur *pulsatilla*, et quand la tumeur est peu chaude au toucher, ou qu'elle est déjà ancienne, *conium*. Lorsque les secours n'ont point été donnés à temps, et surtout que la cause continue d'agir, le mal fait de rapides progrès ; le pus, au lieu de s'épancher au dehors, s'infiltre de plus en plus profondément, et donne lieu à des désordres considérables. Si ce pus est de mauvaise qualité et fétide, on emploie *mercurius* et *asa fœtida* ; quand les bords de l'ulcère sont durs, renversés, qu'il y a douleur et inflammation et que le pus exhale une mauvaise odeur, *arsenicum* est le moyen à mettre en usage. *Silicea* se montre spécifique toutes les fois que le pus est épais, et *pulsatilla* lorsqu'il existe des trajets fistuleux, des clapiers. S'il y a carie des vertèbres, *voy*. CARIE.

MAL DE ROGNON.

Comme toutes les lésions causées par une pression prolongée, le mal de rognon cède en très peu de temps à un traitement externe par l'eau d'*arnica*, surtout lorsque, pendant la durée de ce traitement, on cesse de soumettre l'animal à l'usage de la selle. Mais, même dans les cas où le mal est ancien, il suffit souvent de peu de jours pour l'amener à guérison. *Pulsatilla* est un moyen excellent contre les contusions du rachis et du garrot, *bryonia*, lorsqu'il y a tuméfaction chaude et tendue sur les côtés. Quand les tumeurs développées sur l'os ne sont point chaudes au toucher, ou qu'elles sont passées à l'état chronique, *conium* réussit presque toujours.

MALADIE VÉNÉRIENNE.

La maladie vénérienne ne s'observe que chez les étalons et les juments, à la suite du coït, et elle est quelquefois la conséquence d'une infection. Chez l'étalon, elle se manifeste par l'enflure du fourreau, des ulcères à la verge et le gonflement des testicules et des glandes inguinales, symptômes auxquels se joignent, au bout de quelque temps, un écoulement nasal et la tuméfaction des glandes de l'auge, comme dans la morve. Chez la jument, on remarque de l'enflure et du prurit à la vulve et au vagin, puis la formation de petites vésicules, auxquelles succèdent des ulcères rongeurs. Les deux sexes ont une démarche raide, forcée, perdent leur gaieté, et maigrissent peu à peu : la mort a lieu par fièvre putride, ou, dans des cas rares, par apoplexie.

Mercurius vivus guérit facilement et promptement cette maladie. Si elle est très ancienne, on y joint l'usage d'*arsenicum* et de *thuja*.

MALANDRES.

C'est une éruption dartreuse au pli du coude ou à la face antérieure de l'articulation du canon, qui s'accompagne de suintement, de croûtes et de crevasses à la peau, et qui détermine un prurit fatigant, de la douleur, même parfois la claudication. Cette maladie est quelquefois due à de longues marches sur des chemins mauvais et pleins de boue ; mais, la plupart du temps, elle dépend de causes internes.

Scabiesinum equorum et *thuja* en sont les spécifiques ; viennent ensuite *jacca* et *sassaparilla*. *Sulphur* termine le traitement. S'il reste de la claudication après la disparition de l'exanthème, on emploie *petroleum*.

MÉTÉORISME.

Le gonflement du ventre, qu'il ne faut pas confondre avec l'ascite, tient fréquemment à un refroidissement, mais souvent aussi elle constitue une maladie dépendante d'un état morbide général.

Je recommande *china*, comme pouvant satisfaire complètement aux indications : je l'ai vu agir comme un véritable spécifique. *Rhus toxicodendron* est aussi un moyen qui mérite d'être pris en considération.

MOLLETTES, VESSIGONS, CAPELET.

On appelle ainsi des tumeurs molles, arrondies, froides et la plupart du temps indolentes, qui surviennent dans les articulations ou les gaines tendineuses des jambes. Les *vessigons* sont situés sur les parties latérales du jarret, les *mollettes* au-dessus et au côté du boulet, le *capelet* à la pointe du jarret : on distingue les *vessigons* et les *mollettes* en *simples* ou *chevillés*, suivant qu'ils font saillie d'un seul côté ou des deux côtés à la fois. En général, ces affections n'entraînent aucune suite fâcheuse, surtout lorsqu'elles ne datent pas d'une époque très reculée; mais quand la tumeur s'endurcit, elle peut entraîner la claudication et mettre l'animal hors de service.

Dans les mollettes et les vessigons simples, *arnica* extérieurement, *rhus toxicodendron* à l'intérieur, sont les principaux moyens. On vante aussi *lycopodium* et *arsenicum*, et quand le mal est ancien *indigo*, *hepar* et *sepia*. Les moyens suivants sont recommandés, dans l'ordre où je les énumère, contre les mollettes et les vessigons chevillés : *arnica*, *belladonna*, *pulsatilla*, *thuja* et *ledum*. On guérit le capelet à l'aide de *rhus toxicodendron*, auquel on fait succéder *ledum* après un certain laps de temps.

MORFONDURE.

Cette maladie, qui succède à la suppression de la transpiration et à l'emploi de fourrage de mauvaise qualité, dépend souvent aussi de causes internes; elle n'est pas sans danger quand elle a atteint un certain degré; elle consiste en une fièvre catarrhale, semblable au coryza de l'homme, et qui diffère de la gourme, avec laquelle on la confond fréquemment, par sa durée moins longue, ainsi que par l'absence de quelques symptômes qui appartiennent exclusivement à cette dernière. Dans sa forme la plus simple, la morfondure rend le cheval lent et paresseux ; il s'ébroue souvent : de son nez coule un liquide aqueux, incolore, qui devient peu à peu plus épais, et finit par s'échapper en flocons.

Aconitum, *opium* et *sulphur* raccourcissent la durée de la maladie, qui, lorsqu'on l'abandonne à elle-même, parcourt une période de neuf à onze jours.

Quand elle a plus d'intensité, le cheval est brûlant par tout le corps et fort agité, sa respiration est très accélérée, il mange peu, une soif continuelle le tourmente, et l'écoulement nasal n'a point lieu. C'est le cas de recourir à *aconitum* et à *belladonna*, après quoi *rhus toxicodendron* a quelquefois rendu de bons services. Si la respiration est difficile, et qu'il y ait de fréquentes quintes de toux, *spongia*, *bryonia* et *chamomilla* sont indiquées. Lorsque le cerveau est affecté, et qu'on remarque des symptômes de stupeur, on administre *opium*, *digitalis* et *arnica*. La déglutition difficile, avec accès de suffocation, réclame *aconitum* et *chamomilla* : une dose de *belladonna* dissipe ordinairement alors les autres accidents. Ce traitement amène en général un écoulement muqueux fort abondant, qu'on entretient pendant quelque temps par *spongia* et *bryonia*.

MORVE.

Contagieuse au plus haut degré, et déclarée incurable, dans la plupart des cas, par les vétérinaires de l'ancienne école, la morve est une des maladies qu'on redoute le plus. Elle a pour caractère l'écoulement par le nez, et ordinairement par un seul naseau, d'un mucus purulent, grumeleux, qui adhère aux bords, et y forme d'épaisses croûtes d'un vert jaunâtre. Cet écoulement, parfois vert ou sanguinolent, a, comme l'haleine, une odeur très fétide. Presque toujours il est accompagné, dans l'auge, d'une tumeur dure, de la grosseur d'une noix ou d'un œuf de poule. L'œil du même côté laisse échapper un mucus visqueux, qui s'amasse en grandes masses dans le coin interne. La pituitaire est ou pâle ou d'un rouge foncé et bleuâtre, avec des points ou des stries rouges, et parsemée d'ulcérations, qui sécrètent un ichor sanguinolent, et saignent pour peu qu'on y touche. Ces ulcères, qu'on peut regarder comme le signe le plus certain de la morve, sont produits par de petites pustules, pleines de sérosité, qui crèvent, rongent les alentours, et forment tantôt plusieurs ulcérations distinctes, tantôt un seul ulcère étendu et souvent profond. Quoique cette maladie puisse épargner la vie de l'animal pendant plusieurs années, elle amène la destruction des os du nez, des tubercules et des ulcères dans les poumons, l'enflure des jambes, la fièvre hectique et finit toujours par la mort.

Le principal remède est *hippozœninum*, une ou deux doses par semaine. *Arsenicum* (une ou deux par jour) la guérit souvent aussi avec une promptitude merveilleuse, quand la maladie n'est pas trop avancée. *Sulphur, arsenicum* et *lycopodium* conviennent contre les tubercules cutanés qui précèdent souvent de plusieurs années l'apparition de la morve, dont on ne peut cependant pas les considérer comme un signe précurseur certain. Si, ce qui arrive fréquemment, il existe des boutons de farcin, *arsenicum* et *asa fœtida* alternée avec *arsenicum*, rendent de très bons services, surtout quand le pus est de mauvaise qualité.

NÉPHRITE.

Les chevaux sont assez fréquemment atteints de cette maladie, qui, si elle ne les fait pas périr sur-le-champ, s'accompagne au moins, la plupart du temps, de symptômes fort graves. Elle succède souvent à des violences extérieures, notamment à celles qui portent sur la région lombaire : mais, dans beaucoup de circonstances aussi, elle dépend d'une disposition maladive interne, et parfois de l'ingestion de plantes nuisibles. Les symptômes ordinaires sont une fièvre continue, le pouls vite et dur, la dépression du dos, la raideur de la démarche, l'indication de vives douleurs quand on appuie sur le dos et sur les reins, les efforts inutiles pour uriner, ou, tant que dure l'inflammation, l'émission d'une urine rare, claire, aqueuse, qui ensuite devient épaisse, souvent d'un rouge de sang et trouble.

Aconitum commence le traitement, surtout lorsqu'il y a beaucoup de fièvre : après quoi le principal remède est *nitrum*. *Nux vomica*, *cocculus* et *phosphorus* servent à titre de moyens intercurrents, lorsqu'il y a raideur des membres. On recommande encore contre la néphrite chronique *belladonna*, si la vue est trouble et le regard farouche ; *cannabis*, quand il y a beaucoup d'agitation, sans symptômes inflammatoires apparents ; *colocynthis*, quand l'animal frappe ou qu'il regarde souvent son flanc ; *hepar sulphuris*, lorsque la respiration est anxieuse pendant l'envie d'uriner ; *mercurius vivus*, si cette envie est accompagnée de sueur ; *plumbum*, dans le cas de constipation absolue ; enfin *thuja*, qui convient à l'ensemble des symptômes, mais qui est surtout indiquée lorsque les jambes enflent.

NERF-FÉRURE.

On appelle ainsi une tuméfaction chaude et douloureuse au moindre attouchement, du tendon fléchisseur du membre antérieur, depuis le pli du genou jusqu'au bas du canon, et qui reconnaît pour cause, tantôt une contusion, tantôt un violent effort. Le cheval boite beaucoup, surtout lorsqu'on le fatigue un peu.

Si le mal est récent, il suffit d'*arnica* à l'extérieur, et de *rhus toxicodendron* à l'intérieur, pour faire disparaître le gonflement inflammatoire et la douleur en peu de jours ; si l'on n'obtient pas ce résultat, on emploie *phosphorus*, ou aussi *silicea* et *sepia*. Le repos est une des principales conditions pour guérir. Si la maladie a été négligée, on la combat par les moyens suivants : *conium*, quand le tendon tuméfié est dur au toucher ; *mercurius solubilis*, lorsque la peau est comme brûlée ; *lycopodium*, toutes les fois que la tumeur se montre fort opiniâtre ; *belladonna* et *china*, quand on sent de petits tubercules dans cette tumeur ; *thuja*, dans les cas rares où la nerf-férure survient aux pieds de derrière. Après tous ces moyens, *sulphur* est celui qui rend le plus de services.

NYMPHOMANIE.

Cette affection se montre en général au commencement du printemps.

On lui oppose *pulsatilla*, *sabina*, *cocculus* et *cantha-*

rides : *cannabis*, *camphora* et *platina* conviennent dans le cas où la jument ne conçoit pas par trop d'ardeur.

OPHTHALMIE.

On distingue deux espèces d'inflammations de l'œil, l'aiguë et la périodique. Cette dernière porte le nom vulgaire de *mal de la lune*, parce qu'autrefois on s'imaginait qu'elle devait naissance à l'influence de la lune sur les yeux.

1° L'*ophthalmie aiguë*, comme toutes les maladies aiguës en général, est surtout occasionnée par les influences nuisibles auxquelles l'animal peut avoir été accidentellement exposé, comme échauffement suivi de refroidissement, impression d'une lumière trop vive, écurie mal aérée et pleine d'exhalaisons âcres, etc. Cependant il n'est pas rare non plus qu'elle accompagne un état maladif général, ou qu'elle soit la conséquence d'un mauvais mode d'alimentation. Lorsque l'inflammation n'est pas portée à un haut degré, l'œil fait éprouver une sensation de chaleur à la main qu'on applique dessus, la conjonctive est plus ou moins rouge, et l'organe est sensible à l'impression de la lumière, ce qui fait que l'animal tient les paupières fermées complètement ou en partie. Si l'on emploie la force pour les écarter, on trouve qu'elles sont tuméfiées, rouges à leur face interne, et que le globe oculaire nage dans les larmes. Quand l'inflammation est plus vive, l'œil se montre d'abord sec et brûlant; mais peu à peu un mucus purulent le couvre et colle ensemble les paupières ; enfin, il coule sans cesse des larmes chaudes et mêlées d'un mucus âcre : en même temps, la cornée transparente est généralement trouble et blanchâtre, et l'œil fait plus ou moins de saillie hors de l'orbite. La guérison est facile, et n'exige ordinairement que quelques jours.

On administre d'abord une dose *d'aconitum* toutes les deux ou trois heures. Une fois que l'inflammation a diminué d'une manière notable, ce qui arrive, en général, après le second jour, s'il reste encore du larmoiement, de l'aversion pour la lumière et un léger trouble de la vue, on donne *belladonna*. Enfin, si, après que ce dernier médicament a été employé pendant quelques jours de suite, à une seule dose par jour, la cornée n'a point encore recouvré sa transparence normale, *cannabis* et *euphrasia* enlèvent les derniers restes de la maladie. *Spigelia* convient toutes les fois que les paupières sont simultanément enflammées, et *conium* dans les cas où la cornée paraît comme couverte d'un voile. Si l'inflammation a été provoquée par une cause mécanique, coups, chocs, coups de fouet, etc., on commence aussi par quelques doses d'*aconitum*, puis on emploie à l'extérieur, comme collyre, la teinture d'*arnica*, étendue d'eau. Si, après l'emploi de ces moyens, il reste encore un léger trouble à l'endroit sur lequel le coup a porté immédiatement, on administre *conium*, et, quand ce moyen échoue, *cannabis* et *belladonna* alternativement, un jour l'un et un jour l'autre.

Dans l'ophthalmie causée par une cause mécanique, je prescris d'abord *aconitum*, comme ci-dessus, puis *arnica*, à la dose de 8 gouttes de la quinzième dynamisation; je fais usage aussi, comme collyre, de trente gouttes de teinture d'*arnica* dans un litre d'eau. Quelquefois il reste, à l'endroit sur lequel avait porté le coup, un léger trouble que je combats par *cannabis* et *belladonna*, alternativement, tous deux à la dose de 8 gouttes de la quinzième dynamisation.

2° L'*ophthalmie périodique* éclate ordinairement à la sortie des incisives mitoyennes, des molaires posté-rieures et des crochets, par conséquent, à l'âge de trois à cinq ans, et quand une fois la prédisposition existe, elle reparaît d'elle-même, sans nulle cause extérieure, à des périodes plus ou moins rapprochées. D'ordinaire, elle n'attaque qu'un seul œil; mais la tuméfaction des paupières, l'aversion pour la lumière et le larmoiement sont, en général, plus considérables que dans l'ophthalmie aiguë. C'est aussi un symptôme assez constant de l'ophthalmie périodique que, quand on écarte les paupières, on voie nager, au bas de la chambre antérieure, une matière jaune verdâtre, qui entre en mouvement chaque fois que l'animal remue la tête. L'œil paraît terne, et s'affaisse peu à peu, comme s'il devenait plus petit : la cornée est d'un blanc de lait, ou plombée, ou bleuâtre, et derrière la pupille largement ouverte, on aperçoit, quand le mal a déjà acquis un haut degré de développement, un corps blanchâtre, qui est le cristallin devenu opaque. C'est le commencement de la cataracte, ter-minaison ordinaire de la maladie quand celle-ci se déclare pour la première fois après la sixième ou septième année, et surtout quand elle a été traitée allopathiquement par les purgatifs, les dérivatifs, etc.

Le traitement homœopathique de l'ophthalmie pé-riodique est, en général, un peu plus long que celui de l'ophthalmie aiguë, mais il n'est pas moins sûr. *Euphrasia* est le principal remède, qui souvent pro-cure une guérison complète dans l'espace de huit à quinze jours. *Cannabis* et *pulsatilla* se sont montrés spécifiques contre la cataracte commençante. *Eu-*

phrasia (tant à l'intérieur qu'à l'extérieur) et *causticum* n'ont pas moins d'importance dans ce cas. Il est prudent, même après la guérison, d'administrer pendant quelque temps une dose de *sulphur* par semaine. *Hepar sulphuris* a été trouvé très efficace, chez les poulains, lorsqu'avec la tuméfaction inflammatoire, il y avait écoulement de mucosités. *Calcarea carbonica* et *lycopodium* sont également des moyens précieux.

Voy. YEUX (MALADIES DES).

OTITE.

L'intérieur de l'oreille est souvent pris d'une inflammation donnant lieu à un gonflement considérable, qui cause de grandes douleurs au cheval; aussi, celui-ci tient il sa tête penchée du côté malade, et il la secoue souvent.

Aconitum bryonia à l'intérieur, et *arnica* à l'extérieur sont les moyens auxquels on doit surtout recourir en pareil cas. *Hepar sulphuris* a été recommandé aussi. Lorsqu'il s'est formé un abcès, on a recours à *arsenicum*. — *Pulsatilla, lycopodium, sepia, petroleum* et *silicea* conviennent dans les abcès profonds du conduit auditif.

OZÈNE.

Mercurius vivus, aurum et *mezereum* rendent de très bons services. *Acidum phosphoricum* et *arsenicum* conviennent également dans les érosions de la membrane pituitaire; *squilla*, dans l'inflammation pustuleuse de cette membrane, *secale cornutum*, quand elle a une teinte bleuâtre.

PARALYSIE.

La paralysie, due au dérangement ou à l'abolition

de l'influence que les nerfs exercent sur les muscles, peut dépendre de lésions mécaniques, d'un grand refroidissement, ou de causes internes.

Les principaux moyens qu'elle réclame sont : *aconitum, arsenicum, arnica, belladonna, bryonia, cocculus calcarea carbonica, causticum, dulcamara, rhus toxicodendron, ruta* et *sulphur.*

PARALYSIE DE LA LANGUE.

Maladie fort rare, dans laquelle le cheval ne peut boire : la plupart du temps aussi il manque d'appétit, ou s'il prend le fourrage, il le laisse retomber.

Platina et *ipecacuanha* conviennent dans ce cas. On s'est également bien trouvé de *belladonna* et d'*aurum.*

PAROTIDITE.

On désigne sous ce nom l'inflammation de la grosse glande salivaire située entre l'oreille, le bord postérieur de la mâchoire et le col. La tumeur, assez étendue, est chaude, tendue et douloureuse à la pression : l'animal mange et boit avec peine, et même ne le peut pas du tout : il a une fièvre assez forte : il tient la tête allongée en ligne droite, et l'incline un peu du côté sain.

On recommande *aconitum, sulphur* et *lycopodium.* Si la tumeur, négligée, passe à la suppuration, il se produit souvent une fistule salivaire, qu'on guérit par *belladonna.*

PARTURITION DIFFICILE.

La plupart du temps, lorsque les juments pleines ne sont pas surchargées de travail, et qu'on les soigne bien, elles mettent bas sans de grands efforts et il est rare qu'elles aient besoin du secours de l'homme. Cependant il se présente parfois des cas dans lesquels les forces de la mère ne suffisent pas pour amener le petit au jour, et où l'on est obligé de recourir à des médicaments ou à la main, pour prévenir des accidents, dont l'une ou l'autre pourrait devenir victime. Un long temps s'écoule quelquefois avant que l'animal se couche, et il témoigne une vive agitation avant que les douleurs efficaces paraissent.

Chamomilla, *pulsatilla* et *cannabis* sont utiles alors. Si les douleurs sont accompagnées de mouvements convulsifs, on administre *secale cornutum*, et quand elles cessent tout à fait, ou donne *pulsatilla* et *opium*. Lorsque l'arrière-faix tarde à sortir, on fait prendre *sabina*, et, si elle ne suffit pas, *secale cornutum*. *Platina* et *sepia* (cette dernière d'abord seule, et, quand elle se montre insuffisante, alternée avec l'autre) doivent être employées lorsque la jument continue de faire des efforts après la sortie du placenta. Si le lait tarde à paraître, c'est le cas de recourir à *aconitum* et à *chamomilla*. *Arnica* convient lorsque l'animal a beaucoup souffert, et *nux vomica* quand il lui reste une sorte de paralysie des reins. L'inflammation de la matrice cède à *arnica* et à *sabina* employés alternativement, et les frissons fébriles qui surviennent après la délivrance sont dissipés par *aconitum* et *pulsatilla*. *Arnica* est utile contre l'inflammation et la tuméfaction de l'ombilic chez le poulain.

PÉRITONITE.

Cette espèce particulière d'inflammation du bas-ventre est quelquefois déterminée par un refroidissement, une sous-ventrière trop serrée, une chute, des coups reçus sur l'abdomen, etc.; mais bien plus souvent elle éclate sans qu'on puisse lui assigner de causes spéciales. Ses symptômes sont ceux de toutes les maladies inflammatoires; mais elle détermine un très haut degré d'anxiété. Dans le principe, l'animal se tient encore tranquille; mais, au bout d'un ou deux jours, la douleur l'oblige à se jeter par terre, puis à se relever sur-le-champ : il regarde sans cesse ses flancs, et cherche à se frotter le ventre avec les pieds de derrière. Le froid aux oreilles et aux cuisses, un pouls vite et dur, la rougeur de la face interne des paupières, et souvent aussi des sueurs abondantes, sont les principaux symptômes de cette maladie, qui peut amener la gangrène quand on n'arrête pas à temps l'inflammation.

On parvient à ce résultat par *aconitum* : suivant les circonstances, on en administre une dose tous les quarts d'heure, toutes les demi-heures, ou toutes les heures, jusqu'à ce que le pouls soit revenu à son rhythme normal, et que l'animal soit devenu sensiblement plus calme. Il est rare qu'on soit obligé de recourir à d'autres moyens, qui sont *bryonia*, *nux vomica*, *arsenicum* surtout, et, quand il y a en même temps pissement de sang, *cantharides* (une seule dose). Si l'animal est pris de suite d'une grande faiblesse, et qu'on voie ses forces baisser d'une manière notable, on administre aussitôt *arsenicum*.

PHTHIRIASE.

Les chevaux usés, malpropres, mal nourris, sont fréquemment fort tourmentés par la vermine, qui se multiplie prodigieusement sur leur corps, et ne contribue pas peu à les épuiser encore davantage, lorsqu'on ne prend pas le parti de la détruire.

8.

On y parvient aisément au moyen d'une pommade préparée avec une partie de graines de persil pilées et trois parties de graisse, qu'on étale sur le poil à l'aide d'un bouchon de paille. A l'intérieur, on donne *sabadilla*, *sulphur*, et, si l'animal est très faible, *china*.

PHTHISIE PULMONAIRE.

Cette redoutable maladie prend naissance particulièrement lorsque des tubercules pulmonaires, développés à la suite d'une inflammation de poitrine, passent à la suppuration. Quelquefois l'animal qui en est atteint tousse beaucoup, et rend du pus par les narines ; mais, plus souvent, la maladie se déclare d'une manière lente. On la reconnaît surtout à ce que le cheval, bien que conservant sa gaieté et mangeant bien, diminue plutôt qu'il ne profite, et perd de son embonpoint : il a la respiration courte, et éprouve une toux continuelle, tantôt sèche, tantôt grasse ; dans ce dernier cas, avec émission par les narines d'une grande quantité de mucus d'un mauvais aspect. Si on le fatigue beaucoup, qu'on le soigne mal, qu'on l'expose à de fréquents refroidissements, la difficulté de respirer, la toux et l'écoulement nasal augmentent d'une manière rapide : les mucosités font bientôt place à du pus de mauvaise odeur, l'animal faiblit, il est surtout incapable du moindre effort pendant l'après-midi ; les poils de la crinière tombent, de petits tubercules apparaissent au garrot, le poil est très lisse et brillant et la mort arrive ordinairement au milieu de la diarrhée.

Parmi les moyens recommandés, les principaux sont *china* (à doses multiples), *lycopodium* et surtout *stannum*, *calcarea carbonica* et *nitrum*. *Dulcamara* convient aussi, notamment lorsqu'il y a des symptômes de glandage.

PIED PLAT.

On désigne sous ce nom une défectuosité du pied qui consiste en ce que la sole est plate ; les talons sont bas, la fourchette grande et la muraille plate, de sorte que le cheval boite aisément, surtout lorsqu'on ne le ferre pas d'une manière convenable.

Sulphur, squilla, graphites, mercurius solubilis, antimonium crudum et *sepia*, à de grands intervalles, ont été recommandés. Il est probable que *sulphur* et *graphites* suffiraient seuls dans certains cas. Du reste, en parant le pied et en le ferrant on doit observer les précautions connues (1).

PIQURES D'ABEILLES ET DE GUÊPES.

La piqûre d'une abeille ou d'une guêpe est un accident insignifiant. Mais, quand une multitude de ces insectes se sont rués sur un cheval, la douleur et le gonflement inflammatoire peuvent aller jusqu'à causer la mort de l'animal.

Arnica, employé extérieurement, est un remède souverain : on se trouverait certainement fort bien aussi d'en faire prendre une ou deux doses à l'intérieur. L'emploi extérieur de la forte teinture d'*urtica urens* est spécifique en pareil cas.

PLAIES.

Toutes les lésions superficielles faites par des corps piquants ou contondants guérissent aisément par l'ap-

(1) Voyez Goyau, *Traité de maréchalerie*, 3e édition, Paris, 1890.

plication de l'eau d'*arnica* à l'extérieur, sans qu'il survienne ni inflammation ni suppuration. Si la plaie a une certaine profondeur, *arnica* donné à l'intérieur suffit dans la majorité des cas. On doit recourir à *symphytum* quand les os ont été atteints, à *conium* lorsqu'il y a eu contusion, à *rhus toxicodendron* quand la lésion est accompagnée de luxation ou de distension, mais toujours sans négliger l'usage d'*arnica* à l'extérieur. Une hémorrhagie abondante cède bientôt à des bourdonnets d'étoupe ou à des morceaux d'amadou, imbibés de *millefolium*, qu'on introduit dans la plaie. La faiblesse qui résulte d'une grande perte de sang cède à quelques doses de *china*, dont on administre une toutes les deux ou trois heures. La fièvre traumatique, dont s'accompagnent toujours les grandes plaies suivies d'une vive inflammation, réclame *arnica*, avec lequel on fait alterner *arsenicum* quand la fièvre a beaucoup d'intensité. Si la plaie suppure, et que le pus soit de bonne qualité, toute intervention de l'art est inutile; mais quand le pus a un caractère ichoreux et une mauvaise odeur, on met en usage *mercurius vivus* et *asa fœtida*; un pus épais et de mauvaise couleur exige *silicea*. Les chairs luxuriantes ne résistent point à *chamomilla*, *sepia* et *arsenicum*. *Acidum sulphuricum* est spécifique, lorsqu'à la suite d'une plaie la peau contracte adhérence avec les os.

PLAIES DE LA LANGUE.

Arnica montre ici des propriétés spécifiques. Lorsque l'inflammation s'est déjà établie, il faut recourir à *aconitum* et *mercurius vivus*.

PLAIES DU NEZ.

On emploie *arsenicum*, et, s'il y a lésion des os ou du périoste, *symphytum*, tant à l'intérieur qu'à l'extérieur.

PLAIES DES YEUX.

Aux lésions des yeux par des causes mécaniques, telles que chocs, coups de fouet, piqûres, etc., succède généralement une ophthalmie plus ou moins intense, qu'on doit combattre par quelques doses d'*aconitum* ; après quoi *arnica*, employé tant à l'intérieur qu'à l'extérieur, procure ordinairement la guérison en peu de temps. S'il reste un peu de trouble, on administre *conium*, ou, alternativement, *cannabis* et *belladona*. Dans un cas, *arnica* échoua contre une plaie faite par une aiguille qui avait pénétré profondément dans l'œil, mais *conium* amena une prompte guérison. Un poulain de trois ans ayant reçu un violent coup sur l'œil, deux doses de *conium* suffirent pour dissiper toute trace de la maladie en onze jours. Dans les contusions de la cornée qui affectent la forme d'un simple trait obscur sur cette membrane, *conium* (le principal remède) et *euphrasia* ont réussi nombre de fois ; mais, si la contusion est plus forte, et qu'il y ait du sang épanché dans l'humeur aqueuse, *arnica* est spécifique.

POUSSE.

La pousse, ou *asthme du cheval*, est la conséquence de quelque affection de la poitrine ou des poumons, qui dépend soit de vices organiques de l'appareil respiratoire, soit surtout de pneumonies mal traitées, à la suite desquelles il s'est produit des tubercules, des indurations, etc., dans le poumon. Un cheval poussif a, même pendant le repos, la respiration accélérée, et elle s'accompagne d'un mouvement visible des côtés et des flancs ; mais cet état devient beaucoup plus sensible lorsque l'animal a exécuté des mouvements, ne fût-ce que pendant quelques minutes. Au trot surtout, il montre une respiration accélérée et laborieuse ; ses flancs battent fortement, et ses naseaux jouent avec vivacité. Pour peu que le mouvement se prolonge, la respiration devient bruyante, sifflante, stertoreuse, l'animal perd haleine, il est menacé de suffocation, surtout s'il monte ou s'il tire un lourd fardeau, et ce n'est qu'après un long espace de temps que le calme se rétablit un peu. En même temps, il tousse et rejette par le nez de gros flocons d'un mucus visqueux. Il ne se couche pas volontiers, ne tourne jamais et s'interrompt souvent, quand il boit, pour reprendre haleine. En général, l'appétit ne lui manque pas : cependant, après avoir mangé beaucoup, du foin surtout, il se trouve ordinairement plus mal. La plupart du temps, il est maigre, et son poil est terne, piqué. La maladie augmente sous l'influence d'un temps sec et d'une nourriture abondante en foin et en avoine : le temps humide et le fourrage vert la diminuent.

On est plusieurs fois parvenu à la rendre moins sensible par trois doses de *bryonia*, et une de *squilla* ; après quoi une dose de *calcarea* l'a enlevée complètement. *Arsenicum*, et mieux encore *nitrum*, sont ici des moyens capitaux : le second convient surtout lorsqu'on observe des indices incontestables de tubercules pulmonaires. Dans un cas, il survint une pneumonie qui céda promptement à quelques doses d'*aconitum*, suivies d'une dose de *bryonia*. *Aconitum* et *bryonia* méritent donc d'être mis au nombre des moyens curatifs de la pousse. J'ai employé avec succès, dans un cas, *pulsatilla*, et dans un autre, *hyoscyamus*.

PRURIT A LA PEAU.

Sulphur, à doses répétées (une chaque jour), s'est montré utile contre ce symptôme d'une psore latente et d'un exanthème répercuté. Quelquefois il détermine une éruption, qu'on doit traiter par les moyens déjà indiqués (*voy.* EXANTHÈMES). *Scabiesinum equorum* sert à guérir les écorchures que les chevaux se font pour calmer le prurit à la peau.

PTÉRYGION.

Le ptérygion est une hypertrophie du tissu cellulaire qui unit la conjonctive avec le globe de l'œil. Il s'étend ordinairement depuis l'angle interne de l'œil jusque vers le milieu de la cornée transparente. Cette maladie se voit assez fréquemment, surtout parmi les chevaux de cavalerie, qui sont souvent exposés à recevoir des nuages de poussière poussés par le vent, ou à faire de longues marches par un soleil ardent. Cependant, il ne manque point non plus de cas dans lesquels elle survient sans qu'on puisse lui assigner de cause déterminée, ou par l'effet d'un mal chronique interne.

Conium est le principal remède. Ce ne sera pas non plus sans avantage qu'on emploiera *cannabis*, *euphrasia* et *causticum*. Quelques doses de sulphur conviennent aussi à titre de traitement consécutif. Les moyens qu'on a coutume d'employer contre le ptérygion ont souvent pour effet de le détruire : mais ordinairement ils ne font que l'altérer, de manière à rendre le traitement plus pernicieux que la maladie elle-même. Il serait possible qu'on parvînt à prévenir la maladie en lavant les yeux avec de l'eau froide, après de longues marches sur des chemins remplis de poussière, en supposant toutefois qu'on n'eût recours à ce moyen que quand les chevaux seraient un peu refroidis.

QUEUE A L'ANGLAISE.

L'opération de la queue à l'anglaise est quelquefois suivie d'accidents qui, lorsqu'on les néglige, peuvent entraîner des conséquences fâcheuses.

Il est donc toujours à propos d'administrer quelques doses d'*arnica*, pour dissiper la fièvre traumatique. Si le tétanos succède à l'opération, on suivra les préceptes tracés à l'article Tétanos. L'apparition de la gangrène est prévenue par l'emploi à temps d'*arnica*. Cependant, s'il y a déjà de l'inflammation, etc., *arnica* ne sert plus à rien, et il faut recourir à quelques doses d'*arsenicum*. Assez souvent, surtout lorsque la première incision a été pratiquée trop haut, il survient un ulcère fistuleux, pour le traitement duquel *voyez* Fistule.

RAGE.

La rage déterminée par la morsure d'un chien enragé est une des plus redoutables maladies qui puissent atteindre le cheval et autres animaux. Trop souvent toutes les précautions sont inutiles pour en prévenir les affreux effets, et ce n'est pas un des moindres mérites de l'homœopathie que d'avoir appris à la guérir infailliblement, chez l'homme comme chez les animaux. Le cheval qui a été mordu par un chien enragé, dont la dent n'a fait souvent même qu'effleurer à peine la peau, se montre d'abord triste, avec la tête basse et les yeux fermés, et ne témoigne pas le moindre appétit. Les oreilles, la bouche et les jambes sont froides, les poils se hérissent, et un léger frisson court de temps en temps sur la peau. Le second ou le troisième jour, il survient de violentes convulsions, un écoulement muqueux a lieu par la bouche, l'animal se roule par terre et se redresse sur-le-champ, la pupille est très dilatée, l'œil fixe, le regard furieux. Enfin, après beaucoup d'agitation, le cheval reste étendu par terre, battant sans cesse des jambes et de la tête jusqu'à sa mort, qui arrive le sixième ou le septième jour, au milieu d'affreuses convulsions.

Le traitement homœopathique est aussi simple que certain. On lave la plaie le plus tôt possible, et on la couvre ensuite de compresses imbibées d'eau, à laquelle on a ajouté quelques gouttes d'extrait de *belladonna*. On fait prendre intérieurement trois ou quatre gouttes de *belladonna*, et on répète cette dose tous les huit jours, pendant au moins six semaines, en continuant toujours le traitement extérieur, jusqu'à ce que toute trace de plaie ait disparu, ce qui arrive souvent dès le second ou le troisième jour. C. Hering (1) indique un moyen qui agit avec plus de promptitude encore, et non moins sûrement. C'est l'*hydrophobine*, dont on fait prendre une dose tous les jours, en continuant huit ou quinze jours. Lorsqu'un chien enragé s'est glissé au milieu d'une troupe de chevaux ou de poulains, dont il a mordu plusieurs, sans qu'on sache au juste lesquels, on soumet la troupe entière au traitement qui vient d'être indiqué.

(1) C. Hering, *Médecine homœopathique domestique.* Trad. nouv. par L. Simon fils, Paris, 1891.

REFROIDISSEMENT.

Les accidents causés par un refroidissement qui succède à l'échauffement sont très variés, et quelques-uns même ont reçu des noms particuliers. Un refroidissement est ou général ou local, et presque toujours accompagné d'une fièvre plus ou moins forte.

Aconitum convient donc en pareil cas : après quoi, *dulcamara* est le remède sur lequel on doit le plus compter. *Nux vomica*, *bryonia*, et surtout *rhus toxicodendron* se sont également montrés efficaces.

REGARD FURIEUX.

Le regard furieux est un symptôme qui apparaît dans diverses maladies, et qui mérite attention, toutes les fois qu'il est porté à un haut degré.

Belladonna, *opium*, *stramonium* et *arsenicum* conviennent, à titre de moyens intercurrents, qu'on associe à ceux que réclame l'état général du malade.

RÉTENTION D'URINE.

Il faut distinguer la rétention d'urine dans laquelle la sécrétion fournie par les reins ne peut être amenée au dehors, de la suppression d'urine, qui consiste en une grande diminution ou même une suspension totale de cette sécrétion. La suppression d'urine dépend fréquemment d'une inflammation des reins, ou d'une lésion de ces organes déterminée par des doses énormes de diurétiques. On la reconnaît aisément à la fièvre qui l'accompagne, à la posture de l'animal, qui se tient les jambes écartées, et aux fréquents efforts qu'il fait pour uriner, quoique l'exploration de la vessie par le rectum prouve qu'elle est vide. Dans la rétention d'urine, au contraire, cette même exploration annonce que la vessie est pleine, et même souvent qu'elle est distendue à un point énorme. L'animal se campe aussi très souvent, mais ne rend pas d'urine, ou n'en expulse que des gouttes, et éprouve des douleurs qui lui arrachent de fréquents gémissements. Quand la maladie ne cède pas dans l'espace de quarante-huit heures, le cheval meurt infailliblement d'une rupture de la vessie.

Une dose d'*aconitum*, suivie de *cantharides*, fait généralement cesser la suppression d'urine dans l'espace de quelques jours. Si l'animal ne pissait pas ensuite, *hyoscyamus* serait indiqué. *Lycopodium* est aussi un moyen important. Dans la rétention d'urine, on commence par une dose d'*aconitum* : puis, au bout de quinze à vingt minutes, on administre *cantharides*, et quand elles ne font rien, au bout d'une heure, *hyoscyamus*. *Cannabis* et *petroselinum* ont été conseillés aussi dans cette maladie. *Arnica, capsicum, colchicum, nux vomica* et *pulsatilla* se sont également montrés utiles plusieurs fois. Cependant les trois premiers médicaments suffisent dans la grande majorité des cas, sinon même dans tous.

RHUMATISME.

Les douleurs rhumatismales dans les membres s'annoncent principalement par des attaques de paralysie qui ont lieu sur un point ou sur un autre, et qui tantôt surviennent pendant le repos et cèdent au mouvement, tantôt éclatent tout à coup pendant le mouvement et disparaissent dans l'état de repos.

Acidum nitri, nux vomica et *sulphur* sont les moyens à mettre en usage. Assez souvent le rhumatisme est accompagné de frissons fébriles, auxquels succède une chaleur générale et prolongée ; le cheval est faible et triste, il ne se meut qu'avec peine, et il tient ses pieds ramassés sous son ventre : ordinairement alors les sabots sont chauds et douloureux à la pression. Quelques doses d'*aconitum*, suivies de l'un ou l'autre des moyens indiqués à l'article Fourbure, doivent être prescrites en pareil cas. Il arrive parfois que, malgré l'emploi des moyens appropriés, la maladie ne cède pas ; alors on fait prendre des doses un peu fortes de *bryonia* (six à huit gouttes de la quatrième dynamisation).

SATYRIASIS.

Les moyens à mettre en usage sont *cantharides* et *platina*.

SEIME.

On appelle *seimes* les fissures qui surviennent au sabot dans le sens de ses fibres, quand il est sec et cassant, et qu'on distingue en *soies* ou *seimes en pied de bœuf*, et *seimes quartes* ou *en quartier*, suivant qu'elles attaquent le devant ou les parties latérales, les quartiers de l'ongle. Souvent la seime n'est que superficielle, et ne s'étend pas jusqu'aux parties sensibles ; dans d'autres cas, elle pénètre plus profondément et cause une claudication considérable, surtout celle de la première espèce.

Les moyens qu'on recommande de préférence sont : *arnica*, *phosphorus*, *sepia*, *silicea*, *squilla*, et *sulphur*.

SOLBATURE.

Quand un cheval a perdu l'un de ses fers, et qu'il

continue de marcher sur un chemin sec et dur, la sole devient souvent chaude et sensible, ce qui le fait boiter plus ou moins.

Cette lésion cède à quelques doses d'*arnica*. Lorsque la sole est douloureuse, au point que l'animal craigne de poser le pied par terre, on se trouve bien d'*acidum phosphoricum*. *Rhus toxicodendron* est indiqué s'il survient de la claudication. Lux s'est servi de *belladonna*, quand le pied avait été blessé par la ferrure. On doit alors changer cette dernière.

SPASME DES PAUPIÈRES.

L'occlusion spasmodique des paupières s'observe fréquemment dans les ophthalmies périodiques, mais on la rencontre assez souvent aussi comme symptôme isolé.

Hyoscyamus est le moyen principal. *Chamomilla* a été utile, dans un cas où *hyoscyamus* n'avait produit aucun effet.

SPASME DE VESSIE.

Cette maladie consiste en une contraction spasmodique du sphincter de la vessie, qui rend l'émission de l'urine impossible. On l'observe souvent après un refroidissement, quand les chevaux passent la nuit hors de l'écurie, ou aussi comme symptôme secondaire dans la colique. L'animal témoigne une grande agitation, il se tourmente presque comme dans les accès de colique, gratte du pied, se jette par terre, se redresse au bout de quelques minutes, et se campe souvent pour uriner, mais sans résultat. Parfois le ventre est gonflé, et en explorant le rectum, on trouve la vessie fort distendue.

Aconitum et *cantharides* conviennent alors, dans la plupart des cas : cependant *hyoscyamus* mérite la préférence quand l'animal a passé la nuit hors de l'écurie. *Cannabis* est un excellent moyen contre la strangurie. *Opium* donne aussi de fort bons résultats surtout quand les douleurs laissent des intervalles de repos, le pouls étant petit et à peine perceptible, l'animal triste et comme endormi. *Arnica* a été plusieurs fois utile dans le cas de chaleur au sabot, et *pulsatilla* dans celui de froid aux extrémités.

SPERMATORRHÉE.

Cette maladie, qu'on rencontre parfois chez les étalons, et qui consiste en un écoulement de liquide semblable à de la semence, affaiblit beaucoup l'animal quand on n'y porte pas promptement remède : il maigrit, perd ses poils, et finit par être pris de fièvre hectique.

China, *sepia* et *sulphur* sont les principaux moyens à employer.

SPLÉNITE.

L'inflammation de la rate, qui tue les chevaux presque aussi vite que le typhus, est fort rare chez eux, et diffère surtout des autres inflammations aiguës, en ce que la langue est brunâtre ou brune. L'appétit manque : le pouls est d'abord dur, plein et tendu, plus tard petit, mou et faible. Le regard est fixe, la tête étendue droit en avant, et quand on touche la région de la rate, l'animal donne des signes évidents de douleur : sa tête se dirige fréquemment aussi vers la partie souffrante.

Une dose d'*aconitum*, toutes les dix ou quinze minutes, suffit pour rétablir la santé, lorsqu'on y a recours au moment même de l'apparition de la maladie. S'il y a respiration profonde, avec agitation du corps entier, c'est le cas d'employer *belladonna*, alterné avec *aconitum*. *Nux vomica*, également alternée avec *aconitum*, convient lorsque le cheval se regarde souvent le flanc. Quand la couleur brunâtre de la langue devient plus foncée, on donne *arsenicum*, à titre de moyen intercurrent. *Pulsatilla, mezereum, plumbum* et *spigelia* se sont montrés utiles aussi. *Lauro-cerasus* a réussi presque instantanément dans un cas opiniâtré, où le pouls était petit, le regard fixe, la tête dirigée en haut, et où l'animal insensible, tressaillait aussitôt qu'on touchait l'endroit malade:

STRANGURIE.

L'animal éprouve des douleurs vives lorsqu'il veut uriner. L'urine, qu'il rend en petite quantité, est tantôt rouge, parfois même sanguinolente. Le cheval piétine et semble se disposer à se coucher, mais il le fait rarement: il remue horizontalement la queue, éprouve de l'agitation dans la train de derrière, et fait en gémissant de vains efforts pour débarrasser sa vessie. S'il n'y parvient pas, on emploie les moyens indiqués (*Voy.* Spasme de vessie); s'il y réussit, on lui administre *acidum phosphoricum, pulsatilla* et *nitrum*, quand l'urine est claire comme de l'eau, et ne sort qu'avec de vives douleurs; *staphysagria*, lorsqu'elle est rougeâtre, et que les flancs sont troussés; *ipecacuanha*, dans le cas d'urine sanguinolente; *sulphur*, dans l'hématurie chronique; *acidum nitri*, lorsque l'urine sort froide.

SUEUR.

Quelquefois le moindre mouvement suffit pour mettre un cheval en sueur.

J'ai fait cesser cette infirmité au moyen de *nux vomica*, de *mercurius virus* et de *sulphur* à chacun desquels je laissais cinq à six jours pour épuiser son action. Un de mes amis l'a guérie par *sepia*. *Natrum muriaticum* a été aussi fort utile.

SUPPURATION.

Le pus est le meilleur topique; il sert à disgréger les parties contuses ou autrement lésées, à procurer l'élimination des corps étrangers, comme esquilles, etc., et à disposer les bords de la plaie à se réunir par le moyen de bourgeons charnus. C'est donc une erreur que de vouloir l'enlever ; il diminue à mesure que ces bourgeons se développent, et disparaît enfin lorsque les bourgeons ont acquis assez de consistance pour constituer le tissu d'une cicatrice. A la vérité, pour remplir sa destination, il a besoin d'être de bonne qualité. Le cas où ses caractères ne sont pas tels qu'ils devraient être, est le seul dans lequel l'art doive intervenir, tant pour faciliter la guérison de la plaie elle-même, que pour garantir et préserver les parties voisines.

Les moyens auxquels on a recours alors sont : *arnica*, à l'intérieur et à l'extérieur, dans les plaies de toute espèce ; *mercurius vivus* et *asa fœtida*, dans les ulcères qui sécrètent un pus liquide et fétide ; *arsenicum*, dans ceux qui ont des bords durs et renversés, avec douleur, inflammation et pus de mauvaise odeur ; *chamomilla*, *sepia* et *arsenicum*, lorsqu'il naît des chairs luxuriantes; *silicea*, quand le pus est épais et de mauvaise couleur; *acidum phosphoricum*, lorsqu'à la suite d'une plaie, la peau contracte des adhérences avec les os.

SURCHARGE DE L'ESTOMAC.

La surchage de l'estomac, qui peut entraîner la gastrite, ou d'autres conséquences fàcheuses, n'est pas rare chez les chevaux auxquels on donne trop de grain, ou qui ont trouvé le coffre à l'avoine ouvert. On la reconnaît à ce que l'animal s'éloigne de la mangeoire, signe par lequel il annonce la répugnance que lui inspire la nourriture.

Coffea cruda est le meilleur moyen. Si l'on a trop attendu, c'est à *antimonium crudum* qu'il faut recourir. Quand il y a en même temps constipation, *nux vomica* convient. *Pulsatilla* est indiqué, lorsqu'il survient de la diarrhée, cas dans lequel *arsenicum* est aussi d'un grand secours.

SUROS.

On donne ce nom à une exostose indolente, plus ou moins volumineuse, qui survient, ordinairement par suite d'une contusion, au-dessus du genou des jambes de devant, endroit où elle ne gêne pas la marche de l'animal, tandis que plus haut elle entraînerait toujours la claudication.

Je suis parvenu à guérir des suros récents, par le moyen d'*arnica*, à l'intérieur et à l'extérieur. Si la tumeur est ancienne, on a de la peine à la faire disparaître, et souvent on n'y réussit pas. *Acidum phosphoricum, arnica, silicea, china* (ce dernier aussi à l'extérieur) sont les médicaments à l'aide desquels on recommande de l'attaquer.

SYNCOPE.

Après de fortes hémorrhagies nasales, après une plaie qui a entraîné une grande perte de sang, il survient quelquefois une syncope incomplète : le cheval, très faible, chancelle et tremble ; il se couvre de sueur froide, et parfois s'affaisse sur lui-même ; mais, étendu à terre, il remue encore les membres, et bientôt il se ranime.

Une dose de *china* produit ici les meilleurs effets. Lorsque le même phénomène survient à la suite d'un travail immodéré, qui a été poussé au delà du temps des repas, et que l'animal a reçu peu de nourriture, *pulsatilla* est efficace. Cependant il y a des cas aussi où l'on observe une syncope complète chez le cheval qui, après avoir chancelé un peu, tombe à terre, privé de connaissance et comme mort, restant étendu sans mouvement, sans voix, sans convulsions, avec froid au nez, aux oreilles et aux pieds. En pareille circonstance, *sepia* a été plusieurs fois d'un grand secours. Lorsqu'en tombant le cheval éprouve des convulsions, c'est une attaque d'*épilepsie. Voyez* ce mot.

TAUPE.

On donne ce nom à une tumeur considérable et douloureuse, qui se développe, rarement sous l'in-fluence de causes externes, la plupart du temps par l'effet de causes internes, derrière les oreilles, à l'union du cou avec la tête. C'est une maladie grave : non seulement la tumeur dégénère souvent en ulcères, de mauvais caractère, mais encore il n'est pas rare que, par des trajets fistuleux, elle intéresse les muscles,

les ligaments, les os, la moelle épinière, le cerveau, et amène la mort.

On commence le traitement par plusieurs doses d'*aconitum*, qui suffisent fréquemment pour faire disparaître la tumeur, du moins lorsqu'il n'y a encore qu'une inflammation simple. Viennent ensuite *arnica, mercurius vivus, pulsatilla* et *sulphur*. Quand ces moyens ne suffisent pas, on emploie ceux qui ont été indiqués à l'article ABCÈS.

TÉTANOS.

Le tétanos est une maladie dangereuse, qu'on n'observe guère que chez les chevaux et les porcs ; il consiste en un spasme particulier des mâchoires et souvent aussi du corps entier. Les mâchoires sont tellement serrées, qu'on les briserait plutôt que de les écarter l'une de l'autre. Au début de la maladie, qui commence toujours par des symptômes légers de colique, avec mouvements de la queue, l'animal a de la peine à ouvrir la bouche ; peu à peu les oreilles deviennent raides, les yeux sont largement ouverts et distors, le col est raide et immobile ; bientôt le spasme envahit le corps entier ; l'animal est raide partout ; les muscles sont durs comme du bois, la respiration est accélérée et bruyante, et une sueur froide couvre le corps de l'animal, qui ressemble parfaitement à un cheval de bois. Nulle puissance alors ne parviendrait à ouvrir la bouche ; le nez forme un cône dur ; le cheval, incapable de faire le moindre mouvement, se tient debout, les jambes fort écartées, et meurt enfin d'inanition, du huitième au dixième jour. Mais la maladie ne débute pas toujours par le trismus des mâchoires : souvent aussi elle commence par un spasme des muscles de la région postérieure, qui s'étend peu à peu aux parties antérieures du corps, et qui atteint son plus haut degré lorsque les mâchoires se serrent. Le premier cas arrive surtout quand, par un temps humide et nébuleux, l'animal a été blessé dans une partie très sensible et riche en nerfs, notamment aux articulations ou aux pieds. Le second s'observe, lorsque le cheval, d'ailleurs prédisposé, a éprouvé un grand refroidissement après s'être fort échauffé. Mais, sans doute, beaucoup d'autres causes contribuent à produire cette maladie qui, la plupart du temps, attaque des chevaux de race, et qu'on ne reconnaît en général que quand elle a fait déjà de grands progrès.

Les tentatives de l'allopathie ont eu bien peu de succès jusqu'ici. L'homœopathie a été plus heureuse. *Nux vomica* est un spécifique dont l'efficacité ne s'est jamais démentie. On l'administre à doses répétées, d'abord plusieurs fois par jour, ensuite tous les deux ou trois jours. S'il reste de la raideur dans les jambes, on prescrit *arsenicum*, après quoi il convient presque toujours de revenir à *nux vomica*. Dans certains cas, où l'animal n'avait pas recouvré l'appétit, on s'est bien trouvé d'*ipecacuanha*. *Belladonna, mercurius vivus* et *veratrum* ont aussi été utiles plus d'une fois.

TIC.

On appelle *tic* la mauvaise habitude qu'ont certains chevaux pendant qu'ils mangent, ou après avoir mangé, d'appuyer les dents incisives du haut sur la mangeoire ou tout autre corps solide, en faisant entendre un bruit particulier qui vient du fond du pharynx. Ce vice a pour résultat d'user les bords anté-

rieurs des dents. Outre ce défaut, qu'on nomme *tic
d'appui*, il en existe un autre, le *tic d'ours*, dans lequel
l'animal n'appuie pas ses dents, et se contente de
balancer la tête, le corps ou les jambes. Le tic est
toujours la suite d'une maladie d'estomac, et il
annonce un trouble de la digestion. C'est ce qui explique l'état de maigreur dans lequel finissent par tomber
les chevaux qui en sont atteints.

Nux vomica et *arsenicum* sont les principaux moyens
à lui opposer. On a remarqué que les jeunes chevaux
placés à côté d'un vieux cheval tiqueur étaient sujets
à contracter ce vice par imitation. En pareil cas, il
suffit presque toujours d'éloigner d'eux tous les
objets contre lesquels ils pourraient s'appuyer.

TOUX.

La toux est un symptôme commun dans diverses
maladies, par exemple dans la pousse, la gourme, la
pneumonie, etc. En pareil cas, elle disparaît sous
l'influence du traitement approprié à l'état maladif
général. Mais la chose n'a pas toujours lieu, et parfois la toux persiste après la guérison de la maladie
principale. Il y a aussi des circonstances, rares à la
vérité, où un cheval, sans être affecté d'aucune autre
maladie, se trouve pris d'une toux chronique.

Lorsque la toux n'est compliquée d'aucune autre
affection des poumons, les principaux moyens à lui
opposer sont les suivants : *dulcamara*, si elle s'est déclarée à la suite d'un refroidissement ; *squilla*, alternée avec *bryonia*, si elle exige des efforts et coupe la
respiration ; *ammonium muriaticum*, *bryonia* et *cuprum*
quand elle est ancienne ; *belladonna* et *drosera*, lorsqu'elle a le caractère chronique ; *hyoscyamus*, quand

elle revient par quintes fréquentes; *nux vomica*, lorsqu'elle est sèche, ou qu'elle reparaît tous les deux jours ; *pulsatilla*, quand elle est sèche, fréquente avec défaut d'appétit et sécheresse des crottins; *chamomilla*, si elle est sèche, avec diarrhée; *cuprum* si elle est ancienne et sèche, revient par quintes, et fait perdre à l'animal sa gaieté et son embonpoint : *lycopodium*, quand le cheval bâille avant de tousser ou après; *sulphur* et *spiritus sulphuratus*, lorsque la toux est âpre et surtout opiniâtre ; *aconitum* et *arsenicum* quand elle survient après que l'animal a bu.

TUBERCULES.

Indépendamment des moyens indiqués (*voy.* Abcès, Exanthème, Gourme, Taupe, etc.), *ledum*, et, dans les cas opiniâtres, *silicea* ont plus d'une fois déployé un grand pouvoir. On doit aussi avoir égard à *bryonia* et *dulcamara*, dans les tubercules qui succèdent à un refroidissement; *aconitum*, contre les boutons de chaleur; *arnica* et *urtica urens*, dans les tubercules qui succèdent à des piqûres d'insectes ; *arsenicum*, dans ceux qui surviennent sur différents points du corps, avec mauvaise digestion ; *arnica* (quelques doses), et ensuite *mercurius vivus*, dans les tubercules froids, indolents; *baryta carbonica*, dans ceux qui siègent à la mâchoire inférieure ; *staphysagria*, dans ceux qui causent des démangeaisons, et surtout ceux qui naissent au bord des paupières. *Arnica* a toujours réussi dans les tuméfactions déterminées par une contusion.

TUMEURS FROIDES.

Les tumeurs froides, assez souvent fort considérables, ayant la dureté du cartilage, et douloureuses seulement lorsqu'on les comprime avec force, qui surviennent quelquefois à la cuisse, ne manquent jamais de céder, en trois semaines ou un mois, à un traitement homœopathique.

On administre d'abord deux ou trois doses d'*arnica*, à trois ou quatre jours d'intervalle. Ce moyen a pour effet ordinaire de rendre la tumeur douloureuse, et de la ramollir, au moins partiellement. Quelques doses de *mercurius vivus* la font ensuite ouvrir, ou la rendent assez molle pour qu'on puisse en pratiquer l'ouverture. Deux doses de *silicea* terminent le traitement.

TUMEURS INFLAMMATOIRES.

Bryonia est le principal moyen dans les cas de tumeurs inflammatoires externes et chaudes.

TUMEURS A LA TÊTE.

Les tumeurs à la tête, qui proviennent, tantôt d'une lésion extérieure, tantôt d'un refroidissement ou d'une maladie interne, sont les unes dures et les autres spongieuses, ici aqueuses, là chaudes et tendues, parfois crépitantes sous le doigt.

Les principaux moyens à employer sont, *aurum*, *arsenicum*, *mercurius vivus*, *sulphur* et *acidum sulphuricum*. Les tumeurs causées par une lésion externe sont combattues par *arnica*, *symphytum*, et *acidum sulphuricum* ; les tuberculeuses, par *angustura* ; les chaudes et tendues, par *bryonia* ; les froides et crépitantes, par *belladonna* ; celles qui sont petites et nombreuses, par *ledum*.

TUMEURS SANGUINES.

Les tumeurs dues à un épanchement de sang dans

le tissu cellulaire, par exemple, au déchirement d'un petit vaisseau superficiel, à la suite d'un coup, d'une chute, etc., sont des accidents peu importants, lorsque la quantité du sang épanché n'est pas considérable.

Cependant, comme elles déterminent quelquefois de la suppuration, on ne doit pas négliger de leur opposer des fomentations avec l'eau d'*arnica*, en même temps qu'on fait prendre quelques doses d'*arnica* à l'intérieur.

TYPHUS.

Le typhus est infiniment plus rare chez les chevaux que chez les bêtes à cornes et les porcs : cependant on l'observe quelquefois pendant les chaleurs de l'été.

La maladie débute souvent par la tristesse; ensuite les yeux deviennent troubles et fixes; la respiration est plus profonde que de coûtume; l'animal gémit, la gorge est chaude, la langue couverte d'un enduit blanc; les oreilles sont froides, ainsi que les pieds; il y a perte de l'appétit, ou grande voracité, et grincement de dents; l'haleine est froide et fétide; un mucus de mauvaise couleur s'échappe du nez; des gargouillements se font entendre dans le ventre; parfois les jambes de derrière enflent, ou il survient, soit au ventre, soit sur le devant de la poitrine, de faibles tumeurs qui grossissent ou qui disparaissent avec rapidité; ce qui est promptement suivi de la mort. Il apparaît aussi, à la partie interne des cuisses, des vésicules ou des pustules, d'où s'écoule une sérosité sanguinolente: il sort du sang par le nez, signe toujours fâcheux, car les chevaux ne tardent pas à tomber morts. La tête est portée très bas; les pieds sont ramassés sous le ventre, le poil est piqué, de la chaleur alterne avec du froid, puis survient une chaleur brûlante ; la peau tressaille ; il s'établit une sueur froide et visqueuse : les yeux rougissent, et sont sensibles à la lumière ; l'ouïe est diminuée ; le ventre devient ballonné et tendu. Un mucus gluant s'amasse dans les coins des yeux ; des mucosités brunes, noirâtres, sanguinolentes, coulent par le nez, et un ichor fétide par le rectum. Les tressaillements de la peau et le météorisme vont toujours en augmentant : il se développe souvent de l'enflure sous la ganache, à la poitrine, aux jambes, sur le dos, aux fesses. La tuméfaction de la tête s'accroît parfois beaucoup et jusqu'au point de rendre l'animal difforme, la mastication et la déglutition sont impossibles. Les membres sont paralysés, lorsque la tuméfaction y a établi son siège. Chez certains animaux, on observe des symptômes d'encéphalite ou de vertige : ils poussent sans cesse le corps en avant, appuient leur tête sur le râtelier, trépignent, ou frappent du pied, ou sont constamment plongés dans un état de stupeur, d'hébétude. D'autres donnent des signes de colique, avec constipation ; ils grattent du pied, se roulent, sont tristes, et enflent çà ou là. Quelques-uns ont beaucoup de peine à respirer, éprouvent une toux sourde et douloureuse. La moindre pression à la région abdominale leur est très sensible, et augmente la toux : ils ne peuvent se coucher ; une gouttière profonde se dessine le long des fausses côtes, à chaque inspiration : il survient de nouvelles éruptions et tuméfactions ; des ulcères rongeants se forment à la langue. On compte parmi les signes dominants du typhus chez les chevaux un écoulement rougeâtre par le nez, ce qui a fait désigner la maladie sous le nom de *morve aiguë*. Le pouls est petit, faible et très accéléré (70 à 80 pulsations par minute). Le sang est noirâtre, les veines sont très gonflées, et les battements du cœur presque toujours insensibles. Aux approches de la mort, on remarque presque constamment un écoulement sanguinolent par l'anus et une écume sanglante autour des naseaux.

Le typhus suit une marche rapide ou lente. Dans le premier cas, où il se termine par la mort en vingt-quatre heures au plus, il a pour signes précurseurs le froid aux jambes, celles de devant surtout, le froid aux oreilles et une démarche un peu vacillante au train de derrière : il commence par un violent tremblement ; l'animal frissonne, il éprouve une grande anxiété, sa respiration est rapide et difficile, il tousse, il se jette par terre, et alternativement reste tranquille et triste, comme frappé de stupeur ou gesticule comme un cheval atteint de vertige, ou témoigne des coliques, accompagnées de constipation, se roule et enfle en divers points. L'écoulement rougeâtre par le nez est ici un symptôme dominant. La mort a lieu au milieu de convulsions, souvent avec distorsion du cou. Dans l'autre cas, où la mort, survenant au milieu des symptômes de l'état aigu, tarde rarement plus de sept jours, les prodromes plus ou moins sensibles sont : défaut de chaleur vitale par tout le corps, principalement aux extrémités, abattement et tristesse, lenteur à manger, avec grincements de dents et respiration profonde. Quand la maladie éclate, certains animaux ne mangent plus du tout : d'autres conservent de l'appétit jusqu'à la mort ; ils vacillent et tremblent, au milieu d'un frisson fébrile général et d'une chaleur brûlante, et l'on voit paraître les symptômes énumérés dans la forme aiguë. La plupart du temps, dans cette forme lente (jamais dans l'aiguë), il survient, en diverses parties du corps, des tumeurs (charbons ou bubons), tantôt diffuses et crépitantes lorsqu'on appuie la main dessus, tantôt circonscrites. Ces tumeurs, d'abord très petites, se développent souvent avec une grande rapidité : elles sont dures, froides, parfois aussi lardacées, spongieuses et chaudes. Leur siège et leur nombre varient : cependant, il n'en survient d'ordinaire qu'une seule. Lorsque cette tumeur rentre, la mort a lieu subitement. Quelquefois, elle s'ouvre d'elle-même et laisse échapper une sanie rougeâtre. Les bords livides de l'ulcère sont durs et renversés ; la substance intérieure des tumeurs est spongieuse, fibreuse, lardacée.

L'homœopathie, quand elle est appliquée à temps, guérit la maladie d'une manière aussi sûre que prompte. Le moyen qu'elle emploie pour cela est *arsenicum*. Lorsqu'on aperçoit les prodromes du typhus, on en fait prendre une ou deux doses, qui suffisent la plupart du temps. Si la maladie est déjà développée, il faut répéter le médicament toutes les dix minutes ou tous les quarts d'heure, jusqu'à parfaite guérison. On s'est bien trouvé aussi d'*anthrax*, dans un grand nombre de cas.

VARICE.

Dilatation locale de la veine saphène, dans l'endroit où elle passe sur la face interne de l'articulation. C'est une tumeur molle, élastique, souvent produite par de grands efforts de tirage, et qui cause fréquemment de la douleur et de la claudication.

Rhus toxicodendron est le moyen curatif : on y fait succéder *ledum*, après un certain laps de temps. *Phosphorus* et *acidum phosphoricum* se sont montrés efficaces.

VERRUES.

Ces excroissances, diversement configurées, lisses, arrondies, et de volume variable, qui succèdent parfois à des irritations extérieures de la peau, contusion, etc., dépendent bien plus fréquemment d'une cause interne. Les unes sont dures et sèches, les autres molles, spongieuses, humides, et plus ou moins douloureuses.

Les principaux moyens à employer sont *dulcamara* et *sulphur*, dont une seule dose suffit souvent pour les faire disparaître au bout d'un petit nombre de jours, en quelque région du corps qu'elles soient survenues. S'il se produit autour d'elles une zone ulcérée, à bords renversés, *arsenicum* est spécifique, de même que *causticum* est utile dans celles qui saignent, qui suppurent et qui occasionnent de la douleur. *Thuja* à l'intérieur et aussi la forte teinture à l'extérieur, est spécifique contre les grosses verrues croûteuses, lobées, humides, suppurantes, et d'un aspect dégoûtant. *Sepia* a aussi rendu de grands services en pareil cas. *Calcarea carbonica* convient contre les petites, mais nombreuses verrues, qui se manifestent aux lèvres surtout.

VERS.

Les vers, qu'on rencontre souvent en quantité innombrable dans l'organisme vivant, sont toujours le produit d'une psore profondément latente. Ils se voient surtout chez les chevaux mal nourris, ou chez

les poulains qui ont été sevrés de trop bonne heure.
On en distingue plusieurs espèces (1) :

1° Les *larves d'œstres*, qui habitent les unes dans l'estomac, les autres dans le rectum, et qu'on voit souvent pendre au dehors de l'anus. L'animal qui en est atteint gratte la terre des pieds de devant, pousse son corps en avant sur la mangeoire, appuie sa tête, et a le regard farouche.

China et *nux vomica* sont les moyens propres à triompher des coliques violentes qui ont fréquemment lieu en pareil cas.

2° Les *lombrics*, qui habitent dans l'intestin grêle. La rétraction des flancs est à peu près le seul signe qui annonce leur présence.

China, mercurius solubilis et *absinthium* mettent fin aux symptômes qu'ils déterminent.

3° Les *ascarides*, dont le principal séjour est le rectum, et qui portent le cheval à se frotter souvent le derrière.

Digitalis et *ignatia amara* sont spécifiques contre eux : s'ils rendent le cheval furieux, on administre *stramonium*.

4° Les *douves* ou *fascioles*, qu'on rencontre quelquefois dans le foie et les conduits biliaires. Leur présence est annoncée par la teinte jaune des yeux du cheval, qui se repose volontiers sur la jambe gauche de derrière, fort avancée sous le ventre.

Graphites, petroleum et *murias magnesiæ* sont les meilleurs moyens.

Une seule circonstance peut donner la certitude

(1) Voy. Davaine, *Traité des entozoaires et des maladies vermineuses*, 2° édition. Paris, 1877.

qu'un cheval nourrit réellement des vers, c'est quand on en trouve dans les matières fécales. On regarde cependant aussi comme un signe à peu près assuré lorsque l'animal abaisse souvent la lèvre inférieure.

Le principal moyen contre tous les accidents causés par la présence des vers, est *china* (plusieurs doses), après lequel on administre *sulphur*, qu'il faut continuer pendant longtemps, en le répétant tous les six ou huit jours. On vante encore *argilla*, lorsqu'il y a alternatives de diarrhée et de constipation; *murias magnesiæ*, quand la constipation revient périodiquement; *sepia*, lorsque les déjections alvines sont précédées et suivies de rétraction des flancs; *petroleum*, quand l'animal boite de temps en temps.

VERTIGE.

On entend par *vertige* une maladie chronique du cheval, qui s'annonce principalement par un trouble des facultés sensitives, d'où proviennent des dérangements dans les fonctions ordinaires de la vie. Le vertige succède souvent à une encéphalite aiguë, dont l'intensité a diminué jusqu'à un certain degré; mais, très fréquemment aussi, il survient sans avoir été précédé d'inflammation du cerveau. Du reste, il reconnaît les mêmes causes qu'elle, l'insolation, le séjour des écuries chaudes et mal aérées, un refroidissement, une fatigue extrême, des coups et des heurts à la tète, une nourriture malsaine ou trop abondante, proportionnellement à l'exercice. La crainte des châtiments, surtout de l'éperon, y donne parfois lieu, chez les animaux sensibles et irritables. Certains chevaux y ont une prédisposition héréditaire, et les juments passent pour y être plus sujettes que les étalons. Du reste, on ne l'observe guère que pendant la saison chaude, et comme c'est ordinairement au début de l'été qu'il commence à se montrer, il disparaît presque toujours en automne, du moins quant à ses principaux symptômes. Ceux-ci sont les suivants : le cheval, jusqu'alors vif et actif, commence à se montrer lent et paresseux ; il est triste, et se tient de préférence dans le coin le plus obscur de l'écurie, les yeux ternes, le regard fixe et stupide, les paupières à demi closes, sans faire attention à rien, s'oubliant lui-même, et comme endormi, la tête pendante jusqu'à terre, ou appuyée sur la mangeoire, sur le râtelier. Sa démarche est lourde, lente, incertaine : il lève les pieds très haut, et pose à terre la sole entière, soulevant et baissant les membres d'une manière machinale. Il montre beaucoup de maladresse à se retourner, et l'on ne peut le faire reculer. Ordinairement aussi il appuie d'un côté en marchant. Pour mieux se maintenir en équilibre, il place ses jambes de devant sous le corps, et il remue ses oreilles d'une manière particulière, et en arrière. A mesure que la maladie fait des progrès, il devient moins sensible aux impressions du dehors : on peut lui saisir les oreilles, lui marcher sur les sabots, lui mettre les jambes en croix, sans qu'il se défende. La mastication s'exécute avec lenteur, il prend de temps en temps une bouchée de fourrage, la mâche, en avale une partie, mais conserve le reste dans sa bouche. Il aime prendre sa nourriture par terre, et en buvant il enfonce sa tête dans l'eau, jusqu'au-dessus des narines. Pendant et après des mouvements un peu violents, l'état s'aggrave et les signes d'une insensibilité complète deviennent plus prononcés. L'animal court en aveugle jusqu'à ce qu'un obstacle l'arrête, ou tourne en rond, ou reste tranquille, la tête basse et les jambes ramassées sous le corps, sans pouvoir changer cette attitude insolite. Jamais il n'y a de fièvre : le pouls est souvent de huit à dix pulsations plus lent que dans l'état normal. De même aussi la respiration est lente, profonde, et assez souvent suspirieuse. Dans presque tous les cas, la langue est sale, et la bouche sèche ou pâteuse.

Quant au traitement, les moyens qui m'ont le plus réussi sont *chamomilla* (quelques doses), puis *sulphur*, et *nux vomica*. Dans un cas où, indépendamment des symptômes propres au vertige, la conjonctive, la langue et la bouche étaient jaunes, le cheval fléchissait les jambes de devant, se couchait rarement, rendait des crottins durs, et pissait peu, je me trouvai bien de *nux vomica*, avec *sulphur*, comme traitement consécutif. D'autres se sont servi de *pulsatilla* ou de *veratrum album* : on employait *nux vomica* quand le cheval appuyait à gauche, et *arnica* quand il appuyait à droite. On est parvenu à guérir plusieurs chevaux à l'aide de *belladonna*, et l'on en a sauvé un, regardé comme perdu, en lui faisant prendre *belladonna*, *hyoscyamus* et *nux vomica*. On a constaté l'utilité de *digitalis* et d'*opium* dans les cas légers. Une fois, on a prescrit *veratrum album* pendant huit jours, deux fois par jour, et ensuite *stramonium*, employé de la même manière : le cinquième jour, l'animal était guéri. Il convient de recourir à *sulphur*, comme traitement consécutif.

YEUX (MALADIES DES).

Les diverses maladies des yeux peuvent être rapportées à trois catégories : 1° inflammation des parties qui constituent ces organes ; 2° obscurcissement de celles qui, dans l'état normal, sont transparentes ; 3° dimunition ou abolition de la faculté inhérente au nerf optique et à la rétine.

Les maladies plus ordinaires sont les suivantes :

1° La *cornée*, qui, dans l'état normal, est transparente, peut devenir trouble, par suite d'une inflammation, etc., et l'animal être par conséquent aveugle, quoique les autres parties de l'œil soient intactes ;

2° Cette membrane peut être trop convexe ou trop plate : l'œil verra mal de loin dans le premier cas, et de près dans le second ;

3° L'*iris* peut, à la suite d'une inflammation, etc., perdre la faculté de se contracter. En pareil cas, la pupille conserve toujours les mêmes dimensions, et l'animal n'a plus le pouvoir de l'accommoder aux divers degrés d'intensité de la lumière et d'éloignement des objets : tandis qu'une forte lumière éblouit le cheval, il ne voit pas bien une lumière faible.

4° La *pupille* peut, par la contraction totale de l'iris, ne laisser passer aucun rayon lumineux ;

5° Le *cristallin* peut devenir plus ou moins opaque, et la vue être trouble, ou même abolie ;

6° La faculté inhérente à la rétine et au nerf optique peut diminuer ou être détruite, ces maladies sont nommées *amblyopie* et *goutte-sereine*.

Ces diverses maladies ne sont, chez aucun de nos animaux domestiques, aussi nombreuses que chez le cheval, à cause des influences nuisibles, variées, auxquelles il est exposé depuis son jeune âge.

Voy. OPHTHALMIE.

DEUXIÈME PARTIE

MALADIES DES BÊTES BOVINES

Dans l'élève des bêtes à cornes, il y a quatre points à considérer : le lait, l'engraissement, l'augmentation et le perfectionnement des races (1).

La production du lait et l'engraissement se rattachent au mode de nourriture. C'est par cette dernière et par le genre d'habitation que l'homme parvient à modifier le naturel des bêtes bovines. Nous avons donc à examiner jusqu'à quel point ces deux circonstances peuvent influer sur le développement des maladies.

La direction de la colonne vertébrale et de la tête destine les bêtes bovines à prendre leur nourriture par terre. C'est donc à tort qu'on la leur place dans des râteliers, où elles ont peine à l'atteindre, outre que la poussière qui s'en détache s'introduit dans leurs narines, et se mêle avec le mucus qui y est amassé. Les mucosités, qui ne peuvent s'échapper au dehors, qu'autant que la tête est pendante, coulent alors par les arrière-narines dans la gorge, et la poussière qu'elles entraînent se mêle avec les aliments.

Les aliments qu'on fournit aux bêtes bovines sont

(1) Voy. Cornevin, *Traité de zootechnie*. Paris, 1891.

les uns naturels, les autres préparés par l'art, ceux-ci secs, ceux-là verts.

Le fourrage vert est plus difficile à digérer que le sec. On doit ranger ici les racines et leurs fanes, ainsi que d'autres substances, qui, lorsqu'elles sont gelées, refroidissent directement les animaux, ou qui, relâchant les organes digestifs, non seulement occasionnent des vents, des coliques, des diarrhées, mais encore agissent souvent sur le lait, et le rendent aqueux ou amer.

Le fourrage sec agit, comme le vert, en raison de sa nature et de sa quantité ; mais l'action qu'il exerce est moins sensiblement nuisible, et jamais elle n'a lieu d'une manière si rapide. Le foin, provenant d'un sol marécageux ou trop riche, est la plupart du temps sans force, car il contient peu de matières alimentaires, il fournit un chyle faible, il s'aigrit aisément, et produit volontiers l'atonie, l'accroissement de la sécrétion muqueuse (source proprement dite des affections vermineuses) ; d'un autre côté, il diminue la quantité de la bile, ou la prive de son efficacité, ce qui donne lieu à d'autres états morbides. Les herbages verts de cette qualité ont les mêmes inconvénients, à un plus haut degré encore.

Le foin aromatique agit comme stimulant, il active les fonctions nutritives, mais il engendre aussi les germes de l'état inflammatoire. Il provoque une forte soif, qui pousse souvent l'animal à boire avidement, avec excès, surtout lorsqu'on y joint du sel. De là un mauvais état des voies digestives, la constipation et des inflammations internes. Une trop grande quantité de fourrage agit comme le vert, en distendant d'abord et ensuite paralysant la panse.

Les aliments préparés par l'art, ou les résidus de diverses opérations techniques, comme racines cuites, tourteaux, etc., ne peuvent être considérés comme nourriture ordinaire, parce qu'ils correspondent peu à l'une des plus importantes fonctions de l'animal, la rumination. Quelquefois trop chargés de substance alibile, ils agissent comme un stimulant passager, qui laisse bientôt après lui de l'atonie, et donnent lieu à diverses maladies abdominales. Une nourriture cuite, continuée pendant longtemps, accroît morbidement la sécrétion du lait, et finit par amener le marasme.

Le séjour continuel à l'étable n'est pas moins contraire à la nature des bêtes bovines, et devient pour elles la source d'innombrables maladies. On cherche à favoriser par la chaleur la sécrétion lactée chez les vaches et l'engraissement chez les bœufs ; pour cela on transforme les étables en de véritables étuves, soit qu'on ne leur donne pas les dimensions convenables, soit qu'on les peuple outre mesure, ou qu'on y interdise l'accès à l'air du dehors, tout cela sans songer que l'organe cutané ainsi surexcité doit nécessairement tomber plus tard dans l'atonie. D'ailleurs, la chaleur humide et les émanations du fumier ne peuvent manquer d'exercer une funeste influence sur les poumons et l'organisme entier. A ces causes, si l'on joint le défaut absolu d'exercice et le trop de nourriture, on ne sera pas surpris du nombre des maladies qui résultent de ces diverses pratiques, et des formes singulières qu'elles affectent souvent.

On se propose aussi par la nourriture à l'étable d'augmenter la masse des fumiers, et on laisse les bestiaux dans les ordures, parfois jusqu'aux genoux.

Rarement songe-t-on à leur nettoyer la peau, et bien moins encore s'occupe-t-on de leurs pieds. Quoi d'étonnant qu'ils offrent tant d'exanthèmes, tant de vermine et tant de maladies des pieds !

Il faut également compter parmi les causes de maladies les changements brusques de séjour, de nourriture et d'air. On ne met pas non plus de mesure dans les travaux qu'on exige des bœufs, parfois même des vaches, dans les traitements qu'on leur fait subir, dans les aliments qu'on leur distribue comme à regret. De là tant de bêtes qui boitent, qui sont maigres, et qui n'ont point de courage, et qui doivent tôt ou tard succomber à tant d'influences funestes.

Diagnostic. — Il n'est pas difficile à l'observateur attentif de distinguer une bête à cornes malade de celles qui se portent bien. L'animal refuse de manger, il ne rumine point, il ne se lèche pas, il reste triste devant la mangeoire, il baisse la tête, il est accablé et paresseux, il se tient couché plus souvent qu'à l'ordinaire. Le lait disparaît chez les vaches, ou subit une diminution plus ou moins sensible : quelquefois même il éprouve des changements dans sa composition. Les déjections sont, en général, plus rares, dures, solides et colorées de noir, ou bien il y a diarrhée, et les matières rendues sont aqueuses, muqueuses ou sanguinolentes.

Pharmacologie. — Les bêtes à cornes exigent des doses plus fortes que le cheval. Une ou deux gouttes de la douzième à la quinzième dynamisation suffiraient pour un cheval ; il en faut le double, et parfois même le triple, pour un bœuf.

Le meilleur mode d'administration est la solution aqueuse, c'est-à-dire le mélange de deux à quatre gouttes du médicament avec deux cents gouttes d'eau pure, qu'on verse dans la bouche de l'animal, après lui avoir soulevé la tête. On peut aussi se servir de pain à chanter imbibé de la cinquième dynamisation.

ABCÈS.

Les abcès sont très communs chez les bêtes à cornes, parce que ces animaux se donnent souvent des coups de corne, à la suite desquels survient généralement une tumeur plate et chaude, qui s'arrondit peu à peu, et acquiert une élévation assez considérable.

Si, aussitôt après l'accident, on administre *arnica*, tant à l'intérieur qu'à l'extérieur, la tumeur se dissipe en peu de jours, sans passer à l'induration, ni se convertir en abcès.

D'un autre côté, il n'est pas rare de voir des abcès qui ne dépendent point de violences extérieures, qui, par exemple, reconnaissent pour cause un refroidissement.

Le premier moyen à employer, dans tous les cas, est *aconitum*, parce qu'un abcès quelconque est toujours précédé ou accompagné d'inflammation. Puis on doit compter beaucoup sur *bryonia*, surtout lorsque la tumeur est survenue à la suite d'un refroidissement, et qu'elle est chaude et tendue ; en pareil cas, si l'inflammation n'est pas considérable, et qu'il n'y ait point de fièvre sensible, on peut recourir tout d'abord à *bryonia*. *Pulsatilla* s'est montrée aussi plus d'une fois efficace dans les mêmes circonstances. S'il y a des douleurs ou de la gêne dans les mouvements, ce qu'on a de mieux à faire, après l'emploi d'*aconitum* et de *bryonia*, c'est d'administrer une dose de *rhus toxicodendron*. *Mercurius vivus* a également réussi très souvent, surtout à déterminer l'ouverture de l'abcès. Si la tumeur refuse de se résoudre après l'emploi des moyens qui viennent d'être énumérés, c'est le cas de faire prendre toutes les six heures une dose d'*hepar sulphuris* ; en général alors, il ne s'écoule pas vingt-quatre heures sans que l'abcès s'ouvre, et parfois même on en obtient la résolution complète. Si l'abcès, qu'il dépende d'une cause extérieure, ou qu'il soit survenu spontanément, a été négligé, il passe fréquemment à l'état d'induration, et sa guérison présente alors, dans certains cas, d'assez grandes difficultés. Lorsque la tumeur indurée siége à la tête, on emploie *belladonna*, *aurum*, *baryta carbonica* (utile surtout contre les tubercules à la mâchoire), *angustura* et *sulphur*. S'il s'agit de glandes engorgées, *chamomilla* possède des vertus spécifiques, et *conium*, lorsque la tumeur dure a été le résultat d'une compression. Dans les cas opiniâtres, on se trouve bien de *hepar sulphuris* (quatre doses par jour). Dans les abcès qui suppurent, les principaux moyens auxquels on doive avoir recours sont : *arsenicum*, à l'intérieur et à l'extérieur, si les bords sont douloureux, renversés, enflammés, avec pus de mauvaise odeur ; *silicea*, si le pus est épais et de mauvaise couleur ; *chamomilla*, *sepia* et *antimonium*, lorsqu'il se développe des chairs baveuses. *Pulsatilla* possède des vertus spécifiques contre les ulcères fistuleux. On a recommandé les substances suivantes, à titre de médicaments intercurrents : *ledum palustre*, quand les fistules ont une ouverture assez large, et que le fond est blanc, lardacé ; *calcarea carbonica*, moyen capital dans toutes les formes de fistules ; *lycopodium*, quand l'orifice est petit, et qu'il y a de nombreux clapiers. On intercale ces médicaments à l'époque où les doses répétées de *pulsatilla* ne procurent plus d'amélioration, et, quatre jours environ après, on revient à cette dernière. Il est parfois nécessaire d'administrer aussi plusieurs remèdes intercurrents.

AGGRAVÉE.

Cette maladie inflammatoire du pied dépend ordinairement de longues marches sur des chemins durs. Elle se manifeste, en général, par des douleurs dans un ou plusieurs pieds, dont l'animal boite. L'onglon est plus ou moins chaud et fort sensible à la pression, surtout en arrière, de sorte que l'animal ne pose le pied malade qu'avec précaution lorsqu'il marche, et le tient levé lorsqu'il est en repos. Si l'on n'administre pas à temps les remèdes qui conviennent, l'inflammation passe à la suppuration : l'animal reste couché, et le pus, qui s'échappe par la couronne, détermine assez souvent la chute de l'ongle.

Tant que l'accident est récent, et qu'il ne s'agit que d'une simple inflammation, on le voit presque toujours céder à l'emploi interne et externe d'*arnica*. Si cette substance procure de l'amendement, mais sans amener une guérison complète, on la remplace par *conium*. Lorsque l'inflammation n'a pas beaucoup d'intensité aux parois de l'onglon, mais que la sole est fort douloureuse, de manière à rendre la démarche peu assurée sur un sol dur, on peut compter sur les propriétés spécifiques d'*arsenicum* et d'*acidum phosphoricum*. *Squilla* convient dans le cas d'inflammation violente de la chair du pied. Si, par négligence, le mal a acquis un haut degré d'intensité, et qu'en particulier la suppuration se soit déjà déclarée, c'est le cas de recourir à *squilla*, à *conium*, puis à *antimonium* et *nux vomica*, et surtout à *pulsatilla* et *mercurius vivus*. Quand du pus s'est épanché dans l'onglon, il faut employer tous les moyens mécaniques capables de lui procurer un libre écoulement au dehors. On doit laisser l'animal au repos, sur une litière sèche et abondante.

ANASARQUE.

L'épanchement de sérosité dans le tissu cellulaire sous-cutané accompagne souvent l'hydrothorax ou l'ascite ; mais parfois aussi on l'observe seul, dans des régions diverses du corps. Ce qui distingue alors la tumeur de toutes les autres, c'est qu'elle n'est point chaude au toucher, et qu'elle conserve l'impression du doigt.

China et *arsenicum*, alternés ensemble, sont un moyen capital, surtout lorsque l'anasarque tient à l'ascite ou à l'hydrothorax. *Lycopodium* déploie aussi de grandes vertus contre les gonflements hydropiques de diverses régions du corps. *Bryonia* convient toutes les fois que la maladie dépend d'un refroidissement, et qu'il y a en même temps constipation, avec gêne de la respiration. *Pulsatilla* est indiquée aussi dans le cas de diarrhée. *Dulcamara* doit être administrée lorsque l'enflure s'est manifestée à la suite d'un refroidissement brusque ; *belladonna*, quand la tumeur crépite sous le doigt. L'œdème des jambes exige *secale cornutum*, alterné avec *arsenicum*, et ensuite *sepia*. On recommande également *indigo*, *china*, *thuja*, *sulphur*, et quand il y a tension dans les articulations, *bryonia*.

ANGINE.

L'angine est le résultat de causes diverses qui irritent violemment les membranes muqueuses des organes de la déglutition et de la respiration, par exemple, un refroidissement à la suite de l'échauffement, quand l'animal boit froid, ou reste exposé à l'action d'un air frais et humide. C'est ce qui rend la maladie commune surtout au printemps, lorsque le temps est froid et humide. Elle peut aussi dépendre de lésions extérieures, de l'ingestion d'aliments âcres, etc.

Les symptômes diffèrent suivant qu'elle attaque les organes de la déglutition ou ceux de la respiration. Dans le premier cas, la déglutition est difficile et douloureuse : l'animal prend bien encore un peu de fourrage, mais il ne le mâche pas, il le laisse bientôt retomber ; et quand il boit, une grande partie du liquide s'écoule par le nez. De la bouche, il s'écoule d'abord une bave abondante, puis, au bout de quelques jours, beaucoup de mucosités ; la langue est souvent tuméfiée, et l'animal témoigne de la douleur quand on examine l'arrière-gorge. Si l'inflammation porte principalement sur les organes de la respiration, surtout le larynx, la membrane muqueuse de la glotte et la partie supérieure de la trachée-artère, c'est moins la déglutition qui souffre que la respiration, notamment l'inspiration : il y a toux sèche, et assez souvent imminence de suffocation. Quand l'inflammation diminue un peu, un mucus abondant et visqueux s'échappe par le nez. Dans les deux cas, l'inflammation des parties externes de la gorge est le symptôme prédominant, et l'on remarque

généralement à l'extérieur un gonflement inflammatoire douloureux au toucher. Pour faciliter sa respiration, l'animal tient la tête tendue en avant et
immobile : le pouls est dur et accéléré, les déjections
sont sèches et dures, et la soif est grande, mais
l'animal ne peut la satisfaire, les boissons refluant
toujours par le nez.

Le premier moyen, dans cette maladie, toujours
assez dangereuse, est *aconitum*, qui généralement
suffit lorsqu'on y a recours à temps; on peut en faire
prendre deux à quatre doses dans l'espace de trois à
quatre heures. Si les organes respiratoires sont spécialement affectés, de manière que la respiration soit
difficile, bruyante, sifflante, ou qu'il y ait une tumeur
douloureuse à l'extérieur, on administre quelques
doses de *spongia marina*. *Hepar sulphuris* s'est montré
fort efficace aussi dans le second cas, et *bryonia* non
moins que lui. Lorsque l'angine affecte plus particulièrement les organes de la déglutition, de manière
que les liquides ne puissent être avalés et reviennent
toujours par les naseaux, le regard étant fixe et farouche, *belladonna* agit comme spécifique. *Capsicum*
convient dans l'inflammation des membranes muqueuses de la gorge, avec quintes de toux, sans
fièvre appréciable. *Antimonium crudum* pourrait aussi
être essayé alors avec succès. Quand une lésion extérieure, coup, heurt, etc., a déterminé la tuméfaction
extérieure et l'inflammation du cou, par suite desquelles est survenue une angine, on fait prendre
quelques doses d'*aconitum*, puis *arnica*, qui suffisent
dans beaucoup de circonstances, à moins que l'inflammation n'ait fait trop de progrès. Si, après que les
symptômes inflammatoires sont dissipés, il reste un

gonflement pâteux au cou, c'est le cas de recourir à *baryta carbonica*, et, quand elle ne suffit pas, à *hepar sulphuris*.

ANOREXIE.

Pour peu que les maladies des bêtes à cornes aient de gravité, elles s'accompagnent presque toutes d'une diminution ou d'une perte absolue de l'appétit. Personne alors ne sera tenté d'attribuer aucune importance à ce symptôme, qui disparaît généralement avec la maladie à laquelle il se rattachait. Mais, assez souvent aussi, le même phénomène s'observe tout à coup sans qu'on aperçoive aucune trace de maladie quelconque. On commence par chercher s'il ne dépendrait pas de la qualité du fourrage ou d'une affection de la bouche, comme inflammation du palais, glossite, ulcérations, aphthes, etc. Quelquefois il tient à une surcharge de l'estomac. Mais, si rien de tout cela n'a lieu, on doit recourir à des médicaments spéciaux.

Le principal est *antimonium crudum*, surtout si l'animal a trop mangé auparavant. Viennent ensuite *nux vomica* et *arsenicum*, dont le premier convient quand il y a constipation, le second quand il y a diarrhée, avec ou sans coliques, et *chamomilla*, lorsqu'il y a de la diarrhée et des tranchées. *Pulsatilla* s'est aussi montrée souvent utile, lorsque le défaut d'appétit était accompagné d'absence de la soif, ou de la diarrhée avec froid aux pieds.

APHTHES.

Cette maladie est assez commune chez les veaux. L'animal qui en est atteint refuse de teter et maigrit. En l'examinant avec soin, on découvre sur la langue et les gencives de petites vésicules, surmontant un tissu ramolli : la bouche est pleine d'une bave de mauvaise odeur et d'écume.

Les moyens à employer sont : *acidum muriaticum*, *acidum phosphoricum* et *borax*. On administre à la mère une couple de doses de *sulphur*. Toucher les aphthes avec le borax ou autre substance ne saurait être d'aucune utilité ; il peut même en résulter une affection de l'estomac.

AVORTEMENT.

L'avortement, très fréquent chez les vaches, est un événement d'autant plus désagréable, qu'outre la perte du veau, il entraine souvent aussi celle de la mère, et que cette dernière, si elle y survit, demeure stérile, ou du moins sujette à de nouveaux avortements. D'ordinaire, il est la conséquence d'une chute ou d'un coup, mais il peut être aussi déterminé par de mauvais soins, des fourrages malsains, une mauvaise étable ; car les vaches, pour arriver à bon terme, ont besoin d'une nourriture saine et surtout non venteuse, d'eau pure pour boire, d'un exercice modéré au grand air, et d'une étable qui ne soit pas trop petite, obscure, encombrée, malsaine. Le mauvais air paraît surtout exercer une grande influence à cet égard ; car l'avortement est bien plus commun dans les endroits bas et marécageux que partout ailleurs. Rarement a-t-il lieu d'une manière brusque : la plupart du temps, il est annoncé par plusieurs symptômes, parmi lesquels on doit signaler l'agitation, l'anxiété, l'abattement de la mère, la diminution soudaine de son lait, et la sortie par le vagin d'un liquide muqueux de mauvaise odeur. Si ces prodromes ont été eux-mêmes précédés d'une violence extérieure quelconque, l'avortement n'en est que plus vraisemblable encore, et il faut se hâter de le prévenir.

C'est pourquoi, à la suite d'un coup ou d'une chute, on administre sans délai une couple de doses d'*arnica*, et, s'il y a eu luxation ou faux pas, *rhux toxicodendron* : les prodromes n'en viennent-ils pas moins à éclater, *pulsatilla* est le principal remède ; après elle, *sabina* et *secale cornutum*. Enfin, si l'avortement a eu lieu réellement, et que le placenta tarde quatre à six heures à sortir, on doit faire prendre *sabina*, ou mieux encore *secale cornutum*, qui d'ordinaire amènent le résultat désiré. On n'aurait recours à la main que dans le cas où ces moyens échoueraient.

BOULIMIE.

L'accroissement excessif de l'appétit annonce toujours une disposition maladive de l'organisme. L'animal maigrit de plus en plus, quoiqu'il mange beaucoup, et souvent il montre de l'avidité pour des choses insolites.

Quelques doses de *pulsatilla*, à chacune desquelles on laisse quatre ou cinq jours pour épuiser son action, sont le principal remède ; après quoi viennent *nux vomica* et *sepia*. Quelquefois la maladie est entretenue par des vers ; on ne saurait alors trop recommander *cina*.

BRULURES.

Le meilleur moyen, tant chez l'homme que chez les animaux, est l'application extérieure de la teinture pure d'*urtica urens*, dont, en besoin, on peut aussi faire avaler quelques gouttes. Pour préparer cette

teinture, on cueille l'ortie au moment où elle va fleurir ;
on enlève les fleurs et les feuilles, on les hache menu,
on les introduit dans un flacon, on verse dessus de
l'alcool, et l'on bouche bien ; au bout de quelques
semaines, on passe à travers un linge, puis, après la
décantation, on filtre à travers du papier joseph.

CALCUL VÉSICAL.

Les bœufs sont souvent atteints de petits calculs vé-
sicaux, qui, s'engageant dans l'urèthre, au moment de
la miction, le bouchent entièrement, et ne permettent
plus à l'urine de sortir. On reconnaît l'accident à ce
que l'animal, bien portant d'ailleurs, se campe souvent pour uriner, sans pouvoir rien rendre malgré tous
ses efforts, sinon au plus quelques gouttes de liquide.
Il devient plus agité de jour en jour, s'éloigne de la
mangeoire, trépigne avec impatience, se frappe de sa
queue, et regarde souvent ses flancs. Au bout de huit
à dix jours, la vessie est tellement distendue qu'elle
crève : après quoi l'animal se remet à manger et à
boire comme auparavant, mais il périt au bout de
quelques jours, parfois seulement de huit ou même de
quinze. Pendant tout ce temps, l'urine s'amasse dans
le ventre, et fait paraître l'animal comme ascitique.

L'opération de la taille, quoiqu'on l'ait pratiquée
nombre de fois avec succès, est toujours aventureuse,
et présente d'ailleurs de grandes difficultés. Après
l'avoir exécutée, il faudrait panser la plaie avec de
l'eau d'*arnica*, administrer quelques doses de cette substance à l'intérieur pour prévenir la fièvre traumatique, et en faire prendre une ou deux de *china*, à
cause de la perte considérable de sang. Le moyen
homœopathique à employer est *uva ursi*, qui prévient

l'inflammation, par conséquent aussi le rétrécissement de l'urèthre, et contribue à favoriser l'expulsion du corps étranger, s'il n'a point déjà passé dans l'urèthre, auquel cas tout secours est en général inutile. On a essayé aussi avec succès *lycopodium*.

CARIE.

La carie est une maladie fort grave et difficile à guérir. Outre le gonflement de l'os, qui presque toujours la précède, et qui souvent même a lieu encore alors qu'il s'est déjà ouvert une plaie à l'extérieur, on remarque, longtemps auparavant, que la partie est fort douloureuse au toucher. *Asa fœtida* et *silicea* sont les principaux moyens à mettre en usage. On a eu recours aussi avec succès à *aurum*, surtout dans la carie à la tête ; *lachesis*, dans celle aux jambes, *acidum nitri*, *sepia*, *iodium* et *sulphur*.

CASTRATION.

La castration, à laquelle des vues économiques imposent l'obligation de soumettre les mâles de l'espèce bovine, produit, chez ces animaux, un grand changement ; les cornes s'allongent, elles se recourbent comme chez la vache ; le col et la nuque s'allongent et se rétrécissent, le cou devient plus grêle, le ventre pendant, les jambes plus longues, les hanches moins saillantes : la voix se perd, et l'animal a moins de force, moins de vivacité. Le meilleur âge pour pratiquer cette opération est celui de deux à quatre ans : faite plus tôt, elle arrête le développement de l'animal ; plus tard, on s'y trouve quelquefois forcé par diverses maladies, ou par la méchanceté de certains taureaux. On commet parfois une erreur, à l'égard de cette opération, soit en la confiant à des gens qui ne la connaissent pas bien, soit en s'y décidant à une époque défavorable, à raison de la santé de l'animal ou de la température de l'atmosphère, qui ne doit être ni trop chaude ni trop froide. S'agit-il d'un animal adulte? il ne faut pas qu'il ait été soumis à la fatigue peu de temps auparavant, et l'on doit veiller à ce que, pendant les huit jours qui précèdent, les aliments qu'il reçoit soient faciles à digérer. C'est une mauvaise habitude que d'arroser d'eau l'animal qui vient d'être châtré, ou de le mener à l'abreuvoir; car de là peut résulter une péritonite, qui ne doit déjà que trop souvent naissance au froid de l'étable, à la surabondance ou à la mauvaise qualité des aliments. On préviendra une foule d'accidents, en faisant prendre à l'animal qui vient de subir la castration quelques doses d'*arnica*, et en lotionnant les plaies avec l'eau d'*arnica*.

CATARRHE PULMONAIRE.

La toux sourde et creuse que certaines bêtes bovines font entendre, surtout après la fatigue, ou quand le temps est rude et qu'on les fait boire froid, est assez fréquemment la suite d'une pneumonie négligée ou mal traitée ; mais on la rencontre aussi dans d'autres maladies, par exemple dans l'hydrothorax.

Les principaux moyens contre elle, ainsi que contre la toux en général, sont : *dulcamara* et *bryonia*, dans la toux qui a succédé à un refroidissement; *nux vomica*, dans la toux sèche et bruyante ; *aconitum* et *arsenicum*, dans celle qui survient chaque fois que l'animal boit froid ; *drosera*, dans celle qui est déjà devenue chronique ; *pulsatilla* et *hyoscyamus*, dans celle qui est sèche et revient souvent par quintes; *chamomilla*, dans la toux sèche, avec diarrhée; *ammonium muriaticum*, *cuprum* et *bryonia*, dans la toux invétérée; et en général *sulphur*, contre beaucoup d'espèces de toux fatigantes et surtout opiniâtres.

CHARBON, Voy. TYPHUS.

CHARBON DE LA LANGUE, Voy. GLOSSANTHRAX.

CHUTE DE LA MATRICE.

Il n'est pas rare, chez les vaches, après une parturition difficile, et dans laquelle des secours manuels ont été administrés sans prudence ou par suite d'efforts que l'animal fait après la mise bas, que la matrice se renverse sur elle-même, et apparaisse au dehors, soit en partie, soit même en totalité, sous la forme d'un très gros corps, de couleur rouge foncé, dont la surface soit couverte d'un grand nombre de boutons rouges, d'aspect satiné, qui sont les cotylédons. En pareil cas, il importe de se hâter, si l'on veut éviter l'inflammation, la gangrène et la mort.

Avant tout, on doit réduire la matrice avec circonspection. Pour cela, on place l'animal de telle sorte qu'il ait les jambes de derrière bien plus élevées que celles de devant; on s'entoure la main d'une toile molle, trempée dans du lait, et peu à peu on fait rentrer l'organe, à la façon d'un doigt de gant, opération plus difficile que ne le croient beaucoup de personnes. Si l'accident n'est pas de fraîche date, que la matrice soit sèche, froide, ou même sale, on commence par la bien laver avec du lait tiède. L'opération terminée, on administre *arnica* intérieurement, et l'on pratique des injections d'eau d'*arnica*, qui conviennent surtout lorsque l'accident a été déterminé par une parturition difficile, ou que les tractions exercées sur l'arrière-faix ont blessé la matrice. Quand il y a fièvre et état inflammatoire, on fait prendre tout de suite une couple de doses d'*aconitum*. Si l'accident a été produit par de grands efforts après le vélage, c'est le cas de recourir à *sepia* et à *platina* ; s'il se déclare peu après la mise bas, surtout la mère étant couchée, on se trouve bien de *china* (deux doses par jour). *Pulsatilla* et *sepia* sont spécifiques, quand la chute de la matrice provient des efforts exercés pour l'expulsion du placenta ; si l'anus s'enfonçait ensuite d'une manière notable, *cocculus*, d'après plusieurs faits, serait fort utile.

CHUTE DU RECTUM.

La chute du rectum arrive quelquefois dans la constipation et dans la diarrhée ; mais peut aussi survenir d'elle-même.

Après avait opéré la réduction de l'intestin, préalablement huilé, on prescrit à l'intérieur *belladona* et *mercurius vivus*, si l'on remarque des symptômes d'inflammation. Quand l'accident a été la conséquence de la violence des efforts déterminés par la constipation, c'est le cas de recourir à *murias magnesiæ*, de même qu'*argilla* convient quand la diarrhée est la cause de l'accident. *Arsenicum* est aussi un moyen très efficace contre celui-ci.

CLAUDICATION.

La claudication n'est pas rare chez les bêtes bovines. Elle peut dépendre d'une distension ou d'un raccourcissement des ligaments et tendons qui entourent l'articulation, ou d'une maladie de celle-ci, causé soit par une lésion extérieure, soit par un rhumatisme, ou enfin de circonstances spéciales. Le traitement varie suivant le siège du mal. La claudication qui tient à l'endolorissement de la sole, est attaquée par *arsenicum*, et celle qui reconnaît pour cause l'introduction d'un corps pointu dans l'onglon cède à *arnica*.

Il existe une espèce particulière de claudication, qui se fait remarquer à la fois par son opiniâtreté, la nature de ses causes et son caractère spécial. La maladie débute généralement par une sensibilité notable de la sole; l'animal ne s'appuie qu'avec peine et circonspection sur ses pieds, que, dans la station, il soulève alternativement l'un après l'autre.

Arsenicum, qui possède en général des vertus spécifiques contre cet état de choses, demeure sans résultat dans beaucoup de cas. Au bout de quelque temps, le mal semble siéger plus particulièrement dans les os longs des membres; car il devient de plus en plus difficile à l'animal de marcher, et surtout de se lever, de sorte qu'il reste étendu par terre, quoique toutes ses fonctions demeurent d'ailleurs dans l'état normal. Un fait digne de remarque, c'est qu'une fois éclatée dans une étable, la maladie en attaque généralement tous les habitants, et qu'elle passe même d'une maison à l'autre. Comme aucun traitement allopathique ne peut rien contre elle, je parviens à la combattre homœopathiquement, à l'aide de *mercurius vivus*, ayant reconnu qu'elle a pour cause un ramollissement des os. Elle débute tantôt dans les membres de devant, tantôt dans ceux de derrière; mais toujours *mercurius vivus* en triomphe aisément et rapidement, lorsqu'elle ne dure pas depuis longtemps déjà; dans ce dernier cas même, il ne manque pas d'efficacité, mais on est obligé de l'employer à doses souvent répétées, et je fus même une fois contraint de l'administrer pendant un mois entier sans interruption. *Cocculus* et *rhus toxicodendron* se montrent aussi parfois fort utiles, et même après la découverte du véritable spécifique, leur administration n'en demeure pas moins couronnée d'un plein succès lorsque la claudication commence par les membres de derrière, et que le mal semble avoir son siège dans le sacrum plutôt que dans les jambes. Quand la claudication débute aux membres de devant, on se trouve bien de *belladona* puis de *mercurius*, si la bête commence par traîner les jambes, celles surtout de derrière, *arsenicum* produit de bons effets; *nux vomica* est également couronnée de succès, lorsqu'à ces symptômes se joint le défaut d'appétit. Mais quand il y a déjà claudication bien prononcée, aucun de ces moyens ne sert à rien, et il n'y a plus de secours à attendre que de *mercurius vivus*. Voy. FRAGILITÉ DES OS.

COLIQUE.

Cette maladie n'est point en général, aussi dangereuse que la météorisation : cependant elle entraîne assez souvent la mort, lorsqu'on ne lui oppose pas les moyens convenables. Elle se déclare, la plupart du temps, après l'ingestion d'aliments difficiles à digérer, et se manifeste alors par la constipation et la soif. Au bout de quelque temps, il survient de la tristesse; l'animal reste presque toujours couché; les cornes, les oreilles et les pieds sont alternativement chauds et froids, mais plus souvent froids; la panse est très gonflée. Plus la constipation se prolonge, plus la douleur devient vive. L'animal a le dos voûté, il gémit, regarde souvent son flanc, gratte des pieds de devant, piétine de ceux de derrière, et meurt enfin, au milieu de grincements de dents.

Les moyens curatifs sont *aconitum* (une ou deux doses), et ensuite *arsenicum* (trois ou quatre doses). S'ils calment un peu les souffrances, mais que la constipation persiste, on administre *nux vomica*, lorsque les matières fécales sont en petites boules dures; *opium*, quand elles sont noirâtres, comme brûlées, et qu'on est obligé de les extraire du rectum avec la main; *plumbum*, dans les cas les plus opiniâtres, où le rectum est vide. On peut aussi essayer *carbo vegetabilis* et *colocynthis*. — Consultez DIARRHÉE et MÉTÉORISATION, car ces deux symptômes se rencontrent quelquafois associés à la colique.

CONSTIPATION.

La constipation survient ordinairement à la suite d'une autre maladie; mais parfois elle existe seule, et alors elle reconnaît le plus souvent pour cause un refroidissement ou un vice d'alimentation.

L'état plus ou moins inflammatoire qui l'accompagne en général, exige que l'on commence le traitement par une dose d'*aconitum*. Le moyen le plus efficace ensuite est *nux vomica*; il est indiqué surtout quand les déjections sont rares, dures, couvertes de mucosités, et que l'animal contracte fréquemment le ventre S'il n'y a pas de soif, c'est le cas de recourir à *china* et à *bryonia*. Cette dernière convient aussi lorsque la constipation a été déterminée par un refroidissement, circonstance dans laquelle il lui arrive souvent d'alterner avec la diarrhée. *Opium* et *argilla* doivent être mis en usage quand l'inaction du tube intestinal fait qu'il ne sort rien du corps, et que l'animal reste couché, quoique ne témoignant pas de douleurs. Dans les constipations très opiniâtres, où le rectum est vide, et aussi lorsqu'il ne sort qu'une petite quantité de matières, qui ne sont pas très dures, *plumbum* ne manque jamais d'être efficace.

CONTUSIONS.

Il n'est pas rare, chez les bœufs d'attelage, que la pression du joug détermine des lésions sur le haut du cou, près du garrot.

Si la peau est entamée, s'il y a plaie, on fomente celle-ci avec de l'eau d'*arnica*, et l'on accorde quelques jours de repos. Quand il n'y a pas plaie, mais seulement tumeur, on emploie l'*arnica* à l'extérieur et aussi à l'intérieur. Lorsque, malgré ce moyen, la tumeur ne se résout pas, ou quand, ayant été négligée, elle a déjà passé à la suppuration, on prescrit *mercurius vivus*, qui la fait promptement ouvrir, puis *silicea*. S'il se produit des croûtes à l'endroit blessé, on administre *thuja* et *sulphur*. *Arsenicum* est spécifique dans le cas d'ulcères à bords durs et renversés. *Bryonia* m'a toujours réussi chez les bœufs jeunes, qui venaient d'être mis au travail.

Arnica, à l'intérieur et à l'extérieur, est le remède capital de toutes les lésions par contusion. *Conium* est celui qu'il faut mettre en usage quand la contusion ou un coup, un heurt, à fait naître des indurations.

CREVASSES.

Les indurations et les crevasses à la peau proviennent, tantôt d'une maladie interne, tantôt, chez les bœufs d'attelage, d'une longue marche dans des terres marécageuses, parfois de l'application inconsidérée des caustiques sur des excroissances spongieuses.

Arnica et *arsenicum*, à l'extérieur, font généralement disparaître le mal, sans qu'on ait besoin de recourir à des moyens internes, surtout lorsqu'il n'est pas ancien. *Spiritus sulphuratus* est spécifique contre les crevasses suintantes ; *sepia*, dans le cas où la peau, sèche et indurée, se détache par grandes plaques, au-dessous desquelles se forment sans cesse de nouvelles crevasses. *Mercurius vivus* s'est montré efficace aussi dans un cas opiniâtre, où il se détachait des lambeaux entiers de parties molles. *Chamomilla, conium, mercurius solubilis* et *acidum phosphoricum* sont d'un grand secours contre les indurations simples de la peau. *Acidum phosphoricum* convient surtout lorsque les points indurés se contractent sous la forme de plis et de rides.

Les crevasses au genou sont, comme toutes les lésions extérieures, traitées par l'eau d'*arnica* : on administre aussi *arnica* à l'intérieur, quand elles sont considérables. Lorsque la rotule a été plus ou moins intéressée, *symphytum* est le moyen à mettre en usage. Les abcès au genou, suites d'une lésion négligée de cette région du membre, se traitent comme les abcès des autres parties du corps.

CROUTES DE LAIT.

On nomme ainsi, chez les veaux, un exanthème particulier, qui consiste en de petites pustules blanches développées à la tête, principalement autour de la bouche, au nez, aux yeux et aux oreilles. Ces pustules, plus rares au cou et à d'autres parties du corps, laissent suinter un liquide visqueux, qui, en se desséchant, produit une croûte farineuse, d'un blanc bleuâtre. Cette éruption diffère de la gale en ce qu'elle cause peu ou point de démangeaisons, et que les croûtes ont beaucoup plus d'épaisseur. Elle est très contagieuse. Quoiqu'elle n'entraîne pas de danger par elle-même, elle fait quelquefois maigrir l'animal, le renouvellement continuel des croûtes amenant un épuisement général et la diarrhée.

Dulcamara en est le principal remède; parfois on est obligé de l'alterner avec *veratrum*. Il faut administrer *sulphur*, à titre de traitement consécutif.

CYSTITE.

L'inflammation de la vessie est rare chez les bêtes bovines, et elle doit naissance tantôt à un refroidissement, tantôt à des coups sur la région lombaire. L'animal se tient presque toujours le dos voûté : lorsqu'on appuie sur les lombes, il témoigne de la douleur, et cherche en gémissant à échapper à la pression. La démarche est roide, et la bête, en restant debout, s'appuie tantôt sur un côté du corps, tantôt sur l'autre. Il éprouve des envies fréquentes d'uriner, mais sans résultat, car il ne rend que quelques gouttes d'urine d'un rouge foncé. Ses déjections sont rares et dures, elles ne sortent qu'avec de vives douleurs. Il n'y a point d'appétit ni de rumination, mais la soif est vive; tout l'extérieur de l'animal annonce une grande anxiété, et les yeux sont très saillants.

Dans la plupart des cas, on obtient la guérison par *cantharides*, qu'on fait précéder d'une couple de doses d'*aconitum*, à de courts intervalles. *Aconitum* suffit même quelquefois à lui seul, tandis qu'ailleurs des doses répétées de *cantharides* échouent : il faut alors recourir à *hyoscyamus*. Si la maladie a été déterminée par un coup sur la région lombaire, elle cède à *arnica*.

DENTS BRANLANTES.

Cette affection, très commune chez les bêtes bovines, les gène beaucoup pour manger.

Carbo vegetabilis jouit d'une grande efficacité contre elle. S'il y a en même temps salivation, ce qui arrive presque toujours, et sensibilité des gencives, on administre *mercurius vivus*. On dit que *mercurius solubilis* a produit de bons résultats dans le premier de ces deux cas, et *staphysagria* dans le second.

DIABÈTE.

Les causes ordinaires sont un refroidissement, ou des aliments humides, couverts de givre ou gelés.

Dans cette maladie des voies urinaires, l'animal rend une quantité incroyable d'urine sucrée, d'abord claire comme de l'eau, puis ayant un reflet verdâtre : il éprouve une grande soif, mais les urines qu'il rend sont hors de proportion avec l'eau qu'il boit ; peu à peu, il s'affaiblit, et l'émission de l'urine ne se fait pas sans difficulté. Enfin la fièvre hectique survient, et l'animal est perdu sans ressource, si l'art n'intervient pas à temps.

Les moyens à mettre en usage sont *lycopodium* et *mercurius vivus*.

DIARRHÉE.

La diarrhée est plus commune chez les bêtes âgées et les veaux à la mamelle, que chez les individus d'âge moyen, où elle a généralement peu d'importance, surtout quand elle paraît au printemps, à l'époque où l'on envoie les troupeaux aux champs. Les causes ordinaires sont de mauvais aliments (fourrage vert chez les bêtes qui n'y sont point accoutumées, pommes de terre gelées, etc.), ou des influences atmosphériques (refroidissement brusque, humidité de l'air), ou la mauvaise qualité des eaux qui servent de boisson. La maladie se présente sous deux formes, aiguë ou chronique.

La *diarrhée aiguë*, qui, la plupart du temps, succède à un refroidissement, est accompagnée de fortes coliques, d'une grande agitation et d'une soif vive. Les excréments, très liquides, colorés en vert et fétides, sont mêlés de fourrage non digéré; l'animal maigrit peu à peu, quand le mal se prolonge, et assez souvent même il y succombe.

La *diarrhée chronique*, d'ordinaire sans douleurs, succède fréquemment à la forme aiguë, et parfois elle dépend du mauvais état des voies digestives.

La guérison s'effectue par des moyens divers.

Dans la *diarrhée aiguë*, on fera bien de commencer par une couple de doses rapprochées d'*aconitum*; après quoi, dans la plupart des cas, *arsenicum* et *ipecacuanha* sont fort efficaces. La diarrhée causée par un refroidissement cède souvent à *aconitum* seul, de même que celle qui provient d'un écart de régime, à *arsenicum*. Si, dans ce dernier cas, il y a aussi défaut d'appétit, et qu'*arsenicum* ne procure pas guérison, on administre *pulsatilla*, ou, quand il y a répugnance absolue pour les aliments, *antimonium crudum*, surtout lorsque la diarrhée alterne périodiquement avec la constipation. Y a-t-il des déjections fréquentes, sans douleurs, on a recours à *rheum*. *Asarum* convient si elles sont liquides, et parfois mêlées de mucus sanguinolent.

A la *diarrhée chronique*, outre *china, sulphur, cha-*

momilla, et *veratrum*, qui ont été utiles plus d'une fois, on oppose *acidum phosphoricum*, *bryonia*, *calcarea acetica*, *dulcamara*, *magnesia carbonica*, *petroleum* et *phosphorus*. La diarrhée est ordinairement accompagnée d'un état morbide général, eu égard auquel on choisit, entre ces divers moyens, celui qui convient le mieux.

Sulphur et *arsenicum* sont les principaux remèdes de la diarrhée chez les veaux.

DYSENTERIE.

La dysenterie, inflammation du gros intestin, est tantôt légère, tantôt au contraire fort intense, et, dans ce dernier cas, lorsqu'on ne l'attaque pas à temps, elle exerce souvent de grands ravages parmi les plus beaux troupeaux. Son apparition est parfois précédée de coliques ou de diarrhée; mais il lui arrive aussi de se manifester brusquement par des tranchées, qui arrachent des gémissements aux animaux, et abattent leurs forces avec une promptitude extraordinaire. Fréquemment, il y a ténesme : l'animal rend d'abord des excréments liquides, puis de simples mucosités mêlées de sang, et le rectum apparaît au dehors, d'un rouge foncé, chaud et tuméfié. En général, la maladie ne règne qu'au printemps et en automne; elle se manifeste surtout par l'influence des changements brusques de température. On la remarque de préférence chez les bœufs amenés de loin, qui ont fait des marches forcées, pendant lesquelles ils n'ont trouvé qu'une nourriture insuffisante, mauvaise, ou inaccoutumée.

Légère, la dysenterie ressemble à une diarrhée intense, et réclame les moyens qui ont été indiqués à l'article DIARRHÉE. Plus violente, elle ressemble beaucoup au typhus, avec lequel on la confond fréquemment : la seule différence consiste en ce qu'elle n'est point contagieuse, en ce qu'elle dépend de causes météorologiques et autres, en partie inconnues.

Après quelques doses d'*aconitum*, on administre *arsenicum*, surtout lorsque les déjections sont liquides ou de couleur verdâtre. Cependant *mercurius vivus* est le principal remède de cette maladie, notamment lorsqu'elle se montre sous forme épidémique, ce qui n'est pas rare au printemps et au commencement de l'été, quand des journées très chaudes alternent avec des nuits froides. Ce moyen est indiqué d'une manière spéciale quand les gencives sont pâles et spongieuses, les dents branlantes, la bave visqueuse et fétide, qu'il y a des efforts fréquents pour fienter, avec émission de vents fétides, et déjection de matières peu abondantes, mêlées de mucosités, qui prennent bientôt une teinte de gris verdâtre ou de brun cannelle, ou qui, accompagnées de mucosités et de sang, sortent sous forme liquide, à la suite de grands efforts ; le ventre est tuméfié et douloureux au toucher, ainsi que la région lombaire ; le rectum fait saillie hors de l'anus, il se boursoufle, et il est sensible au plus haut degré.

Chez les veaux, la diarrhée, accompagnée d'amaigrissement et de perte d'appétit, prend très souvent le caractère dysentérique ; l'animal rend à chaque instant des matières liquides, verdâtres ou jaunâtres. *Pulsatilla* est spécifique en pareil cas. On s'est bien trouvé aussi de *Chamomilla*, et quand les déjections étaient blanches, de *mercurius vivus*.

EAUX AUX JAMBES.

Les eaux aux jambes se voient quelquefois, chez les

bêtes à cornes, principalement chez les bœufs de trait.
A l'articulation du boulet, ou au-dessus, apparaît une
tumeur chaude et douloureuse, qui rend les mouvements roides, ou cause la claudication ; au bout de
quelques jours, il en découle un liquide aqueux, qui
imbibe les poils et les réunit en faisceaux. La claudication va toujours en croissant, il se forme des gerçures, et le pus est tellement âcre qu'il détruit des
lambeaux entiers de peau et de parties molles. On
voit même parfois se développer sur la tumeur des
fics, qui saignent au moindre attouchement, et exhalent sans cesse un ichor fétide.

Thuja est spécifique contre cette maladie ; une ou
deux doses suffisent souvent pour la guérir. Les fics
sont arrosés deux fois par jour avec la teinture pure
de *thuja*.

EFFORT D'ÉPAULE.

Cette lésion, qu'on n'observe en général que chez
les bœufs de trait, peut être produite, soit par de trop
grands efforts, des faux pas, des glissades, soit par des
violences extérieures qui agissent sur l'articulation de
l'épaule, soit enfin, et plus fréquemment peut-être,
par une cause rhumatismale. Le membre malade ne
se meut pas aussi librement que les autres ; l'animal
ne le remue qu'avec peine, en le traînant, en fauchant ; il ne le lève pas assez lorsqu'il s'agit de franchir une élévation, par exemple le seuil d'une porte ;
et, dans l'état de repos, il le porte ordinairement en
avant, de sorte que le poids du corps pèse davantage
sur celui du côté opposé. La plupart du temps, l'articulation de l'épaule est douloureuse au toucher, et
fréquemment aussi elle est chaude.

Le spécifique, principalement dans l'effort d'épaule par cause rhumatismale, est *ferrum muriaticum*, à la troisième dynamisation, qui ne manque jamais son effet même quand la maladie est ancienne. J'ai vu les dynamisations plus élevées produire de moins bons résultats. On dit que *veratrum* s'est montré effi-cace aussi en pareille circonstance. Lorsque la mala-die a été produite par un effort de tirage, un faux pas, une glissade, on lui oppose *rhus toxicodendron*, et quand elle reconnaît pour cause une violence exté-rieure, *arnica*. Si ce dernier échoue, et qu'on puisse penser que les parties osseuses ont reçu quelque atteinte, il faut recourir à *symphytum*, extérieurement et intérieurement. On emploie *aconitum*, lorsqu'il y a inflammation, et *aconitum* suivi de *bryonia* lorsque l'accident est survenu à la suite d'un refroidissement. Le plus grand repos possible est nécessaire pendant toute la durée du traitement.

EFFORT DE HANCHE.

L'effort de hanche consiste principalement dans l'impossibilité de mouvoir le train de derrière et les membres postérieurs. Les symptômes suivants le caractérisent ; l'animal mange d'une manière régu-lière, mais il boite du train de derrière, et traîne en fauchant ses membres postérieurs, qu'au repos il écarte autant que possible l'un de l'autre. Si la ma-ladie est portée à un plus haut degré, il ne peut ni rester debout, ni marcher, et se laisse tomber. Il lui est impossible de se relever. Quelquefois on remarque une tuméfaction chaude et douloureuse à la région lombaire. Tantôt la maladie est rhumatismale, et la conséquence d'un refroidissement brusque, tantôt elle dépend de causes extérieures, telles que coups sur les lombes, efforts de tirage, glissades, etc.

Dans ce dernier cas, on emploie *arnica* (à l'extérieur et à l'intérieur), et *rhus toxicodendron* ou *symphytum*, s'il y a lésion des os ou du périoste. Existe-t-il une tuméfaction inflammatoire, c'est le cas d'administrer *aconitum*, alterné avec *bryonia*. *Cocculus* est aussi un excellent moyen. *Nux vomica* est spécifique contre l'effort de hanche chez les veaux.

EFFORT DE REINS.

Les causes sont les mêmes que dans les deux cas précédents ; seulement, les violences extérieures, les efforts, les glissades ont ici plus d'influence encore. Les symptômes diffèrent également peu de ceux qui caractérisent l'effort de hanche. Quand la maladie a beaucoup d'intensité, l'animal ne peut lever le train de derrière, ce qui fait qu'il reste toujours couché, quoique bien portant d'ailleurs et jouissant d'un bon appétit. Quelquefois il survient à la région lombaire une tuméfaction qui cause de vives douleurs quand on y touche.

Les principaux moyens à mettre en usage sont *rhus toxicodendron*, *cocculus*, *bryonia* et *ledum* ; si la tumeur existe, on emploie *aconitum*, alterné avec *bryonia*. Lorsque l'effort dépend d'un coup ou d'un heurt, on lui oppose *arnica* et *symphytum*, et s'il s'agit d'un veau, *nux vomica* et *pulsatilla*.

ENCÉPHALITE.

L'inflammation du cerveau éclate le plus souvent d'une manière rapide, sous l'influence d'un soleil ardent, d'un changement brusque de température, ou d'un coup sur la tête. Tantôt elle apparaît tout à coup, et tantôt elle s'annonce par certains prodromes, tels que vertige, incertitude de la démarche, ivresse, abattement. La tête est pendante, les yeux sont brillants et saillants, la tête, les oreilles et les cornes sont chaudes, le poil est hérissé, l'appétit nul. L'animal devient furieux, il frappe de la tête contre les murailles, arrache ses liens, et éprouve des convulsions dans diverses parties du corps. En liberté, il court de tous côtés, puis, au bout de deux ou trois jours, semble éprouver quelque relâche, et meurt subitement. Parfois l'encéphalite se termine par l'hydropisie cérébrale, ce qui fait qu'on doit la surveiller dès le principe, et même, après qu'elle est guérie, ne pas perdre le malade de vue pendant quelque temps.

Aconitum est le premier et le principal moyen, tant que la maladie n'a point encore pris son entier développement. On l'administre à doses fréquentes, séparées par de courts intervalles. Lorsqu'il y a chaleur à la bouche, aux yeux, aux cornes, que l'animal appuie sa tête contre la muraille ou la mangeoire, ou que, triste et presque sans connaissance, il la tient pendante ; le médicament qui convient le mieux ensuite est *belladonna*, également à doses répétées, surtout lorsque le regard est furieux, avec gonflement des vaisseaux de la tête et battement de ceux du cou. *Sulphur* doit être administré à titre de traitement consécutif. *Hyoscyamus* est indiqué surtout quand *belladonna* ne suffit pas, ce qui arrive rarement. S'il survient tout à coup du calme, de la stupeur, de la somnolence, ou si la maladie a été causée par l'insolation, on prescrit *opium* sans délai. *Veratrum* est spécifique dans le cas où l'animal se jette et se dresse contre la muraille.

ENFLURE DE LA CUISSE.

Arnica, à l'intérieur et à l'extérieur, est un moyen éprouvé contre cet accident, lorsqu'il a été produit par une contusion. *Conium* convient également. Si l'enflure est chaude et tendue, c'est le cas d'employer *bryonia* : si elle est pâteuse, on a recours à *china* et *arsenicum*, suivis de *sulphur*, au bout de quelque temps.

ENFLURE DES GENOUX.

L'enflure des genoux n'est pas rare chez les bêtes bovines, à cause de la manière dont elles s'y prennent pour se dresser sur leurs pattes. Le genou, quand il a éprouvé une contusion, devient chaud, douloureux, enflammé, tuméfié, ce qui gêne beaucoup l'animal, tant pour marcher que pour se coucher et se lever.

L'eau d'*arnica*, fréquemment employée dès le début, ne manque jamais de dissiper le mal en très peu de temps. Si celui-ci est ancien, on lui oppose *china*, quand la tumeur est douloureuse ; *pulsatilla*, lorsqu'elle ne l'est pas. *Silicea, lycopodium* et *sulphur* ont été employés aussi avec succès dans les cas opiniâtres. Voy. ÉPONGE.

ENFLURE DE LA TÊTE.

Il n'est pas rare que la tête enfle chez les bœufs, soit par suite d'un refroidissement, soit par l'effet d'une prédisposition maladive interne.

Aurum et *belladonna* sont les principaux moyens à mettre en usage. On emploie *baryta carbonica*, quand

la tuméfaction est dure et lardacée ; *arnica* (à l'intérieur et à l'extérieur), quand elle a été occasionnée
par la pression du joug.

ENFLURE DU PIED.

Arnica est spécifique dans l'enflure du pied, résultat
d'une lésion extérieure, et *symphytum*, dans celle qui
s'accompagne d'une lésion des os. L'un et l'autre
doivent être employés tant à l'extérieur qu'à l'intérieur. Si le mal a été causé par un refroidissement,
on met en usage *dulcamara*. Quand la tuméfaction
est chaude et tendue, on emploie *bryonia*. L'enflure
qui se dissipe par le mouvement et revient pendant
le repos, exige *rhus toxicodendron* et *arsenicum*. Il
faut recourir à *thuja* si elle avoisine l'articulation du
boulet ; à *squilla*, si elle est accompagnée de chaleur
aux onglons ; à *arsenicum*, si la sole est douloureuse.

ENTÉRITE.

L'entérite, qu'accompagne souvent la gastrite, est
une maladie presque toujours dangereuse, et fréquemment mortelle, qui d'ordinaire éclate d'une
manière soudaine, sans prodromes. L'animal montre
tout à coup un grand abattement et une vive anxiété,
avec perte totale de l'appétit ; il a une soif ardente ;
sa respiration est profonde ; il gémit, tremble, gratte
des pieds de devant, frappe de ceux de derrière,
regarde souvent son ventre, courbe son dos, se
couche à chaque instant, se relève aussitôt, grince
des dents, et éprouve presque toujours de la constipation, ou ne rend que des crottins ronds, durs et
rares. Les yeux sont rouges et brillants, les oreilles
froides, ainsi que les cornes et les pieds ; le ventre

est ordinairement un peu gonflé, et douloureux au moindre attouchement. Le pouls est fréquent, souvent à peine sensible, quoique le cœur batte avec force. Le corps se couvre d'une sueur froide. Enfin, le calme paraissant se rétablir, l'animal se met à trépigner et à remuer la queue, signes annonçant que l'inflammation est passée à la gangrène ; la mort ne se fait pas attendre longtemps. La maladie dure deux à cinq jours. Le refroidissement, l'excès de nourriture, surtout de fourrage sec, des aliments de mauvaise qualité, des coups sur le ventre, etc., en sont les causes les plus ordinaires.

On administre *aconitum*, à doses répétées toutes les quinze ou vingt minutes, jusqu'à ce que les symptômes les plus saillants de l'inflammation aient disparu. Si le but n'est point atteint au bout de quelques heures, ou si, malgré une amélioration notable, il reste encore des douleurs, on donne *arsenicum*. Ce médicament, alterné avec *aconitum*, a parfois, dit-on, produit de bons effets. Il convient surtout quand la maladie a été produite par des boissons froides, ou par la mauvaise qualité des fourrages et le trouble de la digestion. Lorsque *aconitum* et *arsenicum* échouent, il faut recourir à *carbo vegetabilis* et à *rhus toxicodendron*.

ENTORSE.

Résultat d'un faux pas, l'entorse entraîne une claudication plus ou moins sensible, et quand elle est forte, une tuméfaction chaude au voisinage de l'articulation du pied.

L'accident, lorsqu'il est de fraîche date, cède promptement à *arnica*, employé tant à l'extérieur qu'à l'in-

térieur. Dans le cas contraire, ou s'il y a dès le principe beaucoup de douleur, de gonflement et de claudication, on emploie *rhus toxicodendron* et surtout
ruta, qui possède alors des vertus spécifiques.

ÉPILEPSIE.

L'épilepsie, très rare chez les bêtes bovines, a de-
prime abord quelque ressemblance avec le vertige,
dont néanmoins elle diffère essentiellement. Dans le
vertige (*Voy.* VERTIGE), l'animal chancelle tout à
coup, se laisse tomber, et reste étendu sans connaissance. La même chose arrive dans l'épilepsie ; mais
l'animal qui s'est laissé tomber, soit tout à coup, soit
après quelques mouvements convulsifs, ne reste pas
tranquille à terre ; il y est pris de convulsions, tourne
les yeux, frappe des pieds, et serre les mâchoires
l'une contre l'autre ; de sa bouche s'échappe une
bave écumeuse, souvent mêlée de fourrage qui re-
monte de la panse. Quelquefois, au premier instant,
il beugle et se plaint beaucoup ; dans d'autres cas, il
reste en repos. L'accès dure en général plus que ceux
du vertige, parfois trois quarts d'heure à une heure,
et revient après un laps de temps plus ou moins long.
Lorsqu'il est passé, l'animal se relève tout à coup,
regarde autour de lui, se met à manger, et paraît en
pleine santé. Les accès d'épilepsie ne sont pas sans
danger pour lui, car il peut se blesser en tombant, et
on l'a même vu périr sur le coup. La maladie est
héréditaire.

Quelques doses d'*aconitum* sont le premier moyen à
mettre en usage ; après quoi, on administre *stramonium,* et si l'accès reparaît, *belladonna.* On peut aussi
avoir recours à *hyoscyamus* (surtout si les accès sont

accompagnés de violents mouvements des cuisses), à *cocculus* et *calcarea carbonica*. On fera bien d'essayer quelques doses de *camphora* par semaine, pour prévenir le retour des accès. Si la maladie dépend de vers, comme on l'a vu quelquefois, *cina* en est le spécifique.

ÉPONGE.

On désigne sous ce nom une tumeur ronde, spongieuse, qui se développe au genou des jambes de devant, le plus souvent à la suite d'une lésion mécanique. En général, cette tumeur est d'abord chaude et douloureuse ; mais, avec le temps, elle devient froide et indolente.

Lorsqu'elle est récente, on la guérit quelquefois par *arnica*, à l'extérieur et à l'intérieur; si elle ne cède pas, ou si avant ce traitement elle était déjà complétement développée, on la combat par *chamomilla*; s'il y a déjà induration, c'est *conium* et *ledum* qu'on doit employer. L'éponge invétérée exige *sulphur*, *antimonium crudum*, *petroleum* et *sepia*; celle qui cause des démangeaisons et de la douleur, *iodium*, *rhus toxicodendron* et *pulsatilla* alternés avec *conium*. Lorsqu'elle commence à suinter, *silicea* est spécifique. *Arnica*, *silicea* et *chamomilla* ont procuré la guérison dans un cas où l'éponge avait été maladroitement ouverte. Pendant le traitement, comme aussi pour prévenir la maladie, il faut donner à l'animal une litière douce et suffisante.

EXANTHÈMES.

Un exanthème est une maladie plus ou moins opiniâtre, qui se manifeste sous des formes très variées (taches, tubercules, vésicules, écailles, croûtes), et tantôt constitue une affection purement locale, tantôt se rattache à un état morbide intérieur.

Le plus sûr moyen de guérir et de prévenir toutes les maladies exanthématiques est de recourir aux remèdes appelés *isopathiques*, qui prennent le nom d'*autopsoricum* lorsqu'on les prépare avec le principe morbifique fourni par l'animal lui-même. Mais d'autres moyens encore, qui ont reçus l'épithète d'*antipsoriques*, et parmi lesquels figure le soufre, sont d'une assez grande efficacité à cet égard.

Dans toutes les maladies chroniques, on doit s'attacher à la psore qui les détermine. On fera donc bien de commencer et de terminer le traitement par quelques doses de *sulphur*, s'il n'y a point de contre-indications spéciales. Au bout d'environ quinze jours, on administre l'*autopsoricum*; puis, au bout du même laps de temps, le médicament qui s'accorde le mieux avec l'état actuel du malade; après quoi on revient à l'*autopsoricum*, et ainsi de suite. On laisse agir le dernier *autopsoricum* plus longtemps que les autres, et l'on termine le traitement par *sepia* et quelques doses de *sulphur*, ou par *sulphur* seul, suivant les circonstances.

Comme cette marche ne réussit pas toujours, on est obligé de recourir à d'autres moyens. *Staphysagria* et *dulcamara* sont ceux qu'on emploie le plus souvent, après une couple de doses de *sulphur*; *staphysagria* convient surtout dans les éruptions dartreuses accompagnées de prurit, notamment pendant la nuit; *dulcamara*, dans les éruptions vésiculeuses remplies d'un liquide jaunâtre, celles principalement qui succèdent à un refroidissement brusque, comme aussi dans les dartres sèches et furfuracées. *Mezereum* est spécifique dans les tubercules pruriteux, avec rougeur à la peau; *arsenicum*, dans les éruptions accompagnées de diarrhée périodique ou de défaut d'appétit et de trouble de la digestion; *thuja*, dans celles qui surviennent au bas des membres.

FIÈVRE INFLAMMATOIRE.

Lorsqu'une inflammation interne ou externe a une certaine étendue, elle est généralement accompagnée d'une fièvre plus ou moins intense. Dans ce cas, le pouls est fréquent et dur, la bouche sèche et chaude, les déjections dures, sèches et rares, l'urine rare, les oreilles chaudes, ainsi que les cornes et les pieds. L'animal a peu d'appétit, ou ne mange que du vert, et éprouve une grande soif. Ordinairement il est plus malade le soir que le matin.

Le principal moyen est *aconitum*, qu'on doit répéter à des intervalles d'autant plus rapprochés que la maladie a plus d'intensité, par exemple toutes les huit à quinze minutes dans les cas fort aigus, et qu'il faut continuer jusqu'à ce que le calme soit rétabli d'une manière notable. Dans les maladies inflammatoires externes, spécialement celles qui proviennent d'une lésion traumatique, *aconitum* convient non seulement pour prévenir la fièvre, mais encore pour la guérir quand elle a déjà éclaté, et qu'elle n'a point encore fait de progrès. Cependant, malgré la grande efficacité d'*aconitum*, il ne suffit pas, dans beaucoup de cas, pour procurer une guérison complète, de sorte que, suivant l'individualité de l'inflammation, on doit aider son action par celle de divers autres moyens; *belladonna*, dans l'encéphalite; *spongia marina*, dans l'angine; *bryonia*, dans la pneumonie et la péripneumonie; *arsenicum* et *rhus toxicodendron*, dans l'entérite; *cantharides*, dans la cystite et la néphrite, etc.

FIÈVRE DE PARTURITION.

A la suite d'une parturition difficile, ou par l'effet d'un mauvais régime, d'un refroidissement, etc., il arrive quelquefois, surtout chez les vaches grasses, qu'un ou plusieurs jours après la mise bas, on voie éclater cette maladie extrêmement dangereuse, qu'accompagne d'ordinaire une inflammation du péritoine, des intestins, de la matrice, et qui, lorsqu'on n'y apporte pas de prompts secours, se termine par la mort au bout de trois à cinq jours. L'animal est triste, il commence à trembler, ne mange plus, ne rumine pas, éprouve une grande soif, ne reste point en repos sur ses pattes de derrière, chancelle, et veut à chaque instant se coucher, quoique le mal de ventre et le gonflement des parties génitales l'obligent tout de suite à se relever. Bientôt survient la paralysie du train de derrière, et il ne lui est plus possible de se lever. Alors il mugit et se plaint sans cesse, les mamelles s'affaissent, la sécrétion du lait s'arrête, les oreilles, les cornes et les pattes se refroidissent, l'œil est fixe, le regard farouche. Il y a souvent tuméfaction du ventre, chaleur et enflure des mamelles. En général, l'arrière-faix est resté dans la matrice, d'où s'échappe un ichor infect. Tous ces symptômes se succèdent avec une grande rapidité.

La première chose à faire est d'administrer, dans l'espace de quelques heures, trois à quatre doses d'*aconitum*, qui d'ordinaire procurent un calme sensible. Ensuite on peut recourir à *pulsatilla* et à *nux vomica*.

12.

Belladonna est aussi un excellent moyen, surtout dans le cas d'enflure très douloureuse du ventre et de rétention du placenta. *Chamomilla* rétablit la sécrétion du lait. La paralysie du train de derrière, si elle ne cède pas à *nux vomica*, qui en est la plupart du temps le spécifique, disparaît sous l'influence de *rhus toxicodrendron*.

FIÈVRE NERVEUSE.

Cette maladie règne quelquefois épizootiquement, et cause de grands ravages par contagion. Les animaux perdent l'appétit, ils deviennent tristes et perdent leurs forces ; la langue, la bouche et le nez sont secs ; les membres sont pris de convulsions, il y a parfois de violents spasmes, les animaux chancellent, tombent comme frappés d'épilepsie, quittent rarement rarement leur litière, et refusent ordinairement de boire. Au début, les déjections sont sèches ; mais, au bout de quelque temps, elles s'amollissent, et les aliments finissent par passer indigérés, la langue devenant sale, et la bouche laissant échapper une abondante salive de mauvaise odeur. Les mouvements fébriles ont lieu d'ordinaire le soir.

Bryonia, deux fois par jour, est le moyen qui convient le mieux à tout l'ensemble de la maladie. On donne *acidum muriaticum*, quand il y a grande faiblesse, gémissements et sécheresse de la bouche : *arnica*, lorsque l'animal reste étendu sans mouvement et sans connaissance ; *stramonium* et *hyoscyamus*, si l'on observe des convulsions partielles ; *belladonna*, dans les mêmes circonstances, lorsqu'en même temps l'agitation est grande, ou le regard farouche ; *arsenicum*, si les déjections sont diarrhéiques, aqueuses ; *veratrum*, dans le cas de diarrhée, comme aussi dans celui de constipation, avec froid des extrémités ; *china*, *argilla*, et *sulphur*, lorsque les aliments sortent indigérés ; *helleborus*, quand il y a salivation. Quel que soit celui de ces moyens qu'exige tel ou tel des symptômes existants, il faut toujours administrer *bryonia*, tant que dure la fièvre. Une dose de *veratrum* est indiquée lorsque la maladie, après avoir été vaincue, laisse un état de faiblesse à sa suite.

FISTULES.

Le spécifique contre toutes les espèces de fistules est *pulsatilla*, dont ordinairement trois ou quatre doses (une tous les trois à quatre jours) suffisent pour procurer une guérison complète.

FONGUS.

Thuja sert à combattre les excroissances fongueuses que le frottement de la chaîne fait parfois naître à la base des cornes. Si elles proviennent de la pression du joug, on leur oppose *arsenicum*, et quand elles se développent au garrot, on les attaque par *chamomilla*, qui est surtout spécifique lorsqu'il y a en même temps des glandes indurées. Si, comme il arrive quelquefois, la tumeur s'ouvre, on la traite comme un abcès ordinaire. A l'extérieur, on emploie surtout *arnica* et *arsenicum*. *Phosphorus* convient contre les fongus d'un rouge de feu, et *sepia* contre les excroissances près des onglons.

FRACTURE DES CORNES.

Il n'est pas rare que les bêtes bovines se cassent une corne ; de là résulte une forte hémorrhagie.

On arrête l'hémorrhagie par des fomentations d'eau d'*arnica*. Quelquefois on réussit à faire reprendre la corne, en la remettant sur-le-champ en place, attachant l'animal seul à un pieu, de manière qu'il ne puisse se frotter contre rien, et lui administrant à l'intérieur d'abord *arnica*, puis plus tard *symphytum*, alterné avec *squilla*. Mais la plupart du temps on n'y parvient pas, surtout quand la corne était refroidie. Alors on enveloppe le moignon avec des linges imbibés d'eau d'*arnica*, qu'on renouvelle fréquemment, et l'on fait prendre à l'intérieur tous les deux jours une dose d'*arnica*, ou une de *symphytum*, si l'os a été aussi fracturé. On assure qu'une double dose de *squilla* a été fort utile également en pareil cas. La guérison s'effectue avec facilité.

FRACTURE DES OS DES ILES.

Les bêtes bovines se fracturent fréquemment les os des îles, accident qui entraîne rarement des suites fâcheuses.

On oppose à cet accident *symphytum*, tant à l'extérieur qu'à l'intérieur. S'il y a beaucoup de chaleur, d'inflammation et de gonflement, on administre avec avantage quelques doses d'*aconitum* et d'*arnica*.

FRAGILITÉ DES OS.

Cette maladie, que l'on rencontre surtout chez les bêtes bovines qui fréquentent des prairies marécageuses, a pour résultat des fractures, notamment aux jambes, lorsque l'animal saute, ou seulement qu'il se lève brusquement. On l'a vue parfois constituer une véritable épizootie. Nul autre symptôme de maladie ne l'accompagne dans certains cas; mais souvent il y a faiblesse générale, et sensibilité douloureuse aux jambes. L'animal aime à rester couché, il ne se lève qu'avec peine et en gémissant : un moment même arrive où il ne le peut plus, où il retombe dès qu'il essaye de le faire, se cassant fréquemment alors soit une côte, soit une jambe. Les vaches continuent d'abord de donner du lait, mais la sécrétion ne tarde pas à diminuer; il y a amaigrissement général, le poil se pique, et la mort a lieu par consomption. Les os sont très mous et très cassants; on peut les couper au couteau. La moelle de l'os est sèche, ou réduite en une substance huileuse.

Je suis toujours parvenu à guérir cette singulière maladie par *mercurius vivus*. Deux ou trois doses suffisent souvent, quand elle est récente : dans le cas contraire, il faut insister pendant plusieurs semaines sur ce médicament, malgré l'amélioration que procurent les premières doses. Voy. CLAUDICATION.

GALE.

Dans la *gale sèche*, les animaux ont une grande tendance à se gratter, à se frotter les uns contre les autres, ce qui use ensuite leur poil. Ils répètent cet acte jusqu'à s'excorier la peau et se faire saigner. Les parties exposées au frottement ne tardent pas à se dépouiller de leurs poils : la peau y est rugueuse, sale, poudreuse, ou bien l'on y remarque de petites ulcérations superficielles, entourées d'écailles furfuracées. Au-dessus de ces écailles se trouvent de petites pustules qui, après s'être ouvertes, représentent des ulcères rongeurs. Le liquide sécrété est limpide, et il s'épaissit bientôt, de manière à former des croûtes qui s'empilent les unes sur les autres. Cette espèce de gale attaque de préférence les bêtes maigres, mal nourries et âgées. Elle siège de préférence à la tête, à la nuque, aux épaules, aux hanches et à la queue.

La *gale humide* s'annonce par des ulcères d'une plus grande étendue, qui, pénétrant profondément dans la peau, sécrètent un ichor rougeâtre, et se couvrent de croûtes plus épaisses que celles de la variété précédente. On la voit au cou et à la base de la queue, mais parfois aussi elle s'étend par tout le corps. Les poils tombent, la peau se fendille, et l'animal, si on l'abandonne, tombe dans le marasme, ou devient hydropique.

Quelques doses de *sulphur* (une par jour) sont le premier moyen à mettre en usage. Ensuite on administre *staphysagria*, surtout quand il y a des éruptions comme dartreuses, avec prurit pendant la nuit. *Dulcamara* convient dans l'éruption vésiculeuse, avec sérosité jaunâtre, qui survient volontiers à la suite d'un refroidissement brusque, et qu'accompagne un écoulement par le nez, ainsi que dans les exanthèmes herpétiformes secs et furfuracés. *Mezereum* est indiqué dans les tubercules pruriteux, avec rougeur à la peau; *arsenicum*, dans le cas de diminution de l'appétit, avec diarrhée périodique.

GASTRITE.

Cette maladie, qui accompagne ordinairement l'entérite, éclate presque toujours d'une manière subite : elle n'attaque guère que le troisième et le quatrième estomac : en général dangereuse, elle entraîne assez souvent la mort. L'animal est abattu, inquiet, il gratte des pieds de devant, se frappe le ventre avec ceux de derrière, se couche, se relève tout de suite, grince

des dents, regarde souvent son flanc et son ventre,
gémit, mugit, et éprouve de la constipation ; l'œil est
rouge, le regard triste ; les oreilles sont froides, ainsi
que les pieds et les cornes ; le ventre est un peu tuméfié et extrêmement sensible au moindre attouchement. Les spasmes et les coliques vont parfois au
point de rendre l'animal furieux. Lorsque l'état ne
s'amende pas au bout de quelques jours, la mort est
inévitable. Les causes sont les mêmes que celles de
l'entérite (*Voy*. ENTÉRITE).

On débute par quelques doses d'*aconitum*, à de courts
intervalles, après quoi, le véritable spécifique est *arsenicum*, dont deux doses suffisent presque toujours.
Carbo vegetabilis rend aussi parfois de grands services.

GLOSSANTHRAX.

Quand les bêtes bovines se trouvent soumises à un
genre de vie qui engendre le typhus, ou qui en favorise le développement, il arrive quelquefois que le
principe pestilentiel se jette de préférence sur la
langue, auquel cas survient le glossanthrax, maladie
contagieuse au suprême degré, et la plupart du temps
mortelle. Le charbon de la langue s'annonce ordinairement par une bave abondante qui coule de la bouche,
par une grande anxiété et la tuméfaction de la langue.
En examinant la bouche, on découvre, sur ce dernier organe, de petites vésicules pleines d'un liquide trouble,
ou de petits tubercules entourés d'un cercle bleuâtre.
Les vésicules crèvent et emplissent la bouche d'un
liquide fétide : sur les tubercules, au contraire, s'élèvent des pustules, qui, d'abord d'un jaune blanchâtre,
deviennent plus tard brunâtres ou noirâtres, et atteignent souvent le volume d'une noix. Ces pustules

contiennent un ichor qui ronge les parties voisines; et il se forme sur la vésicule elle-même, après qu'elle s'est affaissée, une croûte brune, au-dessous de laquelle s'amasse l'ichor, qui produit des ulcères rongeurs, de sorte que la langue entière devient bientôt la proie de la gangrène, et tombe par morceaux. La gangrène ne tarde même à euvahir aussi le pharynx et l'estomac, et la mort arrive au milieu d'incroyables douleurs, de tremblements, et de tuméfaction du ventre.

La guérison n'est possible qu'autant qu'on s'y prend de bonne heure, et qu'on procède convenablement. Quand les pustules se sont déjà ouvertes d'elles-mêmes et que l'animal en a avalé le contenu, celui-ci est perdu sans ressource. La première chose à faire est donc de les gratter avec un couteau courbe, une cuiller de fer, ou un bouchon de paille, après quoi on nettoie bien la place au moyen d'un linge trempé dans l'huile. Pendant cette opération, il faut tenir la tête de l'animal basse, afin qu'il ne puisse pas avaler d'ichor, et prendre garde d'être touché soi-même par ce liquide, qui détermine, chez l'homme et les animaux, des ulcérations malignes et gangreneuses. On n'entreprendra donc l'opération qu'après s'être couvert les mains de gants, ou les avoir bien huilées. Une fois les pustules enlevées, on touche la langue tous les jours avec un linge imbibé d'eau à laquelle on a ajouté quelques gouttes d'*arsenicum*. Ce moyen suffit dans la plupart des cas. S'il restait encore des symptômes de maladie, par exemple la fétidité de l'haleine, etc., on se conduirait comme il est dit à l'article STOMACACE.

GLOSSITE.

L'inflammation de la langue est une affection assez commune, qui provient presque toujours d'une lésion traumatique, empêche l'animal de manger, et rend l'organe plus ou moins pendant hors de la bouche.

Elle réclame surtout l'emploi d'*aconitum* et de *mercurius vivus*. Ou dit aussi *acidum nitri* fort efficace, surtout dans l'inflammation sèche. *Carbo vegetabilis* est spécifique contre l'induration qui succède à l'inflammation : on recommande également alors *conium*, *lycopodium* et *silicea*.

GOITRE.

On appelle ainsi une tuméfaction, tantôt aiguë, tantôt chronique, qui survient d'ordinaire au côté gauche du larynx, obligeant l'animal à porter la tête en avant, et le faisant râler d'une manière effrayante. Il n'y a douleur que dans les cas aigus; cependant la toux qui accompagne cette maladie est douloureuse, et la voix rauque.

Le principal moyen est *drosera*, après quelques doses d'*aconitum* : dans les cas chroniques, on le fait alterner avec *hepar sulphuris*. On s'est très bien trouvé aussi de deux doses de *belladonna*, administrées à de courts intervalles.

GONFLEMENT DES OS.

Les gonflements des os, exostoses ou tumeurs molles, reconnaissent tantôt des causes externes, tantôt des causes internes.

S'ils proviennent d'une lésion mécanique, *arnica*, ou mieux *symphytum* (à l'extérieur et à l'intérieur), suffit pour les guérir. S'ils dépendent de causes internes, on les traite par *mercurius vivus, acidum phosphoricum, angustura, silicea* et *sulphur*, et, dans les cas opiniâtres, par *carbo animalis* et *ammonium carbonicum*.

HÉMATURIE.

Le pissement de sang, qui n'est pas tout à fait sans danger, et qu'on rencontre quelquefois avec la sanguinolence du lait, est plus commun chez les bêtes bovines que chez les autres animaux domestiques, et attaque de préférence les mâles. L'animal devient triste, refuse de manger, rumine peu ou point, et éprouve une grande soif. Les battements du cœur sont accélérés, les oreilles sont froides, ainsi que les cornes et les pieds, la région lombaire est très sensible à la pression. Des frissons s'établissent, la bouche et la langue sont sèches et chaudes, le pouls est faible et à peine perceptible. On entend souvent un léger gémissement lorsque l'animal fiente. L'urine est d'abord peu rouge; mais sa couleur devient d'autant plus foncée que la maladie dure davantage. Il ne paraît pas non plus y avoir de douleurs dans le principe; mais plus tard il s'en développe souvent de forts violentes, et l'urine ne sort que goutte à goutte, en arrachant des plaintes. Quelquefois il n'y a qu'un petit nombre de ces symptômes, et la guérison se fait peu attendre; mais souvent aussi la maladie passe à la forme chronique, les reins s'enflamment, ainsi que la vessie, et la mort finit par arriver.

Des substances nuisibles avalées par l'animal paraissent être la cause de cette maladie; aussi atteint-elle fort souvent plusieurs bêtes à la fois dans un même troupeau. On l'observe la plupart du temps au printemps, lorsque celles-ci ont mangé des jeunes pousses de chêne ou de sapin, des renoncules, etc., ou des cantharides mêlées avec le fourrage. Elle peut être produite aussi par des prés marécageux, par un refroidissement, et quelquefois par un calcul vésical.

. Le principal moyen à lui opposer est *ipécacuanha*, dont, surtout quand on l'administre à temps, une seule dose suffit souvent pour la faire disparaître. Lorsqu'il existe déjà des signes d'inflammation, on doit commencer par *aconitum*, qui, dans beaucoup de cas, procure la guérison à lui seul. Bien des fois aussi on a constaté l'efficacité des *cantharides*, une ou deux doses par jour. Si le pissement de sang se rattache à une violence extérieure, par exemple à un coup sur les reins, *arnica* en est le remède. Lorsqu'il dépend d'un calcul vésical, on emploie *uva ursi*.

HÉPATITE.

L'hépatite est assez commune chez les bêtes bovines, surtout les vaches. On ne l'observe guère qu'en hiver et chez les animaux nourris à l'étable. Elle a beaucoup d'analogie, quant à ses symptômes, avec l'inflammation de poitrine, ce qui fait qu'on la méconnaît souvent. L'animal qui en est atteint aime à rester couché, mais toujours sur le côté gauche, avec la tête tournée à droite. Quand on appuie sur la région hépatique, où la chaleur est plus forte qu'ailleurs, il témoigne de la douleur : il mange et boit peu ou point, et ne marche ou ne se tient debout qu'avec peine, en trébuchant.

Dans l'*hépatite aiguë*, il y a une fièvre intense, avec accroissement de la chaleur du corps et accélération du pouls : les cornes et les oreilles sont alternativement chaudes et froides ; le lait disparaît, ou il est jaunâtre et amer ; les parties de la peau privées de poils, les yeux, la bouche, les gencives, la langue (qui est couverte d'un mucus épais), le nez et les trayons sont jaunes ; l'urine est d'un jaune foncé : quelquefois il y a une toux sèche et douloureuse.

Dans l'*hépatite chronique*, la fièvre est peu considérable ou nulle, mais la teinte jaune plus prononcée et plus générale ; le lait, également jaune et amer, se prend aisément en une masse caséeuse, d'où se sépare un sérum jaune ; le côté droit du corps paraît un peu tendu et gonflé, l'intestin ne se vide pas, ou les déjections rares qui ont lieu ressemblent à de l'argile durcie.

A l'état aigu, la maladie dure au plus huit à quinze jours, tandis que, sous la forme chronique, elle se prolonge souvent des mois entiers. Toutes les fonctions s'accomplissent avec une faiblesse marquée.

Les principaux moyens sont *aconitum* d'abord, puis *nux vomica*, alternée avec *mercurius vivus*. *Murias magnesiæ* mérite aussi d'être recommandé. Si le symptôme de l'ictère domine, on doit employer *chamomilla* et *mercurius vivus*, et quand c'est celui des déjections dures, *nux vomica* et *bryonia*. *Lycopodium* est utile dans l'hépatite chronique, de même que quand il y a des coliques, qui cessent tant que l'animal reste couché sur le côté gauche.

HERNIES.

Parmi les hernies, celles qu'on rencontre le plus fréquemment chez les vaches sont les *éventrations*, presque toujours résultat de violences extérieures.

Le succès du traitement dépend alors du volume de la tumeur, du temps depuis lequel elle existe, et de la promptitude avec laquelle elle s'est accrue. Celles qui subsistent déjà depuis longtemps sont faciles à guérir, surtout chez les jeunes animaux, et d'autant plus vite qu'elles sont plus volumineuses, car les petites s'étranglent aisément, accident qui entraîne en général la mort par gangrène. Une hernie qui grossit avec rapidité, et qui cause de vives douleurs à l'animal, est difficile à guérir. Mieux vaut alors sacrifier la bête que de courir le risque de la perdre. En parlant des maladies des chevaux, j'ai indiqué la marche à suivre pour le traitement (*Voy*. HERNIES DES CHEVAUX).

Les *hernies ombilicales* ont quelquefois lieu chez les veaux.

On les bassine deux fois par jour avec l'acide sulfurique étendu d'eau, ce qui les fait peu à peu se resserrer et disparaître.

HYDROTHORAX.

Cette maladie consiste essentiellement en une accumulation anormale d'eau dans la cavité thoracique. Elle se montre tantôt sporadique, tantôt enzootique, mais jamais épizootique, car elle ne se propage ni par le contact ni par l'air, c'est-à-dire ni par contagion ni par infection. On la rencontre fréquemment dans les contrées basses, humides, marécageuses, où le bétail trouve des prés succulents, principalement le long des fleuves, par conséquent dans les pacages les meilleurs pour les vaches ; mais elle se voit aussi ailleurs, notamment pendant les printemps et les automnes froids et humides. Elle est rare dans les régions élevées et sèches, et on ne l'observe presque jamais dans les fermes où les vaches ne reçoivent toute l'année que des boissons froides.

En général, sa marche est lente et cachée, de sorte qu'on ne la découvre que quand il n'y a plus grandes ressources contre elle par le traitement ordinaire. Elle se manifeste par des symptômes qui varient suivant son degré de développement. Lux la partage en quatre périodes, de la manière suivante :

Première période. — Respiration gênée, courte, sorte de tussiculation qui augmente par le mouvement. Dans l'état de repos, une bête bovine bien portante respire sans faire de grands mouvements des côtes ni des flancs, et le nombre des respirations chez une grosse vache saine au repos est de seize à dix-huit par minute. Anxiété particulière en se couchant, et gêne étant couché. Si l'animal se couche mieux sur un côté que sur l'autre, c'est une preuve que l'hydropi- existe d'un seul côté ; elle les occupe tous les deu quand l'animal ne peut rester ni sur l'un ni sur l'aut . Les vaches bien portantes s'étendent volontiers sur le côté, après avoir abaissé la partie antérieure du corps ; celles qui sont atteintes d'hydrothorax se couchent peu souvent ; seulement, lorsqu'elles sont très fatiguées, elles posent à terre le train de derrière, et se mettent rarement sur le côté, presque toujours sur la face inférieure de la poitrine et du ventre ; souvent elles ne font que ployer les genoux, et sur-le-champ elles se redressent.

Chez les bêtes bovines, on ne sent les mouvements du cœur que dans l'état de faiblesse ; ils ne sont pas sensibles chez l'animal bien portant ni chez celui qui est atteint d'inflammation. Ici ils sont insensibles, mais cessent de l'être au moindre mouvement, et font à la main l'effet d'une petite boule qui roulerait sous les doigts. Le pouls est irrégulier ; il a moins de vitesse que chez les vaches saines, où l'on compte soixante-dix à quatre-vingts pulsations par minute.

Le tour des yeux, le nez, la bouche, les gencives, la langue, etc., sont pâles et bouffis; les yeux sont rentrés dans l'orbite, ternes, humides; l'intérieur du nez est couvert d'un liquide visqueux, et une salive épaisse baigne la bouche ; le blanc de l'œil n'est pas enflammé ; les dents incisives branlent.

Les bêtes bovines bien portantes ruminent aussitôt après avoir mangé, et presque toujours elles le font étant couchées ; celles qui sont atteintes d'hydrothorax ruminent debout, ou se relèvent lorsqu'elles sont couchées en commençant cet acte, auquel d'ailleurs elles se livrent plus rarement.

La tête n'est point pendante; la sécrétion du lait diminue chez les vaches laitières ; le malade devient triste et lent dans sa démarche.

Ces troubles se font remarquer pendant quelques semaines.

Seconde période. — Toux brève, âpre ; la respiration devient plus rapide et plus courte, avec battement des flancs. Quand le poumon est frappé d'induration, à l'asthme se joint la toux. Si les battements du cœur sont encore sensibles au côté droit, et qu'en même temps on sente le battement d'un gros corps dur au côté gauche, le poumon gauche est induré. Le pouls est mou et onduleux, ni fréquent, ni plein. Plus de lait ; beaucoup de mucus dans la bouche.

Troisième période. — La toux devient plus forte, la respiration très gênée et stertoreuse, l'haleine fétide. L'animal n'a point d'appétit ; il maigrit de jour en jour ; son air est fort triste.

Quatrième période. — Plus d'appétit du tout ni de

rumination ; le pouls devient de plus en plus petit et dur ; il y a un écoulement par le nez d'un ichor rougeâtre ou brun et fétide ; l'animal ressemble à un squelette. Mort par suffocation.

Les poumons, quand ils sont malades (ce qui arrive dans la plupart des cas), ont un volume énorme, quelquefois double de leur grosseur normale ; on en a trouvé qui pesaient 20 à 30 kilos, au lieu de 2 ou 2 kilos 500 grammes ; ils sont convertis en une masse solide ; leur surface est fréquemment adhérente à la plèvre costale, de couleur rougeâtre ou brune, couverte d'une écume jaune et sale, d'un doigt d'épaisseur, et souvent d'une fausse membrane grisâtre, épaisse, celluleuse, dont les interstices recèlent un ichor fétide. En les coupant, on les trouve durs comme une masse charnue parsemée de cartilages et de foyers purulents ; leur tranche est rougeâtre et blanche, comme celle d'un saucisson. La portion demeurée saine est parfois si peu considérable, qu'on conçoit à peine comment la vie a pu se prolonger si longtemps. Il y a aussi de la sérosité dans le péricarde. Les autres viscères sont généralement sains.

Au début de la maladie, on ne trouve qu'une sérosité jaunâtre dans la poitrine, et les poumons sont sains, ce qui n'empêche pas l'animal de périr quelquefois suffoqué, tant le liquide s'accroît avec rapidité. Aussi, lorsque la sérosité est abondante, voit-on les poumons sains en totalité ou en partie ; tandis que, quand ces organes sont indurés, il y a peu de liquide. Celui-ci se coagule et se prend en gelée quand on l'expose à l'air.

Toutes les fois qu'après un printemps ou un automne humide et froid, une bête à cornes tousse, qu'elle se couche moins souvent, que son lait diminue, il y a lieu de craindre l'hydrothorax. Dans la toux catarrhale ordinaire, la sécrétion du lait ne diminue pas, l'animal mange et rumine comme de coutume, il peut se coucher, et l'on ne remarque aucun trouble marqué dans ses fonctions.

Quant au traitement, il est, suivant Lux, aussi simple que certain. Le remède est *kali carbonicum*, dont une vache adulte exige 250 à 500 grammes. On en fait prendre 30 grammes chaque jour, moitié le matin et moitié le soir, dissoute dans un litre d'eau. Des doses moins fortes seraient insuffisantes. Quinze grammes sont assez pour les veaux d'un an. L'amélioration ne tarde pas à se prononcer. La gêne de la respiration diminue, la toux aussi, l'appétit et la rumination se rétablissent, l'animal commence à pouvoir se coucher, le lait reparaît, et en quinze jours la santé est rétablie. Il n'y a pas besoin de traitement consécutif.

Comme préservatif, on fait prendre à chaque vache, deux fois pas semaine, une poignée de cendres de bois dans sa boisson, et cela aussitôt qu'elle quitte l'étable, à la fin de l'hiver, surtout dans les contrées basses, quand le printemps est froid et humide. Il faut avoir soin de ne donner aucun aliment chaud à l'animal.

INDIGESTION.

Les indigestions sont très souvent causées par des erreurs de régime, soit que l'animal ne reçoive pas en suffisante quantité les aliments qui conviennent le mieux à ses besoins, soit qu'on n'observe pas un ordre régulier dans la distribution de ses repas. Si on le laisse jeûner trop longtemps à l'étable, il se jette avec avidité sur le fourrage qu'on lui présente, et s'en surcharge l'estomac. Une autre cause non moins fréquente tient à la brusque transition du vert au sec ou du sec au vert, au printemps et à l'automne. Il n'est pas moins pernicieux d'envoyer les bestiaux paître au moment où les champs sont couverts de rosée. En général, il ne convient pas, surtout lorsque le temps est mauvais au printemps, de faire sortir trop tôt les vaches de l'étable, et de les envoyer paître à jeun. La mauvaise qualité des fourrages se range aussi parmi les causes de l'indigestion, ainsi que celle des eaux destinées à la boisson. Enfin on ne laisse pas toujours aux animaux le repos nécessaire pour manger à leur aise, ce qui les habitue à la gloutonnerie. Les refroidissements jouent également un grand rôle fort important.

Les symptômes les plus ordinaires sont : diminution de l'appétit, ou répugnance absolue pour le fourrage, cessation de la rumination, déjections dures et plus éloignées que de coutume, diarrhée, etc.

Le traitement varie en raison des causes et des symptômes prédominants. L'indigestion produite par un refroidissement cède toujours très promptement à *nux vomica* et *dulcamara*, lorsque l'appétit n'est pas diminué, mais que les déjections sont dures et mêlées d'aliments non digérés. *Antimonium crudum* est un moyen éprouvé, lorsqu'il y a défaut absolu d'appétit. *Pulsatilla* convient, lorsque l'animal ne rumine pas, que les déjections sont molles et fétides, qu'il y a des gémissements, ou une toux brève et sèche. *Asarum* doit être mis en usage, si, l'animal n'ayant pas d'appétit et ne ruminant point, les déjections sont pâteuses et mêlées de mucosités rougeâtres, ou seulement d'aliments indigérés. *Chamomilla* est le moyen indiqué dans la diarrhée, avec gonflement du ventre, et *rheum* dans la diarrhée aqueuse, avec ou sans tranchées Des doses répétées d'*ipecacuanha*, auxquelles on fait succéder *nux vomica*, sont également efficaces. *Arsenicum* est aussi un excellent moyen : quelques doses suffisent en général pour arrêter la diarrhée, et l'appétit ne tarde pas à reparaître. Ce médicament est également spécifique, lorsque la rumination a cessé : il faut alors le faire précéder d'*aconitum*, ou l'alterner avec lui.

La surcharge de l'estomac a lieu fréquemment chez les veaux qu'on a sevrés de trop bonne heure, surtout lorsqu'on leur donne une nourriture qui ne leur convient pas, telle que de l'eau blanche. Le meilleur aliment pour eux est du son de seigle ou de froment bouilli dans l'eau, en ayant soin de ne leur en donner que ce qu'ils peuvent consommer à la fois, afin que le liquide ne s'aigrisse point par le repos. Les moyens principaux à mettre en usage contre la surcharge d'estomac, sont : *arsenicum*, si elle a été causée par une nourriture trop abondante ou altérée ; *antimonium crudum*, lorsque l'animal témoigne de la répugnance pour les aliments, et *pulsatilla*, quand il y a diarrhée. *Coffea cruda* a produit aussi de bons effets, et l'on dit même s'être bien trouvé de faire prendre tous les quarts d'heure une cuillerée à soupe d'infusion de café brûlé.

INFLAMMATION DE L'ESPACE INTERDIGITÉ.

Des corps étrangers qui ont pénétré dans l'espace interdigité et qui y séjournent, ou une lésion acci-

dentelle des téguments de cette région, donnent lieu à
une inflammation qui s'annonce d'abord par de la rougeur, mais finit bientôt par dégénérer en un ulcère de
mauvais caractère et rongeant. L'animal éprouve de
vives douleurs, il est fort abattu, ne rumine plus, maigrit, et ne s'appuie qu'avec circonspection sur le pied
malade.

Au début, on ne manque jamais d'obtenir une guérison complète en pratiquant de fréquentes lotions
avec l'eau d'*arnica*, après avoir enlevé le corps étranger. Cependant, si l'inflammation s'est déjà développée
à un haut degré, s'il y a beaucoup de chaleur et de
douleur, il faut administrer *aconitum* et *arnica* à l'intérieur, en même temps qu'on emploie *arnica* à l'extérieur. Enfin si, par négligence, les choses en sont
venues au point que l'ulcération cause réellement des
ravages, on ne perdra pas de temps à faire usage de
ces moyens qui ne seraient alors d'aucun secours;
arsenicum, *acidum phosphoricum* et *squilla* sont ceux
qu'il faut employer. *Voy.* ABCÈS.

INFLAMMATION DE LA LANGUE. *Voy.* GLOSSITE.

INFLAMMATION DU PIED. *Voy.* PIED (MALADIES DU).

JAUNISSE.

Cette maladie est caractérisée par une teinte jaune
de la conjonctive, des lèvres et des membranes muqueuses de la bouche et du nez. L'urine est d'un vert
jaunâtre, les déjections sont pâles et fétides, la langue
est couverte d'un mucus visqueux, et la peau plus
chaude que de coutume; elle jaunit aussi peu à peu,
surtout chez les vaches blanches. L'animal est faible,
il mange peu, il rumine d'une manière irrégulière, et

il a beaucoup de peine à respirer. La jaunisse dépend toujours d'une maladie du foie, ce qui fait qu'on la voit fréquemment survenir à la suite d'une hépatite qui n'a point été complètement guérie.

Les principaux moyens à lui opposer sont *mercurius vivus*, *nux vomica* et *chamomilla*. On emploie *arsenicum*, si la rumination est supprimée, et *lycopodium* quand il y a toux. *Mercurius solubilis* est, dit-on, spécifique quand les selles sont blanchâtres, comme il arrive quelquefois dans la jaunisse aiguë. *Sulphur* m'a plus d'une fois suffi à lui seul pour faire disparaître la maladie.

KYSTES.

Contre les tumeurs indolentes et dépourvues de poils qui se manifestent, avec un volume plus ou moins considérable, sur diverses parties du corps, *calcarea carbonica* a toujours réussi ; quand elle échouait, quelques doses de *graphites* ne manquaient jamais de procurer la guérison.

Quant aux tumeurs produites par des contusions, on les attaque par *arnica*, à l'intérieur et à l'extérieur, et, si elles résistent, *mercurius vivus* en détermine l'ouverture.

LAIT (ALTÉRATIONS DU).

Les altérations du lait ou de la sécrétion lactée ne sont point rares chez les vaches laitières. L'homœopathie les fait cesser, avec autant de promptitude que de facilité. Les principales sont :

1° *Lait bleu.* — Au moment où il vient d'être trait, le lait a sa couleur naturelle ; mais quand il est resté en repos, et que la crème s'en est séparée, on aperçoit des étoiles ou des taches bleues à sa surface, ou même il devient entièrement bleu. Le beurre qu'on en obtient a une teinte bleuâtre, et des vésicules bleues ou d'un gris cendré nagent sur le lait de beurre. On ne remarque aucun symptôme de maladie chez la vache.

Le spécifique est *pulsatilla*, et si le symptôme dépend, comme il arrive quelquefois, d'une affection du bas-ventre, notamment d'une indigestion, on a recours à *nux vomica*.

2° *Lait rouge.* — Quelquefois un des trayons ou plusieurs donnent du sang, en même temps que du lait. Ce phénomène dépend de plusieurs causes : de la brusquerie et de la rudesse des manœuvres qui contondent et enflamment l'organe ; ou de l'usage de certaines substances irritantes, par exemple des jeunes pousses de pin.

Aconitum convient toutes les fois qu'il y a état inflammatoire, dû à une cause interne ou externe, et s'il ne suffit pas, *phosphorus* rétablit la plupart du temps les choses dans leur état normal. *Belladonna* aussi a fréquemment réussi. S'il y a eu lésion extérieure, *arnica*, à l'intérieur et à l'extérieur, est toujours suffisant. Lorsque aucune de ces causes n'existe, et qu'il n'y a pas d'inflammation, on administre *ipecacuanha*, qui a souvent réussi, surtout dans les cas chroniques. Dans beaucoup d'endroits, on emploie avec avantage une décoction de jeunes pousses de sapin.

3° *Lait visqueux.* — *Sulphur, chamomilla* et *nux vomica* sont indiqués. *Natrum muriaticum* est souvent utile aussi.

4° *Lait acide.* — On administre *sulphur, phosphorus* et *antimonium tartaricum.*

5° *Lait amer.* — Les remèdes sont *sulphur* et *phosphorus.*

6° *Lait aqueux.* — Il donne peu de crème. Cet état est souvent dû à une mauvaise nourriture, surtout à la fane de pomme de terre.

Il cède à *sulphur, pulsatilla* et *nux vomica.*

7° *Diminution du lait.* — Diverses causes peuvent faire qu'après le vêlage, la sécrétion lactée ne s'établisse pas ou qu'elle se fasse mal, même qu'une fois établie elle s'arrête peu à peu ou brusquement.

Aconitum et *chamomilla* sont les principaux moyens à employer, notamment lorsqu'il y a inflammation. *Belladonna* convient dans l'inflammation et la tuméfaction des mamelles ; *bryonia* ou *dulcamara*, quand l'accident dépend d'un refroidissement. Si le symptôme reparaît au bout de quelques jours, on administre *phosphorus.* Quand le trayon ne donne que quelques jets de lait, on fait alterner *chamomilla* et *belladonna.*

8° *Écoulement spontané du lait.* — On le guérit par *belladonna* (s'il y a gonflement du trayon), *chamomilla* (s'il est induré), *arnica* (s'il a reçu quelque blessure, à la suite de laquelle il se soit enflammé), et *calcarea carbonica* (s'il existe un vice intérieur).

LANGUE (LÉSIONS DE LA).

Quelquefois une vache ne peut pas manger, ou elle ne mange qu'avec beaucoup de lenteur, en portant sa langue à droite et à gauche, quoiqu'on ne découvre en elle aucune trace de maladie. Si alors on examine bien la bouche, on découvre que la langue a été blessée par un corps étranger mêlé au fourrage ; qu'un morceau de bois, par exemple, s'y est introduit, de sorte qu'elle a été prise d'inflammation, et qu'elle est devenue douloureuse.

La première chose à faire est d'extraire le corps étranger, après quoi on lave plusieurs fois par jour la plaie avec de l'eau d'*arnica*, et l'on ne donne à l'animal que du fourrage tendre, jusqu'à parfaite guérison. Si la langue vient à s'indurer, on administre *carbo animalis*, et s'il s'y joint de la salivation, *mercurius vivus* est spécifique. Quelquefois l'animal se mord la langue, même au point de la couper presque entièrement ; ici encore c'est *arnica* qu'il faut employer, tant à l'extérieur qu'à l'intérieur.

LIMACE.

La limace, maladie analogue au piétin des bêtes ovines, et qui accompagne souvent le stomacace, est contagieuse, et se montre sous forme épizootique. Au début, l'animal perd l'appétit, il devient triste, sa respiration est accélérée, la rumination est lente, ou plus rare que de coutume : la bouche est chaude et sèche, les déjections sont dures, l'urine a une couleur foncée ; le lait ne vaut rien, et en général il disparaît. Dès les premiers jours qui suivent l'invasion de cette maladie, accompagnée de fièvre inflammatoire, on remarque une sensibilité très marquée des onglons, à l'un des membres ou à tous ; l'animal reste volontiers couché, et lorsqu'on le force de marcher, il ne le fait qu'avec de grandes précautions, en levant et abaissant les pieds malades avec un mouvement convulsif, et en boitant plus ou moins. On remarque bientôt entre les onglons et au boulet de la chaleur et du gonflement, et dès ce moment, l'appui sur le pied est impossible. Peu de temps après, les parties tuméfiées se couvrent de pustules d'où découle un liquide blanc jaunâtre. Enfin, dans certains cas, il se produit un petit ulcère sur un point quelconque de la couronne. Quand la maladie est bénigne, auquel cas on n'aperçoit ordinairement que de la rougeur, du gonflement et du suintement dans l'espace interdigité, la guérison est prompte et facile, mais la fièvre qui accompagne la maladie est parfois plus intense, l'affection du pied devient plus grave, et si les circonstances sont défavorables, si surtout on y apporte de la négligence, le mal peut durer longtemps et devenir dangereux. Alors la fièvre prend aisément le caractère d'une fièvre putride, avec grand abattement de l'animal ; l'ulcère du pied sécrète un ichor âcre et fétide ; à sa place s'en développe lentement un nouveau ; parfois même les ligaments et les os du pied sont attaqués, ou l'inflammation passe à l'induration, d'où résulte une claudication incurable.

J'ai trouvé *acidum phosphoricum* un excellent moyen dans la plupart des cas. D'autres ont constaté l'efficacité de *sulphur* et de *carbo vegetabilis*, précédé de quelques doses de *nux vomica. Mercurius solubilis* a souvent rendu de grands services dans la limace compliquée de stomacace. Au début de la maladie, quand il n'y a encore que difficulté de marcher et sensibilité de la sole, *arnica* (à l'intérieur et à l'extérieur) et *arsenicum* peuvent suffire pour procurer la guérison ; cependant, même en pareil cas, *acidum phosphoricum* a plus d'une fois réussi, de sorte que je suis tenté de le regarder comme réellement spécifique.

LUXATIONS.

Arnica à l'extérieur et *rhus toxicodendron* à l'intérieur sont les principaux moyens à mettre en usage contre les luxations en général.

Quelquefois, par l'effet d'un faux pas, d'une glissade, ou lorsqu'ils cherchent à tirer violemment leur pied d'une boue épaisse, les bœufs de tirage contractent une *luxation du boulet*, qui les fait boiter beaucoup, en rendant la partie tuméfiée chaude et douloureuse.

On pratique la coaptation, après quoi on fomente la partie avec *arnica*, qu'on donne aussi à l'intérieur; cependant on doit préférer intérieurement *rhus toxicodendron*, et surtout *ruta*, qui est spécifique en pareil cas.

MALADIE DES BOIS.

C'est, à proprement parler, une inflammation abdominale, avec fièvre, que les animaux contractent lorsque, après avoir été longtemps soumis, pendant l'hiver, à l'usage du fourrage sec, ils vont au premier printemps paître dans les bois. L'herbe, qui a passé la mauvaise saison, étant alors insipide, ils se jettent avec avidité sur les jeunes pousses des arbres, dont quelques-uns, par exemple le chêne et le frêne, contenant des principes âcres et styptiques, irritent fortement l'estomac et le canal alimentaire. Les racines gelées, l'herbe couverte de givre, les prés marécageux produisent aussi le même effet. Cette maladie, en général marche avec une grande rapidité.

Dans les commencements, l'animal est abattu et triste ; il trépigne souvent des pieds de derrière, qu'il tient très rapprochés l'un de l'autre ; l'haleine est chaude, ainsi que la surface du corps ; la bouche et le nez sont secs ; il n'y a ni appétit, ni déjections, ni urine ; la rumination est rare et lente, la soif presque continuelle. Les matières, qui sortent en petite quantité pendant les progrès de la maladie, sont entourées de sang, sèches et noires ; l'urine est également foncée en couleur et souvent teinte de sang. Plus tard l'animal dépérit d'une manière rapide ; ses lombes deviennent tremblantes et sans force ; il chancelle, comme s'il était paralysé du train de derrière ; la diarrhée s'établit ; les déjections sont fétides, noirâtres, mêlées de sang. Enfin l'animal ne peut plus se lever, se refroidit par tout le corps et périt de la gangrène.

On a conseillé *Ipecacuanha* et *veratrum*, alternés ensemble tous les quarts d'heure ; au lieu de ces deux médicaments, je préfère *aconitum* et *arsenicum*.

MAMELLES (MALADIES DES).

Les mamelles de la vache sont sujettes à diverses maladies, dont quelques-unes fort douloureuses, qui, lorsqu'on les néglige, entraînent souvent l'oblitération des vaisseaux lactifères. Les principales sont :

1° *Tuméfaction inflammatoire.* — Peu de temps avant et après le vêlage, surtout chez les primipares, souvent aussi à d'autres époques, on observe à la mamelle un gonflement inflammatoire douloureux : l'organe est dur, tendu, chaud et rouge ; la tuméfaction l'envahit tout entier, ou n'en occupe qu'une partie. L'animal a une fièvre assez forte, une soif vive, la bouche sèche, et peu d'appétit ; la sécrétion du lait est plus ou moins diminuée. Cette maladie, qui peut devenir mortelle, reconnaît des causes diverses. Les plus ordinaires sont une contusion, des piqûres d'insectes, un refroidissement, la rétention trop prolongée du lait, etc. On la dit aussi provoquée par le défaut d'exercice.

Si elle a été causée par une lésion extérieure, il suffit pour la guérir d'humecter fréquemment l'organe avec l'eau *d'arnica* dont on fait aussi prendre une dose par jour à l'intérieur. *Arsenicum* ne doit être employé que quand on a négligé le mal, et qu'il est survenu des inflammations gangréneuses ou des ulcérations de mauvais caractère, à bords durs et renversés. A la suite d'un refroidissement, la guérison s'obtient promptement par *aconitum* d'abord, puis *bryonia*; si celle-ci ne suffit pas, *dulcamara*. *Chamomilla* s'est fréquemment montrée utile aussi. *Belladonna* a paru spécifique contre l'inflammation érysipélateuse. Cependant d'autres recommandent *arnica*, *camphora*, *phosphorus* et *silicea*. Dans l'inflammation qui survient peu avant ou après le vêlage, *belladonna* et *chamomilla* sont spécifiques ; *chamomilla* surtout lorsqu'on sent des nodosités dans l'organe, sans que les téguments extérieurs y participent. Si l'inflammation passe à la gangrène, ou produit des ulcères malins, on administre *arsenicum*; si la gangrène étant survenue, la peau se détache aisément, c'est le cas d'employer *secale cornutum*. *Silicea* produit aussi de très bons effets dans les ulcérations opiniâtres; *asa fœtida* et *mercurius vivus*, contre la suppuration de mauvaise qualité. On peut aussi recommander en pareil cas *carbo vegetabilis*, *calcarea carbonica* et *pulsatilla*, cette dernière surtout lorsqu'il commence à se former des trajets fistuleux.

Le gonflement anormal des mamelles, notamment lorsqu'il a été causé par un refroidissement ou par l'humidité, cède aussi à des lotions répétées plusieurs fois par jour avec l'eau-de-vie camphrée.

2° *Induration.* — Elle procède des mêmes causes que l'inflammation, et peut également provenir de causes internes. Elle est ou non accompagnée de douleurs et de suppression du lait ; souvent celui-ci prend une mauvaise couleur, ou subit quelque autre altération, devient granuleux et puriforme.

Si les indurations sont douloureuses et consistent en tubercules arrondis, on les résout en dix ou douze jours, soit par *bryonia* (une dose matin et soir), soit par *chamomilla*, surtout quand la tumeur fait entendre de la crépitation lorsqu'on la remue. Si la cause a été une lésion extérieure, c'est à quelques doses d'*arnica*, puis à *conium*, qu'il faut recourir. Les indurations, tant douloureuses qu'indolentes, avec gonflements glandulaires dans l'intérieur de la mamelle, cèdent à *chamomilla*, ou, quand elles sont fort dures et opiniâtres, à *aconitum* et *mercurius vivus*. Les nodosités qui succèdent à une inflammation sont combattues par *camphora*, *chamomilla* et *conium*, de chacun deux doses, à deux jours de distance. Si elles ne se résolvent pas, *hepar sulphuris* (une dose matin et soir) les fait ouvrir ordinairement au bout de trente-six heures.

3° *Verrues.* — Les verrues, qu'un mal interne fait souvent développer en grand nombre sur le ventre des vaches, se répandent parfois aussi sur les mamelles, et, quand elles sont de la nature des fics, outre leur aspect repoussant, elles empêchent de traire l'animal.

Le spécifique contre celles qui sont plates, sèches, non pédiculées, est *dulcamara* ; *thuja* est le remède de celles qui sont déchiquetées, suintantes, suppurantes ; *causticum* a été plus d'une fois utile contre

les verrues saignantes, suppurantes et douloureuses
Quelquefois la verrue fait place à un ulcère à bords
renversés, auquel cas on doit recourir à *arsenicum*.

4° *Plaies*. — Il se produit souvent aux trayons des
gerçures circulaires, qui provoquent de grandes douleurs à l'animal, et qui, souvent déterminées par la
brutalité des vachères, sont causées, dans beaucoup
de cas par un état morbide intérieur.

Celles de cette dernière espèce exigent l'emploi de
sulphur à l'intérieur, continué pendant longtemps.
Dans toutes les autres circonstances, les fomentations
avec l'eau d'*arnica* suffisent.

Il y a des vaches qui ne restent point tranquilles
pendant qu'on les trait : si l'on ne découvre aucune
trace de maladie aux mamelles, *camphora* est un
moyen certain de mettre un terme à ce vice.

MARASME.

Le marasme, qu'on rencontre parfois chez les
veaux, et qui n'est pas sans analogie avec le carreau,
dépend la plupart du temps d'une cause interne ; mais
on le voit souvent aussi succéder à diverses maladies
chroniques, et il s'accompagne toujours d'une grande
faiblesse.

Les principaux moyens pour le combattre sont *arsenicum* et *china*, alternés ensemble, une dose tous
les quatre ou cinq jours. On se trouve bien aussi de
nux vomica, s'il y a constipation, de *pulsatilla* dans le
cas de diarrhée, de *china* dans celui de vers et de bou-
limie. Quelques doses de *sulphur* conviennent toujours
pour achever le traitement, surtout lorsque la maladie
existe déjà depuis longtemps. Si le marasme se
rattache à un état morbide général, il faut chercher

le remède le plus approprié à cet état, avec la cessation duquel coïncide aussi celle du marasme. On observe parfois ce dernier chez les animaux adultes ; la bête mange bien, parfois même beaucoup, et la rumination est normale chez elle ; cependant elle maigrit sans cesse ; il y a diarrhée, et les déjections exhalent une très mauvaise odeur ; la peau est collée sur les côtes, et les poils perdent peu à peu leur brillant. *Pulsatilla* et *arsenicum* ont réussi dans quelques cas.

MÉTÉORISATION.

Cette affection, qui sans appartenir exclusivement aux bêtes bovines, leur est cependant toute particulière, consiste en un développement énorme de gaz qui distendent l'estomac et les intestins, gonflent le ventre à un point prodigieux, et souvent causent la mort en peu d'heures, quand on n'y porte pas promptement remède. D'ordinaire, elle se manifeste tout à coup, sans prodromes, mais toujours peu après que l'animal a mangé, et la plupart du temps au retour du pré ; mais elle peut aussi survenir à l'étable. L'animal cesse de manger et de ruminer : le ventre se gonfle énormément, surtout au côté gauche, et, quand on frappe dessus, il résonne comme un tambour. Bientôt se manifeste une grande anxiété : la respiration est courte et difficile, les naseaux sont largement ouverts, il y a imminence de suffocation. Plus tard, l'épine du dos paraît enfoncée, les quatre pieds sont rapprochés, la queue est courbée en haut, les yeux sont fixes et saillants, les veines du cou et de la poitrine sont gorgées de sang, la bouche est chaude et pleine de bave, l'anus, fermé, fait saillie au dehors, une sueur froide baigne le corps, l'animal se plaint, tremble, chancelle, se tient avec peine sur ses jambes, enfin s'affaisse et meurt, soit de suffocation, soit d'une rupture de l'estomac.

La cause la plus ordinaire est la voracité avec laquelle l'animal mange, surtout certains fourrages, tels que le trèfle nouveau, les racines cuites, les renoncules, la ciguë, etc., et tous les fourrages qui se sont échauffés pour avoir été mis en tas tandis qu'ils étaient humides.

Colchicum autumnale ne manque jamais son effet, et d'ordinaire même procure instantanément la guérison. Cependant il faut quelquefois le répéter deux, trois et même quatre fois. Parfois les accidents cessent sans que l'animal rende de vents. Dans la météorisation chronique, qui se renouvelle à chaque instant, *colchicum*, alterné avec *arsenicum*, est spécifique. On dit s'être bien trouvé aussi de *china*. Si la rumination n'est pas rétablie lors de la guérison du mal, on fait prendre *aconitum*, et, au bout de quelques heures, *arsenicum*. Lorsque la météorisation a été causée, non par du fourrage vert, mais par un trouble de la digestion, c'est à *nux vomica* qu'il faut recourir : la même substance convient quand elle tient à ce que l'animal a mangé du colchique dans les prés.

Enfin lorsque le danger est devenu si pressant qu'on s'est vu dans la nécessité de recourir à la ponction pour éviter la mort il n'en faut pas moins administrer *colchicum* après avoir bien nettoyé la bouche ; au bout de quelque temps, on fait prendre une couple de doses d'*arnica*.

MÉTRITE.

Une parturition difficile, des efforts, un refroidissement peuvent donner lieu à cette maladie, qui souvent entraîne la mort. Elle se reconnaît à la tuméfaction et à la chaleur des parties génitales, d'où sort un écoulement sanguinolent ; l'animal se campe à chaque instant pour uriner, mais il n'y peut parvenir ; les oreilles sont froides ainsi que les pieds ; il n'y a pas d'appétit

Aconitum (quelques doses) et ensuite *arnica* (une dose toutes les deux heures) sont les principaux moyens. Si, après la cessation de la fièvre, il y a encore des efforts et du gonflement au vagin, on emploie *sabina* (également à doses fréquentes).

NÉPHRITE.

L'inflammation des reins a beaucoup de symptômes communs avec la cystite. On ne la voit pas si fréquemment chez les bêtes bovines que chez le cheval. Les causes qui la provoquent sont l'échauffement, le refroidissement, des coups sur les lombes, des calculs rénaux, et parfois aussi l'ingestion de plantes vénéneuses, ou l'emploi de moyens allopathiques fort énergiques. L'animal rapproche ses quatre membres, courbe le dos en contre-bas, gémit quand on appuie sur ses reins, et cherche à échapper à la pression. La partie malade est plus chaude que le reste du corps, ou même brûlante. Les déjections sont rares, et la sortie en est douloureuse ; le rectum est extrêmement chaud. Il y a de grandes envies d'uriner, mais il ne sort que quelques gouttes d'urine d'abord limpide, puis épaisse et d'un rouge foncé ; la démarche est roide, l'appétit nul, ainsi que la rumination, et la soif considérable.

En général, on guérit cette maladie par le moyen

d'*aconitum*, à la suite duquel on administre une ou
deux doses de *cantharides*. Dans les cas opiniâtres,
lorsque la néphrite ne cède point à plusieurs doses de
ce dernier moyen, dont il ne faut cependant pas faire
prendre plus d'une fois par jour, on a recours à *hyoscyamus*. *Nitrum* a été fort utile aussi. Quand il y a
une constipation opiniâtre, on donne *nux vomica*. *Arnica* est indiqué toutes les fois que la maladie reconnaît pour cause une lésion extérieure.

ŒDÈME.

L'œdème, amas de sérosité dans le tissu cellulaire
sous-cutané, accompagne fréquemment l'hydrothorax
et l'ascite ; mais on le rencontre aussi, comme maladie
indépendante, dans des régions diverses du corps.
Ce qui le distingue d'autres tumeurs, c'est qu'il est
froid au toucher, et conserve l'impression du doigt.

China et *arsenicum*, alternés ensemble, sont les principaux moyens à lui opposer, surtout lorsqu'il a paru
après l'hydropisie de poitrine ou de bas-ventre. *Bryonia* convient quand il provient d'un refroidissement
et qu'il y a en même temps constipation et gêne de
la respiration ; *pulsatilla*, dans le cas de diarrhée.

L'*œdème des pieds* réclame *china* et *arsenicum* ;
d'autres auteurs conseillent *indigo*, *thuja*, et *sulphur* ;
et quand les quatre membres sont œdematiés à la fois,
opium et *sulphur*.

ŒSTRES.

L'œstre, non seulement poursuit de ses piqûres,
pendant l'été, les bêtes bovines bien portantes (jamais
celles qui sont malades), mais encore dépose dans
leur peau ses œufs, qui font naître des tumeurs volu-

mineuses au sein desquelles les larves se développent, elles y vivent du liquide purulent que les parties molles sécrètent, et en sortent au printemps suivant pour se métamorphoser. Plus le nombre des tumeurs est considérable, plus la douleur et la suppuration abattent les forces de l'animal.

On doit chercher à le débarrasser le plus tôt possible de ces larves, en lotionnant fréquemment les tumeurs avec de l'eau-de-vie camphrée, ou les comprimant avec force, ce qui fait sortir l'insecte ou l'écrase. Lorsqu'elles ont acquis le volume d'une noisette, il faut y pratiquer une incision, qu'on recouvre ensuite d'un emplâtre de poix. A l'intérieur, on fait prendre quelques doses de *sulphur*. On assure que les bêtes qui ont pris longtemps du soufre ne sont point attaquées par les œstres.

ONGLONS (USURE DES).

Cet accident arrive surtout chez les animaux qui marchent beaucoup sur le pavé, ou qui paissent sur des collines escarpées.

Après avoir bien nettoyé l'ongle, afin qu'il ne s'y amasse pas de corps étrangers, on administre *arnica*, tant à l'extérieur qu'à l'intérieur. Plus tard, on fait prendre *mercurius vivus*. On reconnaît l'accident à ce que l'animal boite un peu. Il faut se hâter d'y porter remède, sans quoi le mal pourrait, en s'aggravant, déterminer la chute de l'ongle.

OPHTHALMIE.

Les causes les plus ordinaires de l'ophthalmie sont des violences extérieures, la pénétration d'un corps étranger dans l'œil, un refroidissement dû au changement brusque de température, et une disposition maladive intérieure.

Les ophthalmies par cause externe sont très fréquentes. L'œil, d'abord brillant et sec, ne tarde pas à devenir terne et larmoyant; l'animal le tient fermé à la lumière; les paupières sont chaudes, tuméfiées, douloureuses au toucher; au bout de quelque temps, du mucus les colle ensemble.

La guérison s'obtient sans peine quand on s'y prend à temps ; dans le cas contraire, l'ophthalmie peut entraîner des suites fâcheuses. On commence le traitement par quelques doses d'*aconitum*, qu'on administre d'abord d'heure en heure, puis à des intervalles plus éloignés. Ensuite, on s'empresse de recourir à *arnica*. S'il est trop tard, il faut donner *conium*, qui est indiqué aussi lorsque *aconitum* et *arnica* ont enlevé les symptômes inflammatoires, mais qu'il y a exsudation entre les lamelles de la cornée. *Cannabis*, *belladonna* et *euphrasia* sont également fort utiles dans ce cas. Trente gouttes de forte teinture d'*euphrasia*, dans 60 grammes d'eau distillée, sont un excellent collyre.

Si l'ophthalmie a été provoquée par un corps étranger introduit dans l'œil, elle réclame un autre mode de traitement. On commence par extraire le corps étranger avec un morceau de linge mouillé, ou avec un crin de cheval plié en anse. *Conium* dissipe ensuite les accidents, et s'il y a eu quelque lésion, on prescrit *arnica*, tant à l'extérieur qu'à l'intérieur.

Les ophthalmies causées par un refroidissement cèdent sans peine à *aconitum, bryonia, dulcamara* et *euphrasia*.

Celles par cause interne sont héréditaires, ou dépendent du dépôt sur l'œil d'un principe morbifique difficile à déterminer. L'œil, dans ce cas, est trouble, et les paupières sont contractées. On voit quelquefois, comme dans l'ophthalmie périodique des chevaux, survenir une amélioration apparente; l'œil s'éclaircit presque complètement, mais, au bout de quelque temps, il redevient trouble, souvent même tout à fait blanc. Les choses restent longtemps dans cet état, l'inflammation durant huit à douze jours, puis cessant et revenant au bout d'un mois ou six semaines. Pendant la première année, le mal n'attaque ordinairement qu'un seul œil; mais, plus tard, il se jette aussi sur l'autre. Quand il a duré des années, on a peu d'espoir de le guérir. Les principaux moyens à mettre en usage sont *sulphur*, *euphrasia*, *pulsatilla*, *cannabis*, *conium* et *causticum*. *Belladonna* pourrait aussi être essayée. On dit que *calcarea carbonica* a été utile dans le cas de trouble de la vue, avec teinte bleuâtre de la cornée, sans affection des paupières.

OREILLES (MALADIES DES).

Les inflammations des oreilles sont ordinairement le résultat de corps étrangers, brins de paille, larves d'insectes, etc., qui pénètrent dans ces organes. L'animal penche la tête du côté malade, la secoue souvent, frotte son oreille contre la muraille, ou y porte le pied de derrière. En examinant, on trouve presque toujours la conque tuméfiée et pleine d'un liquide muqueux ou purulent.

S'il existe un corps étranger, on l'enlève, et, avec une petite seringue, on injecte de l'eau d'*arnica*. S'agit-il d'insectes, on verse un peu d'huile dans l'oreille. Si l'inflammation négligée est passée à la suppuration,

on emploie les moyens indiqués à l'article Suppuration
du cheval. Lorsqu'il se développe un véritable abcès,
arsenicum est le remède à mettre en usage. Cependant
pulsatilla est le spécifique des abcès profonds. Quand
la tumeur a été occasionnée par des insectes, on lave
bien l'oreille, et on y injecte de l'eau d'*arnica*. *Petroleum* passe pour être encore meilleur en pareil cas.
On fait prendre intérieurement quelques doses de
sulphur.

PARALYSIE.

Les principaux moyens à employer sont *aconitum*,
arsenicum, *arnica*, *belladonna*, *bryonia*, *cocculus*, *calcarea carbonica*, *causticum*, *dulcamara*, *rhus toxicodendron*, *ruta* et *sulphur*.

PARTURITION.

Les vaches, quand elles sont bien soignées, vêlent
en général aisément, et sans avoir besoin qu'on vienne
à leur secours. Après quelques jours d'écoulement
d'un liquide muqueux, quelquefois un peu rouge,
par le vagin, qui se dilate graduellement, l'animal
commence à éprouver de l'agitation, de l'inquiétude ;
il pousse des gémissements, et bientôt s'établissent
les douleurs, qui font sortir soit une grande quantité
de liquide, soit une poche pleine de sérosité. Quand
cette poche est crevée; les douleurs, qui augmentent
d'intensité, amènent le veau au dehors, la mère étant
presque toujours couchée. S'il se présentait des difficultés au passage, il faudrait tirer un peu sur les
pattes, mais seulement pendant la durée des douleurs. Le cordon se rompt de lui-même, à quelque
distance de l'ombilic. Cependant l'arrière-faix ne vient

pas constamment tout de suite : il reste parfois en totalité ou en partie dans la matrice, ce qui peut entraîner des conséquences fâcheuses ; les moyens de remédier à cet accident ont été déjà indiqués. *Voyez* AVORTEMENT.

L'expérience a constaté l'efficacité de plusieurs autres moyens contre les anomalies qui peuvent quelquefois avoir lieu pendant l'acte de la parturition ; *chamomilla*, *pulsatilla* et *cannabis*, lorsque la vache ne se couche pas, qu'elle s'agite, et que les douleurs proprement dites ne se dessinent pas ; *secale cornutum*, dans les convulsions et les efforts immodérés ; *pulsatilla*, dans les douleurs trop faibles pour avancer le travail ; *opium*, dans le cas d'atonie complète. *Aconitum* et *chamomilla* sont utiles lorsque le lait tarde à paraître ; *arnica*, lorsque le travail a fait souffrir beaucoup l'animal ; et *nux vomica*, quand la région lombaire se montre ensuite affaiblie.

PÉRITONITE.

La pérétonite a beaucoup de rapports, eu égard aux symptômes, avec l'entérite et la colique inflammatoire, ce qui fait que l'on confond souvent ces trois maladies l'une avec l'autre.

Elle est caractérisée non seulement par la présence de la fièvre inflammatoire, mais encore par la grande sensibilité que l'animal témoigne lorsqu'on touche les parois de son ventre ; il se retire dès qu'on l'approche, ou cherche à fuir la main en fléchissant la partie douloureuse ; il ne se couche presque pas, ou, quand il s'y décide, se roule promptement sur le dos. Cependant il a beaucoup moins d'agitation que dans la colique inflammatoire, parce qu'il se tient presque toujours debout, et que d'ailleurs la péritonite semble causer moins d'anxiété. Il regarde souvent son ventre : l'endroit où siège l'inflammation est parfois percep- tible à l'extérieur. Fréquemment il y a enflure du ventre entier et tension de la région des flancs. Les extrémités ne tardent pas à se refroidir ; l'animal les tient rapprochées autant que possible du centre de gravité, et voûte son dos en contre-bas. Quand le mal augmente, les oreilles deviennent froides, tandis que le ventre est chaud et sensible ; le pouls est vite, bref et serré ; l'animal, très faible, chancelle, et cependant cherche à rester debout, jusqu'à ce qu'enfin il tombe couvert d'une sueur froide générale. La marche de la péritonite est généralement rapide : sa durée ne dé- passe pas quatre à huit jours, laps de temps pendant lequel elle devient souvent mortelle. Rarement elle se termine par résolution ; le plus fréquemment c'est par une ascite aiguë, ou par des adhérences du péri- toine, quelquefois aussi par la gangrène. Celle-ci est annoncée par la cessation soudaine des douleurs, un pouls petit, faible et intermittent, une prompte sidération.

Les causes qui peuvent produire l'inflammation du péritoine sont les lésions, contusions et blessures des parois du ventre, les opérations chirurgicales, par exemple la castration, la propagation de phlegmasies du voisinage, mais surtout un refroidissement brusque, et des aliments de nature échauffante, prin- cipalement chez les vaches qui viennent de vêler.

Une dose d'*aconitum*, tous les quarts d'heure, est le principal remède ; au bout d'environ six ou huit heures, on en administre quelques-unes d'*arsenicum*. Parfois aussi il y a indication de recourir à *bryonia*

(quand la maladie à été causée par un refroidissement), ou à *nux vomica* (lorsque la constipation est
opiniâtre). *Rhus toxicodendron* convient, si les lombes
et les extrémités sont faibles, comme paralysées, et
cantharides, s'il y a difficulté d'uriner.

PHTHIRIASE.

Comme les autres animaux domestiques, les bêtes
bovines ont parfois une telle quantité de poux, que
non seulement elles en deviennent dégoûtantes, mais
encore qu'elles en souffrent ou dépérissent. C'est sur-
toutce qui arrive chez les veaux et les jeunes bêtes. Les
poux se logent de préférence derrière les cornes et
les oreilles, à la nuque, au garrot et sur les côtés
du fanon.

On les détruit en peu de jours avec une décoction
de staphisaigre, ou avec une pommade préparée avec
trois parties d'axonge et une de graines de persil
écrasées.

PHTHISIE.

La phthisie pulmonaire, maladie grave et presque
toujours chronique, prend naissance lorsque les poumons passent à la suppuration par suite de mauvais
traitement de la pneumonie. On la reconnaît principalement à ce que l'animal perd ses poils, ceux surtout des sourcils. Peu à peu, il perd l'appétit, maigrit,
et se trouve pris d'une toux creuse, surtout après
avoir fait quelques efforts. La digestion est troublée
d'une manière notable, la rumination se fait avec
irrégularité, et il y a météorisation. A l'ouverture du
corps, on découvre des tubercules, et l'un des poumons
est plus ou moins détruit par la suppuration.

Nitrum, administré au commencement de la maladie, qui, à la vérité, est alors difficile à reconnaître, produit toujours les meilleurs effets, alterné avec *sulphur*. Si la phthisie a déjà pris plus de développement, on se trouve bien de *stannum* et *phosphorus*. On a proposé aussi *mercurius vivus*, alterné avec *hepar sulphuris*. *Colchicum* convient contre la météorisation qui accompagne souvent la phthisie.

PIED (MALADIES DU).

Lorsqu'un corps étranger s'est introduit dans le pied, il faut l'extraire, après quoi on traite la plaie par l'eau d'*arnica*, et l'on administre aussi une couple de doses d'*arnica* à l'intérieur. *Aconitum* et *squilla* conviennent s'il s'est déjà établi de l'inflammation ; *acidum phosphoricum* et *arsenicum*, s'il y a de vives douleurs.

A l'*inflammation du pied* on oppose *aconitum*, puis *rhus toxicodendron* (quelques doses). Qnand il y a tuméfaction chaude et tendue, il faut employer *bryonia*. Si la peau, rouge et luisante, se laisse apercevoir à travers les poils, c'est à *pulsatilla* qu'on doit recourir. *Belladonna* est spécifique contre l'inflammation de l'articulation du boulet.

PIQURES D'INSECTES.

Les piqûres d'abeilles, de guêpes, et de frelons donnent lieu à des tumeurs considérables, avec inflammation et douleur.

On oppose toujours avec succès les fomentations avec l'eau d'*arnica*. Si une vache avait été attaquée par un essaim tout entier, il faudrait de plus administrer *arnica* à l'intérieur. L'eau-de-vie camphrée produit aussi de bons effets.

PLAIES.

Les plaies de peu d'étendue guérissent en très peu de temps par l'emploi d'*arnica* à l'extérieur. Dans celles qui sont plus profondes, il faut en outre administrer *arnica* à l'intérieur. *Symphytum* est spécifique toutes les fois qu'il y a eu lésion des os ou du périoste. On traite par *conium* les plaies qui résultent d'une compression ou d'une contusion, et par *rhus toxicodendron*, alterné avec *arnica*, celles qui sont accompagnées de luxation. Lorsqu'une plaie a entraîné une grande perte de sang, *china* convient pour combattre la faiblesse causée par cette hémorrhagie. La fièvre traumatique, qui se joint d'ordinaire aux plaies d'une certaine étendue, cède à *arnica* et *aconitum*, alternés ensemble. Les plaies considérables ne guérissent jamais sans suppuration ; celle-ci s'établit d'ordinaire cinq ou six jours après la lésion, et tant qu'elle est de bonne qualité, l'art ne doit pas intervenir ; mais si le pus est terne et de mauvaise odeur, on administre *asa fœtida* et *mercurius vivus* ; s'il est épais et de mauvaise couleur, *silicea* ; s'il se développe des chairs baveuses, *chamomilla*, *sepia* et *arsenicum*.

PLEURÉSIE.

La pleurésie, inflammation du réseau vasculaire situé entre la plèvre et la couche interne des muscles intercostaux, s'étend assez souvent au diaphragme, ou même aux organes voisins du bas-ventre, et s'associe fréquemment à la cardite, à la diaphragmatite et à l'hépatite.

L'animal se couche peu ou point, comme dans l'hépatite. Les principaux symptômes sont : froid, suivi d'un accroissement de chaleur aux cornes, aux oreilles et au nez ; allongement du cou, abaissement de la tête ; coudes écartés du corps, respiration gênée, avec mouvement plus prononcé du ventre et dilatation des naseaux ; tussiculation faible ; crainte de tout attouchement sur un point quelconque de la poitrine ; déjections sèches, noirâtres, brillantes, et profondément sillonnées, ou tout à fait nulles ; urine rouge. Quelquefois la fièvre est si légère, qu'à peine s'aperçoit-on de la maladie. Il n'y a point d'appétit, et la sécrétion du lait est très diminuée. La pleurésie diffère de la pneumonie, en ce que, dans celle-ci, la respiration s'exécute encore au moyen des côtes, et non par les mouvements du ventre ; la toux est un peu plus libre, et la pression du doigt sur les espaces intercostaux provoque une douleur très vive. Elle diffère de la diaphragmatite par l'absence du hoquet, qui ne manque jamais dans cette dernière. Elle se distingue de l'hépatite, en ce que, dans cette dernière, la conjonctive est jaunâtre, la respiration moins forte, et la toux moins douloureuse.

Le principal moyen à mettre en usage est *aconitum*, dont, suivant l'intensité de la fièvre, on fait prendre une dose toutes les deux, trois ou quatre heures, jusqu'à ce qu'elle ait entièrement cessé. Ensuite on administre quelques doses de *bryonia*, à huit ou douze heures au moins d'intervalle, ce qui enlève le reste de la maladie. *Chamomilla* contribue à rétablir la sécrétion du lait chez les vaches laitières.

PNEUMONIE.

Lorsqu'un animal très échauffé subit un refroidissement brusque, et surtout qu'il boit de l'eau froide, ou qu'il reste exposé aux injures du temps, devenu tout à coup froid et humide, on voit souvent survenir chez lui une inflammation des poumons, maladie presque toujours aiguë au plus haut degré, qui non seulement devient une cause fréquente de mort lorsqu'on la soumet à un mauvais traitement, mais encore dégénère souvent en phthisie, hydrothorax et autres affections fort difficiles à guérir. Lorsque cette maladie se déclare, l'animal tient sa tête pendante, le ventre et les côtes se meuvent fortement, la respiration est très accélérée, l'haleine fort chaude, l'appétit nul, la soif considérable, et ce qui est un des principaux symptômes, il y a toux fréquente et sèche. Les déjections alvines et l'urine se réduisent presque à rien. L'animal n'ose pas se coucher, et quand il se meut, c'est toujours en fléchissant le tronc. D'ordinaire les jambes de devant sont écartées l'une de l'autre, et les naseaux largement ouverts.

Quelques doses d'*aconitum*, à de courts intervalles (toutes les heures ou toutes les deux heures), font en général cesser la fièvre violente, après quoi quelques doses de *bryonia* (une matin et soir) procurent guérison complète, le second ou le troisième jour. La bête doit être ensuite surveillée pendant quelque temps, et il importe de la garantir du froid humide. Je suis parvenu à guérir par *china* et *nitrum* quelques pneumonies négligées, à la suite desquelles s'étaient probablement déjà formés des tubercules dans les poumons. Si l'appétit ne se rétablit pas sur-le-champ, on administre *nux vomica* et *arsenicum*.

POURRITURE.

Cette maladie, causée par la présence des douves

(*Fasciola hepatica*) dans le foie ou les canaux biliaires, se manifeste surtout par de l'abattement et de la tristesse. L'animal porte la tête basse, l'appétit diminue, les yeux larmoient, ils sont rouges, puis plus tard jaunâtres et pleins de suppuration, les battements du cœur faiblissent, la respiration devient difficile, le nez, la bouche, les gencives et la langue prennent une mauvaise couleur et une odeur fétide, les excréments sont blancs, aqueux et fétides. Peu à peu la bête maigrit, les dents bránlent, il survient de la fièvre, les extrémités se refroidissent, le ventre se ramasse, il s'y manifeste de la fluctuation, et l'animal meurt dans un état complet d'épuisement. La maladie se montre spécialement à la suite d'années humides, dans les contrées basses, et cause de grands ravages, d'autant plus qu'on la méconnaît à son origine, et qu'on ne pense guère à la combattre que quand il n'y a plus aucun espoir de salut. Les symptômes les plus propres à faire soupçonner la présence des douves sont l'aspect maladif de la bête, sa paresse, sa lenteur, la teinte jaunâtre des parties privées de poil, la dureté de la peau, le poil terne et piqué, l'irrégularité de l'appétit, de la digestion et des déjections. Les douves existent quelquefois en quantité innombrable dans le foie, qui est tuméfié, et principalement dans les conduits biliaires.

Parmi les moyens dont on a conseillé l'emploi, *graphites* et *lycopodium* occupent le premier rang. On vante aussi *helleborus niger*, quand la gêne de la respiration annonce un commencement d'hydrothorax, et *mercurius vivus*, lorsque les excréments sont blancs et fétides. J'ai quelquefois employé la première dynamisation de *sulphur* avec succès.

POUSSE.

On observe rarement chez les bêtes bovines cette maladie, qui consiste principalement en une grande gêne de la respiration, devenue bruyante, surtout à la suite des efforts de tirage ou d'une marche précipitée ; il y a en outre toux fréquente et brève. La pousse est presque toujours la conséquence d'une pneumonie.

Je l'ai plusieurs fois guérie par *bryonia* (quelques doses), suivie de *squilla* et de *calcarea carbonica*. *Arsenicum* mérite aussi une recommandation particulière. Si la maladie a succédé à une pneumonie, sinon négligée, du moins non radicalement guérie, on administre avec avantage quelques doses de *nitrum*. Si l'animal ne se couche pas volontiers, qu'il rumine debout, que son lait diminue, etc., il s'agit d'un hydrothorax. (Voy. Hydrothorax.)

PRURIT.

Le prurit n'est en général qu'un symptôme de diverses maladies des bêtes bovines ; cependant on le rencontre assez souvent seul, et alors il annonce presque toujours un exanthème latent ou répercuté.

Les principaux moyens à lui opposer sont *sulphur* et *staphisagria* (à doses répétées). Lorsqu'il se manifeste à la suite d'un refroidissement, on le combat par *aconitum* et *bryonia*.

QUEUE (MALADIE DE LA).

Quelquefois, mais assez rarement, les poils tombent au bout de la queue, après quoi la partie exhale un suintement, puis se couvre de petits ulcères, qui finissent par attaquer les vertèbres et déterminer la chute de lambeaux entiers de la queue. Parfois il n'y a pas d'ulcères, et les vertèbres sont seulement ramollies, mais la queue n'en finit pas moins par tomber, en totalité ou en partie. La maladie entraîne souvent la mort lorsque l'inflammation s'empare du tronçon de la queue et passe à la gangrène.

Les moyens auxquels on devra recourir, sont *acidum muriaticum*, *acidum nitri*, *mercurius vivus*, *asa fœtida*, *silicea*, *lachesis*, *sepia*, *conium* et *sulphur*, mais surtout *arsenicum*.

RAGE.

La rage n'est pas plus particulière aux bêtes bovines qu'au cheval ; elle résulte toujours de la morsure d'un chien enragé. Très rarement les suites de cette morsure se prononcent à l'instant même ; en général, il s'écoule auparavant plusieurs jours, et même quelques semaines. L'animal montre d'abord de l'agitation, il n'a plus d'appétit, il ne rumine plus ; la soif paraît être peu considérable, quoiqu'il trempe de temps en temps son mufle dans le seau à boire ; l'abdomen est un peu gonflé dans les commencements, et l'animal fait de fréquents et grands, mais inutiles, efforts pour fienter et uriner ; dans les intervalles, il se secoue souvent, surtout de la tête et du cou ; il beugle presque sans cesse ; sa voix, d'abord à peine changée, prend, au second ou troisième jour, un timbre particulier, rauque et sourd. Le regard est fixe, l'œil parfois plus rouge. La salive coule continuellement de la bouche, qui parfois aussi se couvre d'écume. Le second ou le troisième jour, on remarque, chez quelques vaches, qu'au lieu de la rumination, les aliments remontent involontairement à la bouche. Certains animaux entrent en fureur, surtout quand ils voient un chien ou l'entendent aboyer; ils enfoncent leurs cornes dans la muraille, attaquent tous les êtres vivants, grattent du pied, et cherchent à briser les liens qui les retiennent. D'autres sont plus tranquilles, et demeurent comme plongés dans la stupeur. On a quelquefois remarqué l'envie de mordre. L'appétit vénérien est presque toujours fort excité, et toujours il y a amaigrissement rapide. Le lait diminue de plus en plus chez les vaches laitières. A partir du troisième ou quatrième jour, on voit souvent survenir, d'abord au cou, puis à la poitrine et ensuite au train de derrière, des mouvements convulsifs périodiques. Vers cette époque, il y a faiblesse des parties postérieures, qui bientôt sont frappées de paralysie, et la mort arrive au cinquième ou sixième jour.

On doit attacher l'animal par les quatre membres, le col et les cornes. On lui administre une dose de *belladonna*, on lave bien la morsure, et la fomente avec de l'eau à laquelle ont été ajoutées quelques gouttes d'extrait de belladone. Les doses de belladone sont répétées d'abord tous les jours, puis à de plus longs intervalles. Lorsqu'un chien enragé s'est glissé dans un troupeau, il est prudent de faire prendre journellement une dose de *belladonna* à toutes les bêtes pendant huit à douze jours.

REFROIDISSEMENT.

Une foule de maladies très diverses sont dues à un refroidissement, soit que l'animal, après s'être échauffé, demeure exposé à l'impression d'un air froid, soit qu'on le laisse trop tôt boire de l'eau froide. Lorsque l'organisme entier a plus ou moins souffert, les accidents sont généralement accompagnés d'une fièvre plus ou moins intense.

Quelques doses d'*aconitum*, ne manquent jamais de produire d'excellents effets. Si le refroidissement n'a porté que sur une seule partie du corps, on ne remarque presque jamais de fièvre, et l'on administre *bryonia*. On s'est très bien trouvé aussi de *dulcamara, nux vomica*, et *rhus toxicodendron*. *Arsenicum* convient lorsque la digestion est troublée, ou que les accidents ont été produits par une boisson froide.

RÉTENTION D'URINE.

Quoique peu commune, la rétention d'urine s'observe cependant quelquefois chez les bêtes bovines. Tantôt l'urine ne sort qu'en partie, et après des efforts douloureux ; tantôt l'animal n'en peut rendre une seule goutte, quoiqu'il se campe souvent, et il offre tous les symptômes de la cystite. Il faut bien distinguer la maladie de la suppression d'urine, dans laquelle les reins ont cessé leurs fonctions (*Voy.* NÉPHRITE).

Cantharides m'a presque toujours réussi contre la rétention d'urine. *Hyoscyamus* est spécifique dans les cas opiniâtres.

RHUMATISME.

Le rhumatisme, ordinairement suite d'un refroidissement, est presque toujours accompagné de fièvre. Il s'annonce surtout par une démarche roide et douloureuse, parfois avec craquement des articulations. L'animal reste volontiers couché ; il se lève avec peine et lenteur ; la douleur lui cause souvent des tremblements ; la peau adhère aux parties sous-jacentes, on ne peut la plisser, et l'appétit est plus ou moins diminué. Si la maladie est portée à un haut degré, l'animal ne quitte plus sa litière ; il est paralysé des quatre membres, et ne peut se soutenir que sur ses genoux. Chez les vaches laitières, la sécrétion lactée diminue ou s'arrête.

Le moyen le plus efficace est *aconitum*, suivi d'*arsenicum*. *Bryonia* convient lorsqu'il y a paralysie des pieds. *Arsenicum* est spécifique quand l'animal marche avec les plus grandes précautions, qu'il tremble après avoir bu froid, que la maladie a été causée par des boissons froides ou par un excès de nourriture. *Rhus toxicodendron* est indiqué, quand l'état morbide résulte d'une trop grande fatigue. *Chamomilla* rétablit la sécrétion lactée, après la guérison des autres accidents.

RUMINATION.

La rumination est plus ou moins troublée dans la plupart des maladies graves, et ne revient à son état normal qu'après la guérison. Cependant il lui arrive parfois de ne pas se rétablir, ou même d'être la seule fonction dans laquelle on aperçoive du dérangement.

Arsenicum est spécifique en pareil cas. Si une couple de doses demeure sans effet, on répète le médicament, en l'alternant avec *aconitum*. *Pulsatilla* est indiqué comme jouissant de propriétés spécifiques, quand le trouble de la rumination affecte une forme chronique, ou ne se manifeste que de temps en temps.

SPASME DE VESSIE.

Cette maladie, qu'on désigne aussi sous le nom de *colique de vessie*, est une cause assez fréquente de rétention d'urine. Elle consiste en une constriction spasmodique du sphincter de la vessie, qui empêche cette poche de se débarrasser de son contenu. Les causes ordinaires sont la suppression de la transpiration cutanée, le refroidissement des pieds, le séjour trop prolongé de l'urine dans la vessie, et surtout l'usage d'aliments trop aqueux. L'animal est fort agité ; il se tourmente presque autant que dans les accès de colique, gratte des pieds, se jette à terre, se relève tout de suite, et se campe souvent, mais en vain, pour uriner. Ce qui distingue surtout le spasme vésical de la colique, c'est qu'il y a rétention d'urine, et qu'en explorant le rectum, on trouve la vessie pleine et distendue.

Les remèdes à employer sont *aconitum*, *cantharides*, et quand celles-ci ne suffisent pas, *hyoscyamus*, qui convient principalement lorsque l'animal a été forcé de retenir pendant longtemps son urine.

SPLÉNITE.

La splénite, qu'on n'observe guère qu'en été chez les bêtes bovines, diffère tout à fait du charbon ou typhus, mais amène la mort avec non moins de promptitude. Elle a pour symptôme principal la couleur brunâtre ou brune de la langue. L'appétit est nul ; le pouls d'abord dur, plein et tendu, puis mou, petit et à peine sensible ; le regard fixe, la tête étendue en avant ; l'animal regarde souvent son côté droit, qui est douloureux au toucher.

Au début, on prescrit *aconitum* (à doses répétées), ce qui suffit souvent pour arrêter la maladie. Si l'on n'obtient pas ce résultat, et que la teinte brune de la langue augmente, on a recours à *arsenicum*. Si l'on observe des symptômes nerveux, l'animal faisant des inspirations profondes, pendant lesquelles il remue son corps entier, on administre *bryonia*, alternativement avec *aconitum*. *Nux vomica*, aussi alternée avec *aconitum*, convient lorsque la région splénique est très douloureuse au toucher, et que l'animal la regarde souvent. *Laurocerasus* a été utile dans un cas fort opiniâtre, où le pouls était petit, l'œil fixe, la tête dirigée en haut, et l'animal insensible, sauf quelques mouvements convulsifs qu'il éprouvait quand on touchait la partie malade.

STOMACACE.

Cette maladie accompagne ordinairement la limace, et la plupart du temps elle attaque le troupeau tout entier. Au début, il y a rougeur et chaleur de la bouche, diminution de l'appétit et du lait, qui est aqueux. Au bout de quelques jours, on voit paraître d'innombrables petits points rouges, qui grandissent peu à peu, et se convertissent en vésicules blanches, dont la grosseur varie depuis celle d'une graine de pavot jusqu'à celle d'un pois. Ces vésicules crèvent, et laissent une croûte. L'animal, à qui la douleur ne permet pas de manger, boit et bave beaucoup. Si la maladie doit se terminer favorablement, la langue se nettoie peu à peu. Dans le cas contraire, il se forme des vésicules livides, confluentes, laissant après elles des ulcères rongeants, qui font tomber la membrane muqueuse de la bouche en lambeaux. Presque toujours il y a inflammation de la gorge et fétidité de l'haleine; l'animal est pris de toux, il maigrit et meurt. Dans d'autres cas, la maladie dégénère en limace; quelque temps après le nettoiement de la langue, qui semblait annoncer que tout était fini, la fièvre reparaît, et l'on voit éclater les symptômes de la limace. Les deux formes de la maladie sont contagieuses.

15.

Le principal remède est *mercurius solubilis*. *Acidum phosphoricum*, alterné avec *mercurius solubilis* (de chacun une dose par jour), convient quand il y a ulcération de la bouche, avec salive visqueuse, filante et fétide ; *staphisagria*, lorsque les gencives sont douloureuses au toucher ; *helleborus niger*, quand les gencives sont fongueuses et l'animal fort abattu.

SYPHILIS.

Ce qu'on appelle la *syphilis*, chez les bêtes bovines, chez les vaches surtout, auxquelles elle appartient d'une manière spéciale, est une maladie à l'égard des causes de laquelle il règne encore beaucoup d'incertitude. Elle paraît ne point être contagieuse, qu'elle se transmet par voie d'hérédité, et elle est accompagnée d'une grande excitation de l'appétit vénérien. L'animal n'a d'abord rien perdu de sa bonne apparence ni de son embonpoint, et il mange comme à l'ordinaire ; cependant on remarque chez lui une propension continuelle à l'acte vénérien, qui ne cesse point après la consommation de l'acte, parce que celui-ci est rarement suivi de conception, de sorte que les vaches entrent en chaleur tous les mois, ou même à des époques plus rapprochées. Si elles conçoivent, tout symptôme de maladie disparaît, mais l'avortement a lieu très souvent. Lorsque la maladie est plus avancée, on remarque fréquemment une toux sèche, mais sans nul autre accident. Enfin, au bout d'une ou plusieurs années, l'animal maigrit, tout en conservant son appétit, le poil devient terne et piqué, la toux sèche, violente et sourde, l'œil terne, pâle ou jaunâtre ; des tubercules se développent au col et à la poitrine ; la pression sur le sternum est fort douloureuse. Le pouls devient de plus en plus petit, accéléré et insensible, et l'animal finit par mourir de consomption, souvent avec un écoulement purulent par les naseaux. A l'ouverture du corps, on trouve la plèvre, le péritoine, le mésentère et les épiploons parsemés d'une innombrable quantité de tubercules, dont la grosseur varie depuis celle d'un grain de millet jusqu'à celle d'un pois. Ces tubercules, épars ou réunis en grappes, contiennent un liquide blanc, parfois jaunâtre. On en a quelquefois rencontré aussi dans la matrice, qui était en même temps indurée.

Baryta carbonica convient au début, surtout chez les jeunes animaux. Trois doses suffisent ordinairement pour déterminer l'ouverture des tubercules extérieurs ; quelques doses ont procuré ensuite l'évacuation complète de ces tumeurs, qu'on a vues acquérir jusqu'au volume de la tête d'un enfant. *Hepar sulphuris* est nécessaire chez les animaux âgés, et il faut ensuite administrer quelques doses de *baryta carbonica. Aurum muriaticum* paraît convenable quand l'appétit vénérien revient trop souvent, mais reste sans influence sur l'ensemble de la maladie. *Ammonium muriaticum, silicea, lycopodium* et *spiritus sulphuratus* ont été utiles contre les symptômes du côté de la poitrine : le premier, dans le cas de toux sèche et creuse ; le second, quand l'animal témoigne de la douleur dès qu'on lui touche la poitrine, et qu'il a une toux moins creuse ; le troisième, quand la respiration est gênée ; le quatrième enfin, dans les quintes fréquentes de toux sèche et brève. On a aussi employé avec succès *carbo vegetabilis* et *mercurius vivus* contre ces accidents.

TIC.

Cette affection chronique, sans fièvre, n'attaque

guère que les vaches, qui, bien qu'elles mangent plus qu'à l'ordinaire, maigrissent beaucoup, et ne donnent qu'un lait aqueux. Elles rongent du bois, du cuir, des chiffons, de la terre, etc., et avalent ces divers objets avec d'autant plus d'avidité que leur appétit pour les aliments ordinaires diminue davantage. Peu à peu le poil se pique, l'œil devient terne, la démarche lente, et l'animal meurt de consomption. La maladie dépend évidemment d'un trouble de la digestion. Elle est accompagnée d'un degré assez prononcé de ramollissement des os. On dit aussi avoir remarqué de temps en temps, sous la langue, de petites vésicules qui contenaient un liquide jaunâtre.

Le spécifique contre cette maladie est *pulsatilla;* vient ensuite *nux vomica. Natrum muriaticum* réussit lorsque l'animal, dédaignant sa nourriture ordinaire, montre un appétit dépravé. L'accroissement de l'appétit, qui dépend souvent d'une affection vermineuse, cède à *cina* et *silicea,* ou à *china* lorsqu'il y a grande faiblesse et abattement.

TOURNIS.

Les animaux atteints de cette maladie, heureusement rare chez les bêtes bovines, ne sont jamais bien gais, et ils ont toujours une assez chétive apparence. Quelquefois l'accès prend à l'étable : l'animal tourne plus ou moins la tête et le cou de côté, puis chancelle et tombe. Lorsqu'on le fait sortir, il tourne tout de suite en rond, la tête regardant toujours le centre du cercle, puis chancelle, se laisse tomber, se relève quelques instants après, et se remet à tourner, ou jouit de quelques heures de repos. Si la maladie en est encore à son début, l'animal tourne d'abord lentement, puis de plus en plus vite, jusqu'à ce qu'il finisse par tomber. Les accès se rapprochent de plus en plus, et enfin ils reparaissent toutes les fois qu'on fait sortir l'animal. La cause est la même que chez les moutons, la présence d'une hydatide dans le cerveau. Il paraît certain que la maladie est héréditaire; l'encéphalite et les lésions traumatiques paraissent contribuer aussi à son développement.

Belladonna ne manque jamais son effet au début : on en fait prendre deux ou trois doses par jour, jusqu'à ce que les symptômes aient disparu, après quoi on éloigne les doses, et l'on termine le traitement par *sulphur*.

TOUX.

Quand la toux dure plus longtemps que celle à laquelle donne lieu la poussière introduite dans la gorge, elle est le résultat d'un refroidissement, et facile à guérir par le séjour à l'étable et les moyens énumérés plus bas. Celle qui est tout d'abord sourde et creuse, que le moindre effort excite, et qui se prononce surtout avec force après que l'animal a bu, annonce en général une affection plus ou moins grave du poumon. Si la toux attaque plusieurs bêtes à la fois, il faut y faire une grande attention, parce que fort souvent alors il s'agit d'un hydrothorax commençant.

Les moyens à mettre en usage, lorsqu'on ne remarque pas d'autres symptômes de maladie, sont : *dulcamara*, dans la toux par refroidissement; *bryonia* (à doses répétées), dans la toux invétérée, *belladonna* et *drosera*, dans la toux chronique; *hyoscyamus*, quand les quintes sont très rapprochées; *squilla*, dans la toux qui survient après la fatigue, et qui coupe la respiration;

chamomilla, dans la toux sèche, avec diarrhée ; *pulsatilla*, dans les accès fréquents de toux sèche, avec défaut d'appétit ; *spiritus sulphuratus*, dans la toux âpre fort opiniâtre. Lorsque la toux est le symptôme d'une autre maladie, elle cède au traitement réclamé par cette dernière.

TRISMUS DES MACHOIRES.

Cette dangereuse maladie est rare chez les bêtes à cornes, et peut-être ne survient-elle jamais qu'à la suite de castration mal faite.

Le traitement est le même que chez les chevaux.

TUBERCULES.

Les tubercules cèdent en général facilement à *arnica*, qu'on administre tant à l'intérieur qu'à l'extérieur. S'il survient des abcès, on les traite comme il est dit à l'article Abcès. Les tubercules produits par un refroidissement sont combattus par *bryonia* et *dulcamara*, et ceux que font naître les piqûres d'insectes, par *arnica* et *belladonna*. Ceux qui tiennent à un mal interne sont souvent difficiles à guérir. Outre les moyens indiqués dans divers autres articles, on peut encore essayer : *ledum*, surtout dans les cas opiniâtres ; *silicea*, *arsenicum*, *baryta carbonica*, *staphisagria* et *sulphur*, lorsqu'il y a prurit ; *chamomilla* et *bryonia*, *rhus toxicodendron* et *mercurius*, contre les tubercules à la mamelle.

TUMEURS.

Les tumeurs varient quant à leur constitution et à la région du corps où elles surviennent de préférence. Celles qui reconnaissent une cause externe, sont, la plupart du temps, chaudes, du moins dans le principe.

On les traite par *arnica* (à l'intérieur et à l'extérieur), auquel on fait succéder *arsenicum*, ou, quand il y a douleur, *conium*. Celles qui dépendent de causes internes réclament *bryonia*, principalement dans le cas de refroidissement, ou *china* et *arsenicum* alternés ensemble, ou *sulphur*, ou *mercurius vivus*.

Aurum et *belladonna* sont les principaux moyens contre les tumeurs à la tête ; *baryta carbonica*, contre celles à la mâchoire inférieure ; *aconitum* et *bryonia* contre tumeurs à la poitrine, si elles tiennent à un refroidissement ; *arnica*, si elles sont la suite d'une compression. Lorsqu'elles se couvrent de croûtes, on administre *thuja*, et au bout de quelques jours *sulphur*.

TYPHUS.

L'animal atteint du typhus cesse tout à coup de manger et de ruminer ; il est comme frappé de stupeur : il tient sa tête pendante, ou la pose sur la mangeoire, ou la porte brusquement en haut et de côté, quelquefois en faisant entendre des plaintes. Parfois il devient méchant, et attaque les personnes qui le soignent. Les yeux sont fixes et larmoyants, quoique peu ou point rouges ; les cornes, les oreilles et le nez sont tantôt chauds, tantôt froids, dans l'espace de quelques minutes. Souvent le froid prédomine dès l'origine et persiste jusqu'à la mort, qui ne se fait point attendre. Certaines bêtes émettent un mucus sanguinolent par le nez ; d'autres grincent des dents ; chez la plupart, une bave visqueuse découle de la bouche ; il y en a qui ont la respiration courte et gênée, avec battement des flancs et toux brève ; les déjections de l'urine sont parfois supprimées : si l'animal fiente, il ne rend que des excréments secs, durs et en petites boules. Plus tard, il rend du mucus ou du sang, ce qui annonce l'approche de la mort ou de la guérison. On a vu une diarrhée aqueuse bientôt suivie de guérison, ou de selles sanguinolentes et d'une horrible fétidité, après lesquelles tous les symptômes fâcheux disparaissaient. La peau tantôt est collée sur les parties sous-jacentes, tantôt séparée d'elles par de l'air, de manière qu'en passant la main le long du dos, on sent une sorte de crépitation. Le poil est généralement terne, rude et piqué. Quelquefois, mais toujours après que le danger est passé, il se forme des tumeurs charbonneuses sur le dos, au ventre, au fourreau, aux mamelles. Les vaches donnent peu ou point de lait, symptôme qui est un des plus constants. En général, la sécrétion lactée cesse à la première apparition de la maladie. Lorsqu'on appuie la main sur l'épine du dos, l'animal cherche à fuir la pression, il gémit ou meugle, il tremble ou de tout son corps ou du train de derrière ; plus le tremblement est considérable, plus le danger approche. La bête semble ne pouvoir plus se tenir sur les jambes ; elle les écarte, trébuche en marchant, et ne tarde pas à tomber ; une fois à terre, elle emploie toutes ses forces pour se relever, et elle y parvient quelquefois, mais retombe bientôt, et reste morte sur la place, ou périt peu de temps après dans les convulsions. Quelquefois, l'animal tient ses jambes de derrière serrées l'une contre l'autre, et les rapproche de celles de devant ; d'autres frappent du pied, montrent beaucoup d'agitation, se couchent et se relèvent promptement : chez ceux-là aussi la mort arrive en peu d'heures. Après l'extinction de la vie, du sang s'échappe par l'anus, souvent aussi par la bouche et le nez, et la putréfaction ne tarde pas à s'emparer du cadavre.

Les symptômes qui viennent d'être énumérés ont lieu lorsque la maladie, comme c'est le cas le plus ordinaire, parcourt ses périodes en quatre à vingt-quatre heures, car il est rare qu'elle dure deux à quatre jours. Mais souvent, elle tue pour ainsi dire subitement; aux champs, au travail, l'animal se met tout à coup à trembler, et au bout de quelques minutes il est mort. On trouve parfois mortes le matin des bêtes qui se portaient bien la veille au soir.

A l'ouverture du corps, la rate est beaucoup plus volumineuse que dans l'état normal. Elle est de couleur foncée, avec taches brunes ou noires, et réduite en bouillie ; lorsqu'on la pique, il en sort un ichor brun, mêlé de sang noir. Les intestins, parsemés de taches gangréneuses, sont gorgés de noir, et souvent distendus par des gaz, ainsi que l'estomac. Les poumons sont généralement sains; parfois, cependant, on les voit flasques, mous et gangrénés. Le sang demeure liquide : il a la couleur et la consistance du goudron.

Quant au traitement, *arsenicum* est un moyen certain de curation et de préservation. Dès qu'on aperçoit les premiers symptômes de la maladie, perte d'appétit, cessation de la rumination, tremblement des jambes de derrière, trébuchement pendant la marche, poil terne et piqué, yeux noyés d'eau, alternatives de chaleur et de froid aux cornes et aux oreilles, disparition du lait, etc., on fait prendre une dose *d'arsenicum*, qu'on répète toutes les cinq à quinze minutes, jusqu'à ce que l'amélioration se prononce; dans les cas moins graves, on peut laisser une heure ou une heure et demie d'intervalle entre les doses. L'effet curatif devient sensible au bout de très peu de temps, et d'autant plus vite que l'accès était plus violent, de sorte que, dans les cas fort aigus, l'amélioration s'aperçoit souvent déjà au bout d'un quart d'heure ou d'une demi-heure, ce qu'on reconnaît aux caractères suivants : l'animal sort de sa stupeur, il regarde autour de lui, et fait quelque attention à celui qui le soigne ; le tremblement diminue ou cesse tout à fait, les cornes et les oreilles sont moins froides, ou moins brûlantes, il y a un peu d'appétit, le poil se couche, l'œil perd sa fixité, et l'animal fiente ; les déjections varient beaucoup, tantôt naturelles, tantôt sanguinolentes ou muqueuses ; enfin il s'établit une sueur chaude générale, ou des tumeurs, des abcès, des éruptions ; le lait revient chez les vaches. Quand on remarque ces signes d'amendement, on attend avant de répéter la dose, en se réglant sur le degré d'intensité avec lequel la maladie a éclaté ; si celle-ci est violente, et que la première dose ne produise pas d'effet au bout d'un quart d'heure ou d'une demi-heure, il faut répéter *arsenicum*, et continuer aux mêmes intervalles ; si, au contraire, la maladie a peu d'intensité, il vaut mieux laisser la première dose agir pendant une heure, et s'il survient de l'amélioration, on n'en administre une seconde que quand celle-ci cesse de faire des progrès. Souvent une seule dose suffit, tandis que, dans d'autres cas, il en faut deux à quatre, même vingt à trente, avant d'obtenir une guérison complète ; pendant tout le traitement, on ne perdra pas le malade de vue un seul instant.

A-t-on obtenu amélioration ou guérison, tout n'est pas fini : deux cas peuvent encore avoir lieu :

1° La maladie récidive. Cette rechute a lieu ordinairement au bout de quatre à seize heures. Il importe donc de surveiller l'animal pendant vingt-quatre heures, et de lui faire prendre encore quelques doses à des intervalles d'environ quatre heures. Du reste, si la récidive avait lieu, on se comporterait comme la première fois ; mais le danger serait encore bien plus grand.

2° Il survient d'autres accidents, qui toutefois ne sont jamais dangereux. — En diverses régions du corps se développent des tumeurs froides, molles ou dures, et indolentes. — Quelquefois il reste des indurations ou du gonflement au fourreau et aux mamelles, avec suppression ou diminution du lait. — Quoique la mamelle ne présente rien d'anormal, le lait est moins abondant ou altéré dans ses qualités. — La peau se couvre de petites croûtes, succédant à des pustules qui contenaient un liquide ; l'exanthème occupe la totalité ou seulement une partie du corps ; il est ou non accompagné de prurit. — Le poil reste piqué, et ne recouvre pas son brillant. — Les déjections continuent d'être dures et rares. — Il y a un emphysème sous la peau ; on sent de la crépitation en passant la main dessus. — La peau est extrêmement dure, et ne cède pas à l'action de ses muscles propres. — L'appétit et la rumination ne se rétablissent point.

Tous ces accidents consécutifs cèdent en peu de temps à l'usage prolongé d'*arsenicum*, dont on fait prendre une dose toutes les six heures, jusqu'à ce qu'il n'en reste plus aucune trace, ce qui, ordinairement, est l'affaire de trois ou quatre jours. L'absence de l'appétit et la paresse du canal intestinal cèdent promptement à quelques doses de *nux vomica*. L'appétit revient quatre ou six heures après la première, et si la constipation persiste, on répète le médicament toutes les six heures. On oppose *spiritus sulphuratus* à l'exanthème, et *arsenicum* aux autres accidents.

Pour préserver les animaux de la maladie, on leur fait prendre, d'abord toutes les quarante-huit heures, puis toutes les vingt-quatre, et enfin toutes les douze, une goutte d'*arsenicum*, le matin, une heure avant de manger, et le soir deux heures après.

VERRUES.

Les verrues surviennent à la mamelle, au ventre, au dos, au cou, à la queue; tantôt lisses, rondes, molles et larges, tantôt pédiculées, déchiquetées, spongieuses, dures et sèches ou humides, douloureuses ou insensibles.

On oppose aux verrues sèches, lisses et non pédiculées *dulcamara*, et dans quelques cas *sulphur*; à celles qui s'ulcèrent, *arsenicum*; à celles qui saignent aisément et causent de la douleur, *causticum*. Les fics c'est-à-dire les excroissances humides, croûteuses, déchiquetées, d'un aspect dégoûtant, et d'un volume souvent énorme, réclament *thuja* à l'extérieur et à l'intérieur, et exigent l'emploi longtemps continué de ce moyen. Les petites verrues aux lèvres cèdent à *calcarea carbonica*.

VERS.

Les vers intestinaux, communs surtout chez les jeunes sujets, sont toujours le résultat d'un état maladif interne, car ces parasites ne se développent jamais dans l'organisme sain, ou du moins ne s'y produisent qu'en petite quantité, et ne lui portent jamais préjudice. Mais lorsque, l'organisme étant malade, ils se multiplient en quantité parfois innombrablé, ils deviennent la source d'une foule d'accidents, tels que coliques violentes, fétidité de l'haleine, défaut d'appétit ou voracité extrême, propension à manger les choses les plus insolites, suppression de la rumination, diminution du lait, etc. Cependant, on peut se demander si un grand nombre de ces symptômes tiennent réellement à la présence des vers ; ou s'ils ne dépendent pas d'un état morbide général.

Les vers les plus communs sont les *ascarides*, les *oxyures* et les *tænias*.

Le principal moyen est *cina*, à doses multipliées, et ensuite *sulphur;* s'il y a répugnance pour les aliments, on donne *antimonium crudum*.

(Voy. OEstres et Pourriture.)

VERTIGE.

Le vertige se voit plus particulièrement chez les bœufs de trait. Il est fréquemment le résultat de grandes fatigues, de grands efforts par un temps chaud, d'un joug trop serré, d'une constriction du larynx ; l'animal chancelle tout à coup et tombe par terre, où il reste quelque temps étendu sans mouvement. Ce dernier caractère distingue le vertige de l'épilepsie.

Aconitum soulage d'une manière presque instantanée. Si le vertige a une grande intensité, on administre *stramonium* et *cocculus*. *Arnica* convient lorsque l'animal appuie à droite, ou semble ivre, et tient la tête très basse. *China* et *cocculus* sont indiqués quand le moindre effort le fatigue beaucoup.

TROISIÈME PARTIE

MALADIES DES BÊTES OVINES

Hygiène. — Le régime auquel on soumet les brebis répond peu, en général, à ce qu'on leur demande. L'habitude d'en élever le plus grand nombre possible ne permet pas de leur procurer une nourriture suffisante et bonne ; car si, déjà en été, on les laisse presque mourir de faim sur des champs desséchés, ou dans des lieux qui ne leur offrent que des plantes aigres et de mauvaise qualité, source si fréquente de la diarrhée et de la pourriture, leur sort est plus triste encore en hiver. Doit-on donc être surpris de ce que cet animal, d'une constitution faible et délicate, soit sujet à tant de maladies, et que ses produits, au lieu de s'améliorer, aillent en dégénérant !

Les principales précautions à prendre pour maintenir la santé des troupeaux peuvent être résumées sous les trois chefs suivants :

1° *Avoir une bonne nourriture*. — Les aliments et les boissons sont des objets de première nécessité pour la conservation de la vie animale. Le berger doit veiller sans cesse à ce que les brebis en aient la quantité suffisante à leurs besoins.

La nourriture des bêtes à laine, considérée d'une manière générale, est de deux sortes : celle que les animaux trouvent au pacage, et celle qu'on leur donne à l'étable.

Personne n'ignore qu'il y a de bons et de mauvais pacages ; mais le berger n'est pas toujours libre de les choisir tels que l'exige la santé des animaux, et c'est là précisément le point par lequel il doit prouver qu'il connaît bien sa profession, qu'il sait diriger son troupeau de manière à le maintenir florissant, au milieu même de certaines circonstances défavorables.

Les plantes qui croissent sur un sol bas et humide, celles qui couvrent les marécages, les tourbières, non seulement contiennent moins de substances alimentaires, mais encore sont pourvues, les unes de sucs âcres et acides, les autres de principes nuisibles qui portent plus ou moins atteinte à la santé des bestiaux. Quand donc le berger est obligé d'utiliser de tels pacages, il doit au moins ne pas permettre aux animaux d'y prendre leur nourriture toute la journée et les conduire d'abord sur les jachères ou les champs moissonnés, ou dans des lieux couverts d'herbes saines et non malfaisantes.

Si le berger a la liberté de mener son troupeau dans une forêt, surtout dans un taillis, les feuilles des arbustes lui offrent un excellent remède contre les effets des mauvaises prairies. Quand il ne le peut pas, du moins doit-il veiller à ce que les brebis, avant d'aller au pacage, reçoivent un fourrage sec ne fût-ce que de la simple paille. Mais, avec ce régime, elles ont besoin de bonne eau en quantité suffisante.

Les meilleurs pacages eux-mêmes peuvent nuire de diverses manières en certaines circonstances.

Un temps pluvieux prolongé rend les plantes chargées de sucs aqueux qui nuisent à la santé ; cette particularité, jointe au froid humide, peut amener le développement de la cachexie. Pour obvier à un si grave inconvénient, voici quelles sont les principales précautions à prendre :

1° Quand le temps couvert et pluvieux dure jusqu'à trois jours de suite, les animaux, s'il y a du fourrage sec, ne doivent être conduits dehors qu'après en avoir mangé ; ils ne doivent non plus rester que trois heures au plus sur la prairie humide, et deux seulement s'il pleut beaucoup. On les rentre alors, et, au bout de quatre ou cinq heures, après leur avoir donné une seconde ration de sec, on peut les conduire de nouveau au grand air pendant deux ou trois heures. Les laisser plus de quatre à six heures par jour sur le pré, leur serait très préjudiciable en pareille circonstance.

2° A l'étable, ils doivent trouver une bonne litière, afin de pouvoir s'y réchauffer et s'y sécher ; s'ils annoncent l'envie de boire, on doit les satisfaire.

3° Quand il n'y a pas de fourrage sec, et que le berger se voit dans la nécessité de chercher à rassasier son troupeau sur de mauvais pacages, il diminue les chances d'accidents en ne l'y faisant paître que le matin et l'après-midi, trois heures chaque fois, et l'y tenant toujours en mouvement.

4° Lorsque la litière manque, on doit serrer le plus possible les bêtes dans l'étable, afin qu'elles s'échauffent mutuellement.

5° Si la pluie cesse pendant que le troupeau est dehors, on peut l'y laisser plus longtemps qu'il ne vient d'être dit, ou même, quand le soleil vient à paraître, lui permettre d'y rester jusqu'au soir.

6° Toutes les fois que le mauvais temps oblige de rentrer à l'étable, il faut hâter le pas, afin d'accélérer la circulation, et d'accroître ainsi la chaleur animale.

7° Jamais le troupeau ne doit passer la nuit dehors, quand le temps est mauvais.

Le berger a besoin d'une grande prudence lorsque les pacages sont couverts de rosée. Les animaux doivent aussi recevoir du fourrage sec, le matin, avant de sortir, et s'il n'y en a pas, on ne les fait sortir que quand la rosée est suffisamment dissipée. S'il n'y a pas moyen d'éviter qu'ils sortent le matin, on ne laisse paître qu'en marchant doucement, jusqu'à ce que la rosée soit évaporée.

Le berger doit agir aussi avec une grande prudence lorsqu'il conduit son troupeau sur des champs de trèfle. Il ne doit jamais l'y laisser paître longtemps : tout au plus lui permet-il d'y rester une demi-heure, en choisissant les endroits les plus maigres. Au bout de deux heures il peut y revenir. En agissant de cette manière, il évite la météorisation. Ici également il est bon de donner du fourrage sec aux animaux avant de les conduire au pacage.

Les prés élevés sont les meilleurs pour les brebis, surtout quand le temps est humide, ou en général pendant les années pluvieuses : il faut éviter, au contraire, les prés humides, marécageux, à moins que des chaleurs soutenues ne les mettent complètement à sec. Les meilleurs herbages sont les plantes aromatiques, douceâtres ou un peu âpres et amères, comme aussi celles des éclaircies dans les bois.

Les plantes salées nourrissent bien, mais produisent une mauvaise laine ; les végétaux aquatiques sont toujours nuisibles. Il faut encore avoir soin de ne pas faire paître le troupeau quand l'herbe est chargée de rosée ou de gelée blanche, ce qui engendre souvent des maladies dangereuses. Après avoir mangé du vert, les brebis doivent boire très peu ; il leur faut plus d'eau lorsqu'elles sont au sec. L'eau chaude, l'eau blanche, etc., les rendent souvent poussives. Il ne faut pas non plus les laisser boire pendant qu'elles ruminent.

C'est une grande erreur que de croire qu'une nourriture très abondante et succulente améliore un troupeau, procure davantage de laine et rend les brebis plus fécondes. Loin d'être utile, elle nuit beaucoup, engendre diverses maladies, et diminue la fécondité.

2° *Ne pas commencer trop tard le régime de l'hiver.* — Les brebis ne doivent plus paître dès qu'en automne l'herbe commence à jaunir. Le foin qu'on leur donne en hiver doit être de bonne qualité, ni moisi, ni vasé. La paille de pois, de lentille et de vesce convient beaucoup ; toutes les autres servent plutôt à lester qu'à nourrir, et l'on prétend même que celle d'avoine fait tomber la laine quand le froid est intense. Les racines, à l'exception des carottes, ne conviennent pas, parce qu'elles sont trop aqueuses, et donnent aisément lieu à la météorisation. Sans sel, un troupeau ne profite jamais, malgré la qualité du fourrage.

Toutes les fois que le temps est beau, il faut, même en hiver, le promener pendant une heure ou deux.

3° *Avoir de bonnes étables, condition de rigueur pour maintenir la santé du troupeau.* — L'étable doit être sèche, suffisamment spacieuse (hauteur, pas moins de trois mètres ni plus de cinq) et bien aérée. Le sol sera dur, sinon pavé, du moins battu comme celui des aires. Les ouvertures, en haut près du toit, et en bas près du sol, seront en nombre suffisant pour pouvoir, à volonté donner un libre accès à l'air du dehors, tant en été qu'en hiver, pourvu que le vent ne soit pas fort et froid.

Si l'on veut améliorer le troupeau, il faut ne choisir pour l'élève que les agneaux les plus robustes et les mieux portants des deux sexes, ceux surtout qui ont la laine la plus fine et la plus épaisse (1).

Diagnostic. — Une brebis en santé porte la tête haute, son œil est ouvert et vif, les vaisseaux qu'on y aperçoit sont rouges, le museau est humide, les naseaux ne sont pas salis par du mucus, la langue et la bouche sont nettes et rouges, l'haleine n'est point fétide, tous les mouvements s'exécutent avec facilité, la laine tient à la peau, celle-ci elle-même est molle et souple, sans places chauves, sans excoria-tions ni ulcères.

Il importe de ne pas oublier qu'en été surtout, les brebis sont beaucoup moins que les autres animaux sous les yeux du propriétaire, et qu'en général on ne l'informe de leurs maladies que quand il n'est plus temps d'y porter remède.

Pharmacologie. — La brebis est peut-être, de tous les animaux domestiques, celui qui ressent le moins l'action des hautes dynamisations : on devait s'y attendre chez un animal qui ne pense jamais qu'à manger. Ce serait donc commettre une grave erreur que de compter ici sur les globules.

(1) Voyez Cornevin, *Traité de Zootechnie*, Paris, 1890.

ANGINE.

Cette inflammation du pharynx reconnaît souvent pour cause un refroidissement, lorsque les brebis, après avoir été échauffées, respirent un air froid, ou lorsque, au sortir d'une étable chaude, elles passent au grand air froid, ou enfin quand elles couchent sur un sol froid et humide. Les animaux atteints de la maladie ont une grande chaleur, les yeux rouges et une soif vive ; ils manquent d'appétit, sont tristes, et tiennent la tête basse, portée en avant, comme si la respiration leur manquait. Quand la maladie fait des progrès, la respiration devient très gênée, stertoreuse, sifflante ; le cou est tuméfié et très sensible au moindre attouchement. Enfin l'animal ne peut plus avaler, il ne parvient plus à respirer qu'après les plus grands efforts, tombe avec tous les symptômes de la suffocation, et périt. Très souvent la maladie éclate sans aucun prodrome. L'animal éternue souvent, tousse et lève la tête, comme pour respirer plus aisément par la bouche ; on observe parfois un écoulement nasal. Qu'il survienne alors le moindre rétrécissement des voies aériennes, et la suffocation est inévitable.

Dès qu'on aperçoit les premiers symptômes de la maladie, on administre sans délai cinq à huit doses d'*aconitum*, très rapprochées les unes des autres, qui suffisent quelquefois pour prévenir le développement de cette redoutable inflammation. Si, au bout de trois à quatre heures, le mal est diminué, à la vérité, mais que la respiration soit encore gênée, bruyante et sifflante, *spongia marina* procure un prompt soulagement, et même ne tarde pas, en général, à amener la guérison complète : parfois seulement on est encore obligé de recourir à d'autres moyens, parmi lesquels *hepar sulphuris* et *bryonia* surtout doivent être distingués. Lorsque, le danger de suffocation n'existant plus, la déglutition demeure encore difficile et douloureuse, que l'animal avale les liquides avec peine, qu'il a les yeux fixes et saillants, *belladonna* jouit de propriétés spécifiques. On peut aussi l'administrer immédiatement après *aconitum*, lorsqu'au début de la maladie c'est moins la respiration que la déglutition qui paraît gênée.

ANOREXIE.

La diminution de l'appétit, quand elle n'est pas la suite d'un état maladif général, dépend fréquemment de ce que les facultés digestives ont perdu de leur énergie.

Alors il suffit de quelques doses d'*arsenicum* pour la faire cesser. Souvent aussi elle tient à ce que l'estomac a été précédemment surchargé d'aliments; dans ce cas, *antimonium crudum* est le principal remède; puis viennent *pulsatilla* et *nux vomica*, cette dernière surtout lorsqu'il y a en même temps constipation.

APHTHES.

Les aphthes surviennent, chez les agneaux, soit par suite d'une altération du lait de la mère, soit par l'effet d'une maladie interne. On les reconnaît à ce que l'animal ne tette plus et maigrit : en examinant l'intérieur de sa bouche, on y découvre des vésicules, souvent en fort grand nombre, qui crèvent, laissant un fond ulcéré, d'où s'échappe un liquide. La bouche est pleine d'une bave de mauvaise odeur.

Les moyens qui réussissent le mieux sont *acidum*

muriaticum, *acidum sulphuricum* et *borax*. On administre aussi une couple de doses de *sulphur* à la mère.

CACHEXIE AQUEUSE.

Cette maladie, qu'on a beaucoup de peine à reconnaître dans le principe, et qui marche avec lenteur dans son développement, se dénote principalement par les symptômes suivants : L'animal, tout en conservant une bonne apparence, perd peu à peu sa vivacité ordinaire ; il devient lent, paresseux et triste, porte la tête et les oreilles basses, et reste en arrière du troupeau, pour peu que celui-ci marche un peu plus vite que de coutume ; il se couche souvent, oppose peu de résistance lorsqu'on le saisit et qu'on cherche à le retenir ; il montre peu d'appétit, quoique son embonpoint semble plutôt croître que diminuer. Les yeux deviennent peu à peu ternes et troubles, la conjonctive pâlit, ainsi que le museau, les gencives et la peau ; la laine perd son élasticité, et se laisse aisément arracher ; des yeux et du nez il s'écoule fréquemment du mucus, et de la bouche une salive sale, qui forme une couche assez épaisse sur la langue, flasque et pâle. La respiration devient alors plus difficile, l'animal est plus faible ; en même temps que le corps entier maigrit, le bas-ventre enfle, surtout du côté droit. L'appétit diminue de plus en plus, mais la soif est grande. Enfin surviennent la diarrhée et la fièvre putride ; l'haleine acquiert de la fétidité ; l'animal demeure couché, la plupart du temps sans mouvement : il garde la position qu'on lui donne, sa faiblesse ne lui permettant pas d'en changer, et la mort arrive au milieu des signes d'une extinction générale de la vie.

A l'ouverture du cadavre, on trouve le tissu cellulaire anasarqué, le sang est très aqueux, et il y a souvent des épanchements de sérosité dans les cavités thoracique et abdominale. Les poumons et tous les autres viscères sont pâles et exsangues, le cœur flasque et flétri. C'est dans le foie qu'on remarque le plus d'altérations. Cet organe a acquis un volume et une pesanteur bien plus considérables que dans l'état de santé ; sa substance est très facile à déchirer, sa couleur terreuse ou plombée, sa surface couverte de tubercules et de vésicules pleines d'eau. La vésicule du fiel est fort distendue et gorgée de bile. Cette poche, le foie et les canaux biliaires, souvent dilatés, renferment une multitude de *douves* (*Fasciola hepatica*), qui varient pour la taille et la couleur, et qui donnent encore des signes de vie immédiatement après la mort de l'animal. Autrefois, on croyait que ces vers avaient été avalés avec l'eau ou le fourrage ; aujourd'hui on sait que leur production, comme celle d'autres entozoaires, se rattache à une disposition maladive de l'organisme. Cette maladie, qui a beaucoup d'analogie avec la pourriture, et qui paraît même être héréditaire, reconnaît pour cause la plus ordinaire le pacage dans les prairies humides.

Les moyens qui se sont montrés les plus efficaces contre elle sont *graphites* et *lycopodium. Helleborus niger* convient lorsqu'il y a des symptômes d'hydrothorax, annoncés par la gêne de la respiration ; *mercurius solubilis, china, nux vomica* et *sulphur*, quand les excréments sont blanchâtres, et qu'il y a des signes de jaunisse et d'hydropisie, qui ne sont point rares.

CHARBON DE LA LANGUE.

Quand une brebis est atteinte de cette maladie, on

voit paraître sur sa langue et en différents endroits de la cavité buccale, des élévations vésiculeuses de volume divers, qui passent rapidement à la gangrène, après quoi la langue se détache et tombe par lambeaux. L'animal est fort agité, sa respiration très accélérée, il laisse pendre sa langue hors de la bouche. Celle-ci est sèche, et l'air expiré très chaud : les yeux paraissent enflammés et sortent de leurs orbites. L'appétit a totalement disparu.

Dès qu'on s'aperçoit de la maladie, il faut gratter les pustules avec une cuiller de fer, un aide tenant la tête basse, afin que l'animal ne puisse rien avaler : puis on nettoie bien les plaies avec un chiffon imbibé d'huile, et on lave trois ou quatre fois par jour la bouche avec de l'eau à laquelle on a mêlé *arsenicum* (cinq à six gouttes par tasse de liquide). Si les vésicules se sont déjà ouvertes d'elles-mêmes, l'animal est perdu. On évitera avec soin de recevoir l'ichor sur les mains, et l'on fera bien, pour procéder à l'opération, de les frotter d'huile, ou au moins de les couvrir de gants.

CLAUDICATION.

Il n'est pas rare qu'une brebis se mette tout à coup à boiter.

Dès qu'on la remarque, il faut laver soigneusement le pied, et l'examiner avec attention. Si l'on découvre un corps pointu qui se soit engagé dans l'onglon, on l'extrait, et l'on imbibe quatre ou six fois par jour la plaie d'eau *d'arnica*. Quelquefois la claudication dépend de la présence d'une pierre ou d'un autre corps dur dans l'intervalle des deux onglons : enlever ce corps, est alors la seule précaution qu'on ait à prendre.

Consultez, pour les autres causes de claudication, Fourchet, Luxation, Onglons et Piétin.

CLAVELÉE.

La clavelée, qui n'attaque le même animal qu'une seule fois dans sa vie, et qui frappe de préférence les jeunes bêtes du troupeau, est une des maladies qui causent le plus de ravages. Elle a cela de particulier qu'on peut distinguer, dans son cours, certaines périodes (infection, éruption, maturité et dessiccation), dont la régularité dépend toutefois souvent de circonstances accessoires, qui font revêtir à la maladie un caractère ou de bénignité ou de malignité.

1° Dans la *clavelée bénigne*, l'animal infecté se montre pendant une couple de jours triste et abattu; après quoi on voit paraître, sur divers points du corps, notamment à la face interne des pattes de devant et au pourtour de la bouche, de petites taches rouges dont le centre est occupé par un bouton que termine une pointe blanche. C'est la période d'éruption, qui commence par des frissons fébriles, le tremblement, l'accroissement de la chaleur du corps, surtout aux oreilles et au nez, la rougeur des yeux et celle de la membrane muqueuse de la bouche : l'animal est triste, il se tient la tête basse et les pieds ramassés, et boite principalement des pieds de derrière. Il n'a ni appétit ni rumination, mais la soif est grande. Plus le nombre des boutons est considérable, plus ces divers symptômes ont d'intensité. Le corps entier est brûlant, la respiration courte : il coule du nez un mucus clair comme de l'eau, et les endroits sur lesquels se sont formés les boutons, commencent à se gonfler, surtout à la tête, tellement que parfois les animaux ne peuvent ouvrir ni les yeux ni la bouche. La fièvre persistant toujours, les boutons s'élèvent peu à peu, et paraissent pleins d'un liquide qui, d'abord clair et transparent, devient bientôt jaune, épais, purulent. Cet état de choses dure à peu près jusqu'au douzième ou treizième jour à partir de l'invasion. Les boutons ont le volume d'une lentille ou d'un pois, et sont entourés d'une auréole rouge. Au treizième jour commence la période de dessiccation. La fièvre diminue, et les boutons se dessèchent peu à peu : le pus, surtout dans ceux qui avaient paru les premiers, devient jaune, puis d'une couleur foncée : les boutons s'affaissent et font place à des croûtes, qui enfin se détachent, laissant une cicatrice sèche. La période de dessiccation, pendant laquelle l'appétit revient peu à peu, dure en général cinq à sept jours, mais parfois aussi plus longtemps.

2° Dans la *clavelée maligne*, qui devient toujours une épidémie meurtrière, la marche n'est jamais aussi régulière ni liée à des périodes si bien déterminées. La plupart du temps, les animaux sont très malades dès la première fièvre d'éruption, la tête est considérablement enflée, les yeux sont chassieux et fermés, la respiration est très difficile, et il coule du nez un liquide visqueux, fétide, de mauvaise odeur ; l'animal tient ordinairement ouverte la bouche, d'où s'échappe une bave écumeuse ; il grince souvent des dents, et il rend des excréments liquides, qui, comme la sueur, exhalent une odeur fort désagréable. Les pustules cachées sous la toison ressemblent à des tubercules durs, livides, plombés, brunâtres ou noirâtres, et entourés d'un rebord blanc ou bleuâtre ; elles ne s'élèvent pas, mais paraissent plates, affaissées, forment de grandes masses par leur confluence, et sécrètent un ichor âcre et rongeant, qui forme des ulcères tellement malins qu'assez souvent ils détruisent les yeux et des lambeaux entiers des lèvres et des oreilles. L'animal est fréquemment tout couvert de croûtes dégoûtantes, et ses émanations sont insupportables; d'ordinaire, la mort l'enlève du dixième au vingtième jour. La maladie paraît être plus dangereuse pour les brebis que pour les agneaux et les béliers. Quelquefois, la clavelée irrégulière n'atteint pas ce haut degré de malignité; mais un grand nombre des animaux qu'elle atteint restent longtemps maladifs, et ne guérissent que très lentement, ou même ne recouvrent jamais la santé. Les bêtes faibles, amaigries, et celles qui ont des douves, sont les premières à recevoir les atteintes de la maladie, celles aussi qui y succombent le plus souvent.

La clavelée bénigne n'exige ordinairement d'autre précaution que de séparer les bêtes malades de celles qui ne le sont pas, et de visiter avec soin le troupeau tous les deux ou trois jours. Les brebis malades peuvent être conduites aux champs lorsque le temps est beau et chaud : dans le cas contraire, il faut les tenir dans une étable chaude et sèche, et ne leur donner que de bon fourrage. Quant à l'espèce maligne, *rhus toxicodendron* et *arsenicum*, alternés ensemble, sont les moyens qui ont le mieux réussi contre elle. Ils adoucissent la maladie au point de la rendre à peine meurtrière, et font que les bêtes non infectées, auxquelles on les donne comme préservatifs, ne contractent que la clavelée bénigne.

De tous les préservatifs qu'on a proposés, l'inoculation est le meilleur ; elle a deux avantages : d'abord, la maladie ainsi provoquée est beaucoup plus douce, et cause très rarement la mort ; en second lieu, on peut en débarrasser tout un troupeau dans l'espace de quinze jours, tandis que la clavelée naturelle exige des soins et des attentions pendant au moins six mois. Il a été constaté que celle-ci fait périr plus de moitié des malades, tandis que, parmi les brebis clavelisées, c'est tout au plus s'il en succombe une sur cent.

COLIQUE.

Cette maladie peut tenir à des causes différentes : à un refroidissement, à la constipation, à un excès de nourriture, et peut-être aussi parfois à des vers. L'animal qui en est atteint montre tout à coup une grande agitation ; il accuse des douleurs dans le ventre, en regardant souvent ses flancs, et se tenant courbé en deux ; il se jette par terre, se relève brusquement, pousse des gémissements et des bêlements plaintifs ; sa respiration est accélérée ; la plupart du temps il ne peut ni uriner, ni fienter ; ses oreilles, ses jambes et son museau sont froids. Quand on ne se hâte pas d'apporter des secours, la maladie est fort sujette à causer la mort ; douze à vingt-quatre heures suffisent pour que la gangrène s'empare des intestins. On distingue, eu égard au traitement, plusieurs espèces de coliques.

1° La *colique venteuse* est commune chez les bêtes à laine qui ont mangé avec avidité des herbes appétissantes, surtout quand celles-ci sont mouillées par la rosée ou par la pluie. On la remarque aussi chez celles qui boivent beaucoup après avoir mangé du vert. Dans ce cas, le ventre enfle subitement ; l'animal témoigne beaucoup d'agitation et d'anxiété ; sa respiration est accélérée et tout son corps est froid ; il s'arrête brusquement, ramène ses pieds sous son corps, laisse pendre sa tête, et ne peut fienter, malgré les borborygmes continuels qu'on entend dans son ventre.

Le spécifique est ici *colchicum autumnale*, dont une couple de doses suffisent constamment. L'eau de chaux a été employée aussi avec succès dans beaucoup de cas. Il est des pays où l'on a recours à un procédé qui soulage avec une promptitude merveilleuse : ce procédé consiste à couvrir pendant une minute ou deux la bouche et le nez de l'animal avec un bonnet, un mouchoir, etc.; lorsque ensuite on lui rend la liberté, il secoue fortement la tête, éprouve des rapports, et se trouve guéri ; l'enflure du ventre diminue d'une manière sensible. Au besoin, on peut répéter la manœuvre une seconde fois.

2° La *colique de constipation* survient après des écarts de régime, après un refroidissement éprouvé par l'animal quand il avait très chaud. Outre les symptômes généraux de la colique, elle présente aussi des efforts pour fienter.

Quelques doses d'*aconitum*, suivies d'*arsenicum*, triomphent généralement des symptômes les plus graves; après quoi on parvient, avec promptitude et facilité, à rétablir les selles par le moyen de *nux vomica*, *opium* et *plumbum*.

3° La *colique de refroidissement*, ou *spasmodique*, diffère de la colique principalement en ce qu'elle n'est point, comme celle-ci, accompagnée de météorisation, et qu'elle n'est pas continue, mais revient par accès.

Des doses répétées d'*aconitum* suffisent en général, sinon on aurait recours ensuite à *arsenicum*.

4° Pour la *colique inflammatoire* ou *de sang*, voyez Entérite.

CONSTIPATION.

La constipation est tantôt un symptôme accessoire de quelque autre maladie et tantôt aussi un symptôme tout à fait indépendant, qui peut s'accompagner ou non de coliques. Celle qui, ne provenant ni de spasme ni d'inflammation, se manifeste par conséquent sans coliques, dépend fréquemment de fourrages trop secs, surtout lorsque en même temps l'animal n'a pas assez d'eau pour étancher sa soif.

Nux vomica est le moyen à employer en pareil cas. Quand la diarrhée alterne avec la constipation, on administre *pulsatilla*, et lorsqu'il y a en même temps répugnance pour les aliments, c'est à *antimonium crudum* qu'on doit recourir.

CORYZA.

Le coryza bénin des bêtes à laine se dissipe ordinairement de lui-même. Il survient à la suite d'un léger refroidissement, ou sous l'influence d'autres causes aptes à provoquer la toux, par exemple lorsque le troupeau est surpris par une averse subite au milieu d'une journée chaude. Les animaux éternuent souvent, leurs yeux sont troubles et larmoyants : de leur nez s'écoule un mucus d'abord très liquide, puis plus épais, qui obstrue souvent les naseaux de manière à gêner la respiration, force les moutons à lever la tête et à ouvrir la bouche. En pareil cas, il suffit de soustraire le troupeau au froid humide, de lui éviter des refroidissements, etc. Mais quand la maladie se prolonge, elle prend un caractère de malignité et dégénère en morve, affection contagieuse, accompagnée d'un écoulement puriforme par le nez, qui fait beaucoup maigrir les animaux, et cause souvent leur mort.

Aconitum et *chamomilla* sont, en pareil cas, les moyens sur lesquels on doit le plus compter : après quoi une dose de *belladonna* rend souvent les meilleurs offices. *Spongia marina* et *belladonna* pourraient aussi être employées avec avantage. Les malades doivent être mis à part à cause de la facilité avec laquelle la maladie se transmet. Cependant il n'y a rien là de comparable à la morve du cheval; car ce n'est qu'un violent coryza, qui cède sans peine à un traitement convenable.

DIABÈTE.

Quoique cette maladie ne soit pas, généralement parlant, si commune chez les animaux que dans l'espèce humaine, on l'observe cependant parfois chez les bêtes à laine, les agneaux surtout, et, dans quelques circonstances, elle envahit même des troupeaux entiers. L'animal qui en est atteint laisse échapper, presque à chaque instant, de l'urine claire comme de l'eau, il marche les jambes de derrière écartées et il a la région lombaire très sensible : il y a en même temps grande soif, peu d'appétit et suppression de la rumination. Peu à peu surviennent la faiblesse, l'amaigrissement, de vives douleurs en urinant, et parfois pissement de sang. La mort arrive après que la maladie a duré des semaines et même des mois entiers.

L'une des principales causes occasionnelles paraît être l'exposition des troupeaux au mauvais temps prolongé, les étables malsaines, et surtout l'usage de certaines plantes, en particulier des jeunes pousses de sapin et de chêne.

Avant tout traitement, il faut aller à la recherche de

la cause, et l'écarter quand on peut la découvrir. Quant aux moyens curatifs, *lycopodium* et *mercurius vivus* se sont montrés les plus efficaces. On a aussi recommandé *carbo vegetabilis*, *mezereum*, *acidum phosphoricum* et *argentum*; *pulsatilla* mériterait d'être essayée.

DIARRHÉE.

La diarrhée, reconnaissable aux déjections liquides que rend fréquemment l'animal, est particulièrement dangereuse aux agneaux, chez lesquels elle prend assez souvent le caractère d'une épidémie dévastatrice.

Chez les brebis, elle est assez commune au printemps, lorsque les animaux ne peuvent point s'accoutumer au vert. Mais elle a un caractère plus pernicieux quand elle a été provoquée par des aliments avariés, dans quelque saison de l'année que ce soit.

Les principaux moyens à mettre en usage contre elle sont *ipecacuanha*, *arsenicum* et *rheum*, ou *antimonium crudum*, lorsqu'il y a en même temps répugnance pour le fourrage.

Chez les agneaux, elle dépend presque toujours de la mauvaise qualité du lait maternel. *Pulsatilla* ne manque jamais de la guérir. On administre *sulphur* à la mère, et on lui donne de meilleur fourrage. L'étable doit être chaude, sèche, et suffisamment garnie de litière.

La diarrhée est souvent le symptôme d'un état morbide général, par exemple de la maladie causée par les douves, de la pourriture, etc. Dans ces circonstances, c'est contre l'affection principale que doit être dirigé le traitement. Voy. CACHEXIE AQUEUSE, POURRITURE.

DYSENTERIE.

La dysenterie, que l'on confond souvent avec la diarrhée, consiste en un état inflammatoire des organes du bas-ventre. Il n'est pas rare qu'elle éclate surtout lorsqu'à un été fort chaud succède brusquement un automne humide et froid, ou quand le fourrage a été gâté par la trop grande humidité; elle peut alors devenir une épizootie meurtrière.

On la reconnaît principalement à de continuelles et douloureuses envies de fienter, avec ténesme, qui n'ont guère d'autre résultat que la sortie d'un mucus sanguinolent.

Quelques doses d'*aconitum* et d'*arsenicum* dissipent l'inflammation intestinale; après quoi, s'il reste encore de la diarrhée, on met en usage les moyens indiqués à l'article de ce symptôme; *chamomilla* et *rheum* surtout se sont toujours montrés fort efficaces.

ENCÉPHALITE.

Cette maladie est due tantôt à des causes internes, tantôt à des causes externes, telles que coup de soleil, coups reçus sur la tête, alimentation trop abondante, etc.

On dit avoir observé fréquemment le tournis chez les brebis qui n'avaient pas été bien traitées de l'encéphalite.

L'animal cesse de manger, baisse les oreilles et la tête, qui est chaude au toucher, marche en vacillant et sans savoir où il va; ses yeux sont brillants et rouges, et lui sortent de la tête. L'air qu'il expire est chaud, la respiration courte, rapide et accompagnée d'un violent battement de flancs. Il reste beaucoup couché, la tête étendue sur la terre, et quand la maladie prend une fâcheuse issue, il meurt au milieu des convulsions et des symptômes de l'apoplexie.

Une dose d'*aconitum* toutes les cinq à dix minutes, puis *belladonna*, qu'on doit également répéter plusieurs fois, au bout de deux ou trois heures, sont les moyens curatifs à mettre en usage. *Hyoscyamus* rend aussi de bons services, mais plus encore *veratrum album*, qui convient surtout quand l'animal se lève brusquement de temps en temps, et erre de tous côtés en aveugle.

ENTÉRITE.

L'entérite et la gastrite, appelées aussi *colique inflammatoire* ou *de sang*, succèdent souvent à l'ingestion de plantes vénéneuses, de fourrages altérés, surtout vasés ou moisis, à un grand refroidissement, comme celui qui résulte d'eau froide bue lorsque l'animal est fort échauffé, et à toutes les causes qui sont susceptibles de produire la colique chez les animaux domestiques. Les symptômes sont ceux qu'on ne manque jamais d'observer dans les accès de coliques : mal de ventre violent et continu, chaleur intense du corps entier, soif inextinguible, battement continuel des flancs et constipation. L'animal essaye fréquemment de se coucher, mais il se relève tout de suite, en gémissant, pour se livrer à des mouvements irréguliers et violents de toute espèce. Lorsqu'on ne lui procure pas à temps des secours efficaces, il est pris d'un tremblement convulsif, ses oreilles se refroidissent, ainsi que son nez et ses pieds, et la mort arrive au milieu d'un grand battement de flancs et d'un mouvement continuel de la queue.

Aconitum est aussi le premier moyen à mettre en

usage, et souvent il suffit seul, quand la maladie a été causée par un refroidissement; cependant il faut en répéter fréquemment les doses, et les rapprocher beaucoup les unes des autres. Lorsque cinq à huit n'ont point amené une guérison complète, *arsenicum* devient indispensable, et il est rare que deux ou trois doses ne suffisent pas. *Pulsatilla* a été utile aussi dans certaines circonstances.

ÉPILEPSIE.

L'épilepsie s'annonce, comme le vertige, par la démarche chancelante de l'animal, qui tombe à terre; toutefois, il y a cette différence que, dans les accès d'épilepsie, l'animal ne reste pas étendu tranquillement sur le sol, mais éprouve des convulsions et des mouvements spasmodiques, frappe des pieds, roule ses yeux, grince des dents, écume de la bouche, etc.; symptômes auxquels se joint souvent l'émission involontaire de la fiente et de l'urine. La durée d'un accès varie beaucoup : tantôt la brebis se relève au bout de cinq minutes, se remet à manger, et semble aussi bien portante que jamais; tantôt, au contraire, elle n'est revenue à elle qu'au bout d'un quart d'heure ou d'une demi-heure. Les accidents ne présentent de danger qu'autant qu'ils se renouvellent fréquemment, car alors l'animal maigrit peu à peu, et finit même par succomber, sans qu'on remarque autre chose sinon que peu à peu les accès reviennent avec plus de gravité, à des intervalles de plus en plus rapprochés.

Quelques doses d'*aconitum*, auquel on fait succéder *stramonium* ou *belladonna*, sont les principaux moyens à mettre en usage. Quand l'animal frappe violemment des pieds, *hyoscyamus* a été employé avec succès, et l'on dit s'être bien trouvé aussi de *cocculus* et de *calcarea carbonica*. *Camphora*, à doses fréquentes, est indiqué pour prévenir le retour des accès.

La colique vermineuse, qui se présente avec le même cortège de symptômes, cède à *cina*.

ÉRYSIPÈLE.

Cette maladie, qu'on ne rencontre quelquefois que chez les brebis de très belle race, consiste en une enflure de la tête, qui contient beaucoup de sérosité aqueuse. Elle est accompagnée de fièvre, avec chaleur, grande soif, abattement et défaut d'appétit.

Aconitum et *belladonna* en sont les spécifiques.

ESTOMAC (MALADIES DE L').

La plupart des accidents qui surgissent d'erreurs dans l'alimentation cèdent à *arsenicum album*, quelques doses seulement. S'il n'y a que surcharge d'estomac, on emploie *antimonium crudum* et *pulsatilla*. Quand il y a en même temps constipation, c'est *nux vomica* qu'on administre.

FIÈVRE INFLAMMATOIRE.

La fièvre inflammatoire ne survient ordinairement que pendant les jours chauds de l'été, chez les brebis bien nourries et pléthoriques, qui ont trop de chemin à faire pour gagner le pâturage, ou qui demeurent toute la journée exposées au soleil, sans eau pour se désaltérer.

Elle se manifeste principalement par les symptômes suivants : L'animal cesse de manger, il éprouve une grande soif, il a les yeux rouges, et reste en arrière du troupeau, qu'il ne peut suivre que lentement. Le

pouls est fort accéléré, et bat 90 à 100 fois par minute ;
le nez, la bouche et l'haleine sont très chauds ; l'animal
fiente et urine peu ou point. Si la maladie continue de
faire des progrès, le corps est pris de tremblement, la
démarche devient chancelante, la respiration de plus
en plus difficile, la membrane muqueuse buccale
bleuâtre et froide, et l'animal périt dans les convulsions douze à trente-six heures après l'invasion, ou
bien il se déclare une encéphalite ou une pneumonie.

Le spécifique contre cette maladie est *aconitum*, à
doses fréquentes et fort rapprochées les unes des
autres. Consultez : ENCÉPHALITE, ENTÉRITE, PNEUMONIE.
L'animal doit être tenu à un repos absolu dans un lieu
ombragé et frais, et on ne lui accorde qu'un peu de
fourrage vert. Les moyens d'éviter la fièvre inflammatoire sont de ne pas renfermer les brebis dans des
étables étroites, de les exposer le moins possible au
soleil, surtout vers le milieu de la journée, et, quand
il fait très chaud, de ne pas les conduire trop loin,
de ne pas les faire marcher trop vite.

FOURBURE.

Quand une brebis est atteinte de fourbure, et qu'on
la mène paître avec le troupeau, elle marche lentement, la tête basse ; elle n'a plus de vivacité, son appétit est diminué, mais elle a plus de tendance à
boire, et arrivée au pacage elle se couche. Sa manière
de se comporter à l'étable est la même. Au bout de
quelque temps, la lenteur de sa marche se convertit
en une sorte de roideur ou plutôt de tension des
membres, état qui va toujours en augmentant, à tel
point que l'animal ne peut plus se coucher qu'avec
peine, et qu'il a besoin de grands efforts pour se re-

lever. L'appétit va toujours en diminuant, et le désir de boire en augmentant. Lorsque la maladie est plus avancée, on trouve les paupières tuméfiées, les yeux plus ou moins enflammés, et les pattes de devant ou de derrière, parfois aussi toutes les quatres, extrêmement chaudes. A un plus haut degré encore, il n'y a plus d'appétit, les pattes sont brûlantes, et l'animal éprouve tant de douleurs en se redressant et en marchant, qu'il ne se décide à le faire que pour aller chercher l'eau que sa soif violente lui fait avidement désirer ; encore se traîne-t-il plus sur ses genoux qu'il ne marche réellement ; il gémit et se plaint ; il y a forte fièvre, respiration courte et violent battement des flancs.

Si l'on reconnaît la maladie à temps, on la guérit aisément et promptement par *aconitum* (doses fréquentes), suivi de *bryonia* (quelques doses) : lorsqu'elle est plus avancée, ces deux substances sont également celles qu'on doit employer d'abord ; mais on peut aussi avoir recours à *arsenicum* et *rhus toxicodendron*, quand les pieds sont fort douloureux ; à *veratrum album*, quand la maladie provient d'un refroidissement à la suite de fatigue ; à *staphisagria*, si le corps tremble et que les pieds se soulèvent l'un après l'autre.

FOURCHET.

Le fourchet, qui accompagne quelquefois le piétin, est dû principalement à ce que des corps étrangers se sont introduits dans le canal biflexe, situé au-dessus de l'extrémité antérieure de l'intervalle qui sépare les onglons. De là résulte une inflammation et une tumeur due à l'accumulation de la sécrétion dans le canal, par l'extrémité antérieure duquel elle ne peut s'échapper. L'animal boite beaucoup.

On commence par enlever le corps étranger, on
comprime la tumeur pour la vider, on lave bien la
partie avec de l'eau fraîche, et on l'entoure d'un linge
qu'on imbibe souvent d'eau d'*arnica*.

FRACTURES.

Les fractures des os des jambes sont bien plus rares
chez les brebis que chez les autres animaux domestiques : on n'en voit guère d'exemples que chez les
agneaux.

Après avoir pratiqué la réduction, on entoure le
membre d'un morceau de toile, par-dessus lequel on
place deux attelles de bois léger ou de carton épais,
qui dépassent la fracture de dix à quinze centimètres
en haut et en bas, et qu'on assujettit avec une bande. Le
bandage est arrosé fréquemment avec l'eau d'*arnica*,
et l'on donne à l'intérieur *symphytum*. Au bout de dix
à quinze jours, la fracture est consolidée.

GALE.

On appelle ainsi une maladie éruptive, contagieuse
à un assez haut degré, qui ne s'observe, en général,
que depuis la fin de l'automne jusqu'au printemps, et
qui se manifeste sous deux formes différentes.

1° *Gale sèche*. — Ce sont de petites taches rouges,
qui paraissent à la peau, et d'où s'élèvent de petites
vésicules blanches, contenant un liquide âcre ; à ces
vésicules succèdent de petits ulcères, sur lesquels se
forment bientôt des croûtes, qui tombent au bout de
quelque temps. La maladie entraîne toujours un violent prurit, qui oblige sans cesse l'animal à se gratter
avec le pied, à se frotter contre tous les corps
qu'il rencontre, même à se mordre avec ses dents

partout où sa tête peut atteindre. A ces caractères on reconnaît, même de loin, une brebis galeuse. Si on l'examine de près, on s'aperçoit qu'aux endroits où elle se gratte, la peau est pelée, décolorée et parsemée tant d'écailles blanchâtres que d'élévations dures et grenues. Abandonnée à elle-même, cette gale s'étend sur la plus grande partie du corps, et la laine se détache peu à peu des régions qu'elle envahit.

2° *Gale humide.* — C'est la même maladie portée à un plus haut degré, et tourmentant bien davantage encore la brebis, qui ne cesse pas un seul instant de se frotter, de se gratter, de se mordre. On découvre sur le corps des places chauves ou garnies d'une laine rare, supportant des tumeurs molles, circonscrites, ou présentant des points durs, rouges ou livides, d'où s'échappe un liquide qui forme croûte en se desséchant. Les croûtes ont souvent la largeur de la main et une grande épaisseur : elles recouvrent une surface suintante, ou même des ulcères profonds et fistuleux. L'animal maigrit, quoique ayant bon appétit, et il finit par périr, souvent après des années, de marasme, de pourriture, etc.

Dans la plupart des cas, la gale est le résultat de la contagion, et il suffit d'une seule brebis qui en soit atteinte, pour infecter tout un troupeau. Cependant il doit y avoir certaines circonstances par le concours ou avec la coopération desquelles s'opère le développement premier de la maladie, qui, une fois formée, peut se propager rapidement et aisément par voie de contagion. Parmi ces circonstances, le premier rang appartient à ce que Hahnemann (1) appelle la *psore*, c'est-à-dire un germe proprement dit qui permet à la maladie de se produire sous certaines influences, et qui d'ailleurs peut lui-même devoir naissance à une réunion de circonstances défavorables, telles qu'une étable malsaine, une nourriture insuffisante, une saison pluvieuse ou humide et froide, etc.

La guérison est très simple, et je l'opère, en six ou huit jours, sans lotions ni onguents, par le moyen d'une préparation connue sous le nom de *balsamus terebinthinæ sulphuratus*. Il suffit souvent de trois doses (chacune de deux gouttes de la forte teinture) pour faire disparaître le mal, alors même qu'il a pris une grande extension. Par exception seulement, j'ai quelquefois été obligé d'en administrer une dose chaque jour pendant huit à douze jours. La forte teinture se prépare comme il suit : on prend une partie, en poids, de soufre, qu'on fait bouillir dans quatre parties d'huile de lin, jusqu'à parfaite dissolution, ce qui procure une masse élastique, d'un brun noirâtre, exhalant une odeur sulfureuse désagréable ; une partie de cette masse est alors dissoute dans trois parties d'essence de térébenthine, et le médicament est obtenu.

Le baume de soufre térébenthiné sert non seulement pour guérir la gale, mais encore pour la prévenir : à cet effet, chaque bête du troupeau en reçoit, au commencement de l'automne, une couple de doses, qu'on répète au bout d'un mois ou six semaines.

Après l'administration du baume. l'animal doit rester au moins deux heures sans manger, et surtout sans boire.

Scabiesinum ovium et *mezereum* ont été conseillés aussi contre la gale.

(1) *Voy.* Hahnemann, *Exposition de la doctrine médicale ou Organon*, 5ᵉ édition. Paris, 1873, 1 vol. in-8.

HÉMATURIE.

Le pissement de sang a souvent lieu après que les brebis ont mangé certaines substances âcres et irritantes, par exemple, des pousses de sapin, de chêne ou d'aune, des renoncules, etc.

Il se manifeste par l'émission d'une urine rouge, et quelquefois aussi par celle d'un sang pur. Il y a, en outre, chaleur, soif vive, fréquentes envies d'uriner, sensibilité de la région rénale, roideur des mouvements, parfois même des coliques.

Le principal remède, surtout au début de la maladie, est *ipecacuanha*, dont on administre rapidement quelques doses. S'il existe déjà des symptômes de néphrite, laquelle entraîne souvent la mort, on se hâte de recourir à quelques doses d'*aconitum*, après quoi on fait prendre *cantharides*.

HÉPATITE.

L'inflammation du foie, que quelques personnes regardent comme identique avec la cachexie aqueuse, se manifeste ordinairement sous la forme d'une fièvre lente : la brebis maigrit, au milieu des symptômes d'un état maladif général ; les yeux, la langue et la peau prennent une teinte jaunâtre, la laine est sale et feutrée. Au bout de quelque temps éclatent tous les symptômes de la cachexie.

Les principaux moyens sont : *aconitum*, tout au début, et *digitalis purpurea*, dès que les symptômes inflammatoires se prononcent. Si l'ictère commence à se montrer, *chamomilla, mercurius vivus* et *nux vomica* sont spécifiques.

JAUNISSE.

La jaunisse, annoncée par la teinte jaune de la conjonctive, de la membrane muqueuse de la bouche, de la langue et des gencives, dépend d'une affection du foie, principalement d'une accumulation de douves dans cet organe et dans les conduits biliaires ; aussi est-elle, la plupart du temps, le précurseur infaillible de la cachexie, de même qu'il lui arrive aussi quelquefois d'être la conséquence de l'hépatite.

On doit lui opposer surtout *mercurius vivus, nux vomica* et *chamomilla*. Cependant, à la coloration en jaune de la peau se joignent en général d'autres symptômes, qui la font redescendre au rang d'affection secondaire, et qui doivent servir de guide dans le choix des moyens à mettre en usage pour rétablir la santé.

LUXATIONS.

Les luxations exigent qu'après la réduction, on humecte très souvent la partie avec la forte teinture d'*arnica*, et qu'on continue d'agir ainsi jusqu'à ce que la tuméfaction ait disparu.

MALADIE DE BOIS.

Cette maladie est provoquée par les bourgeons de certains arbres, par exemple de chêne et d'aune, que les animaux mangent avec avidité quand l'occasion se présente.

Elle consiste en un état inflammatoire des organes digestifs et des reins. L'animal est constipé, il pisse le sang, et ses crottins en sont aussi recouverts. Il a une fièvre intense, avec battement de flancs et grande soif. La peau semble comme collée sur le dos voûté en contre-haut, et crie comme du parchemin lorsqu'on la comprime avec les doigts sur les parties latérales du corps. Les membres deviennent froids et roides, parfois même à tel point que la bête reste debout comme privée de vie, ou que, si elle tombe, elle ne peut se relever. Quand on n'administre pas les secours à temps, l'inflammation dégénère en gangrène, et la mort est inévitable.

Quelques doses d'*aconitum*, suivies de doses répétées d'*arsenicum*, procurent la guérison.

MALADIE DE SANG.

La maladie de sang, ou *sang de rate*, tue généralement les brebis avec une rapidité telle, que peu ou même point de symptômes l'annoncent avant la mort, car il suffit parfois de quelques minutes pour que l'animal s'arrête tout à coup, se mette à trembler et tombe privé de vie. Quand on peut l'observer pendant une journée, ou du moins pendant quelques heures, on remarque chez lui les symptômes suivants : la brebis devient faible et triste, elle reste en arrière du troupeau, tient la tête pendante, se couche et ne peut plus se relever. Si elle reste debout, elle tremble de tout son corps, et si, après qu'elle s'est couchée, on la relève, elle semble comme paralysée du train de derrière, marche avec une lenteur extrême, fait quelques pas en trébuchant, mais bientôt s'arrête et tombe sur le côté. Les yeux sont pleins d'eau, puis plus tard d'un mucus visqueux ; il s'écoule aussi par le nez un mucus jaunâtre ou blanc jaunâtre. Si l'on ferme la bouche et le nez de l'animal, il rend de l'urine sanguinolente, ou même du sang pur. La respiration est difficile, et, dans quelques cas, on sent çà et là des tubercules à travers la laine. Outre ces phénomènes principaux, on rencontre fréquemment aussi les suivants : l'animal cesse de ruminer, la respiration devient bruyante et gênée, l'œil est fixe, brillant, saillant hors de l'orbite, le museau sec et d'un rouge foncé ; au crâne apparaît une tuméfaction qui envahit peu à peu la tête entière; de la bouche, du nez, et souvent aussi de l'anus, coule un sang écumeux; des convulsions surviennent, et fréquemment l'animal meurt en très peu de temps, au moment où l'on s'y attendait le moins. Quelquefois la peau entière devient brûlante, et sur divers points du corps, notamment au ventre, à la tête, au col, au dos, apparaissent des inflammations érysipélateuses, gangréneuses, avec ou sans pustules. Chez beaucoup d'animaux, on aperçoit, peu après le début de la maladie, des points rouges, ou de petites élévations grenues, dans les endroits où la toison a peu d'épaisseur. Parfois l'appétit persiste encore pendant quelque temps ; mais lorsque les taches érysipélateuses annoncent l'accroissement de l'intensité de la maladie, il disparaît, pour faire place à un accablement général et à la fièvre. Les taches, surtout à la poitrine et au ventre, augmentent alors rapidement d'étendue : de rouges qu'elles étaient d'abord, elles deviennent bleuâtres, puis noires, ce qui annonce la gangrène, six à douze heures après laquelle la mort a lieu. Dans certains cas, plus rares, l'inflammation érysipélateuse survient d'abord à l'une des cuisses, et alors l'état comme paralytique de l'animal est le premier symptôme qui annonce l'existence de la maladie.

Le moyen pour guérir et prévenir le sang de rate

est *arsenicum*, dont, suivant le plus ou moins d'intensité qu'offre la maladie à son début, on administre une dose toutes les dix, quinze ou vingt minutes, en continuant jusqu'à ce qu'on s'aperçoive d'une amélioration notable : alors on fait prendre quelques doses d'*anthracinum*, à des intervalles plus éloignés. *Arsenicum* et *anthracinum* sont également un préservatif certain lorsque la maladie règne dans les environs : on en prescrit une dose deux ou trois fois par semaine.

MAMELLE.

Les brebis qui allaitent peuvent être prises d'un gonflement inflammatoire du trayon, par l'effet de différentes causes.

Bryonia, *belladonna* et *chamomilla* sont spécifiques contre cet accident. Si l'inflammation passe à la gangrène, ce qui est rare, on emploie *arsenicum* : si la peau devient pourprée et livide, si elle se détache aisément, on a recours à *secale cornutum* ; quand la tuméfaction se termine par induration, c'est le cas d'administrer *chamomilla* et *camphora* : parfois on n'obtient pas la résolution ; alors *mercurius vivus* et *hepar sulphuris* déterminent la tumeur à abcéder. Parfois aussi la maladie se termine par suppuration : on administre alors les moyens indiqués à l'article SUPPURATION DU CHEVAL, particulièrement *pulsatilla*.

MÉTÉORISATION.

Cette maladie dangereuse, qui réclame les secours les plus prompts, est due généralement à l'avidité avec laquelle les bestiaux ont mangé certains fourrages en trop grande quantité.

Elle consiste en un développement de gaz qui distendent l'estomac à un degré énorme. L'animal, qui, jusqu'à ce moment, jouissait de toute sa vivacité et d'une parfaite santé, cesse subitement de manger : il devient triste et tranquille, ne rumine pas, et porte la tête basse : son corps paraît enflé, surtout au côté gauche, et résonne comme un tambour lorsqu'on frappe dessus ; il se tient le dos voûté, les jambes rapprochées et la queue écartée du corps ; les yeux sont fixes et saillants, la respiration est courte et gênée, les naseaux sont largement ouverts, la bouche s'emplit de bave écumeuse, la vessie et l'intestin ne se vident pas. L'enflure augmente à vue d'œil, et ordinairement elle devient si considérable en peu d'heures, que l'animal finit par tomber et périr, soit de suffocation, soit parce que l'estomac se rupture.

En général, une seule dose de *colchicum autumnale* suffit pour dissiper les accidents dans l'espace d'un quart d'heure ; rarement est-il nécessaire de répéter le médicament, ce qui a lieu quand la première dose détermine bien une amélioration, mais que cependant il continue de se développer des gaz. En pareil cas, on peut répéter *colchicum* toutes les quinze ou vingt minutes. Après que la météorisation a cessé, on administre une dose d'*arsenicum*, pour empêcher qu'elle se reproduise. Voy. aussi COLIQUE.

NÉPHRITE.

L'inflammation des reins peut être le résultat d'une violence extérieure, ou dépendre de ce que l'animal a mangé des plantes excitantes, telles que des renoncules, des bourgeons de sapin, de chêne ou d'aune, etc.

Elle se manifeste par les symptômes ordinaires de

la fièvre, chaleur de la bouche, sécheresse et rougeur de la langue, rougeur des yeux, etc. Ses signes caractéristiques sont des douleurs et une sensibilité extrême à la région rénale. Le dos est voûté, la marche roide et douloureuse, avec les jambes écartées. L'animal regarde souvent ses reins et gratte du pied; il éprouve des envies continuelles d'uriner, mais ne rend, avec beaucoup de douleur, qu'une très petite quantité d'urine foncée en couleur ou sanguinolente. L'appétit est nul et la soif assez vive.

La guérison succède promptement à une couple de doses d'*aconitum*, suivies de *cantharides* au bout de deux ou trois heures (deux à trois doses). Peut-être aussi emploierait-on avec succès *nitrum*, soit seul, soit alterné avec *nux vomica*.

NOIR-MUSEAU.

Il survient, surtout chez les agneaux, plus rarement chez les bêtes à laine d'un certain âge, une éruption croûteuse, qui envahit de préférence le tour de la bouche, les yeux et les oreilles, et qui parfois est étendue sur toute la face.

Quelques doses de *sulphur* ou de *tinctura sulphuris* suffisent toujours pour la guérir en peu de temps.

ŒSTRES.

Les accidents causés par les larves d'œstres ont beaucoup de ressemblance avec ceux du tournis. Aux mois d'août et de septembre, l'insecte connu sous le nom d'*Œstrus ovinus*, dépose ses œufs, souvent en grand nombre, dans les naseaux des bêtes les plus saines et les mieux nourries du troupeau, pendant qu'elles dorment sur le pré; les larves qui en naissent, au bout de quelque temps, montent dans les sinus frontaux, et jusqu'à leur métamorphose elles vivent du mucus sécrété dans ces cavités. L'irritation qu'elles déterminent donne lieu à une vive inflammation de la membrane muqueuse, qui cause des douleurs et des symptômes analogues à ceux du tournis; l'animal lève fréquemment la tête, et éprouve de fréquents éternuements, qui font sortir quelques larves, avec une grande quantité de mucus visqueux. Si le nombre des vers contenus dans les sinus frontaux est considérable (il s'élève quelquefois à cent et plus), l'inflammation peut aller jusqu'à la gangrène et entraîner ainsi la mort.

Les moyens qu'on a employés jusqu'à ce jour contre cette maladie, généralement légère, mais parfois aussi très meurtrière, consistaient à insuffler dans les narines des poudres propres à déterminer un violent éternûment, qui souvent amenait les larves au dehors avec beaucoup de mucus. Mais ces poudres, employées sans prudence, peuvent devenir aussi funestes au quadrupède qu'à l'insecte. Aussi recommande-t-on de faire pénétrer la vapeur du soufre en combustion dans les narines de l'animal, ou d'y injecter soit de l'eau-de-vie, soit de l'huile. De toutes les manières on tue les larves dont l'éternûment fait rendre ensuite les cadavres.

ONGLONS.

Qu'une brebis s'enfonce un clou, un fragment de verre, une épine ou tout autre corps pointu dans le pied, il en résulte toujours inflammation, suppuration et claudication.

On doit commencer par extraire le corps étranger; après quoi, on lave la plaie avec l'eau d'*arnica*, et l'on administre *arnica* à l'intérieur. Si la lésion est un peu considérable, on entoure le pied d'un linge, pour le garantir des souillures, et l'on répète les affusions d'eau d'*arnica* plusieurs fois par jour. Quand il y a beaucoup d'inflammation, et qu'elle ne cède point à *arnica*, on la fait disparaître par *aconitum* et *squilla*. Ce dernier moyen est spécifique aussi toutes les fois que le pied blessé cause de vives douleurs à l'animal.

Lorsqu'une brebis marche longtemps sur des chemins durs, spécialement par un temps sec, ses pieds sont souvent pris d'une affection inflammatoire qui s'annonce principalement par la chaleur et l'endolorissement des onglons, la claudication, la difficulté de marcher, et l'élévation du pied malade dès que l'animal est au repos.

Arnica, à l'intérieur et à l'extérieur, dissipe ordinairement tous les accidents, du moins tant qu'il n'y a qu'inflammation. Dans certains cas, une dose de *conium*, après l'arnica, produit de très bons effets. Si c'est moins l'onglon que la sole qui soit sensible, *arsenicum* possède des propriétés spécifiques. Lorsque le mal a été négligé, il passe souvent à la suppuration, qui peut entraîner la chute de l'ongle. En pareille circonstance, *squilla*, *conium* et *acidum phosphoricum* se sont montrés fort efficaces. On se trouve bien aussi d'*antimonium crudum*, *nux vomica*, *mercurius vivus* et *pulsatilla*, cette dernière surtout lorsqu'il y a des trajets fistuleux profonds.

PIÉTIN.

Il y a deux formes de piétin, qu'il faut bien distinguer l'une de l'autre :

1° Le *piétin bénin*, le plus ordinairement associé au

stomacace, et qui s'étend en général à des troupeaux entiers. Il commence par une fièvre plus ou moins violente, qui, parfois, continue pendant toute la durée de la maladie, et se fait reconnaître à des symptômes dont les principaux sont les suivants : l'animal devient triste tout à coup, et boite d'un pied ou de plusieurs; il y a chaleur, enflure et rougeur des pieds, notamment à l'espace interdigité et à la couronne. Plus tard, les points enflammés s'ulcèrent, et il apparaît au bourrelet des vésicules, qui sécrètent d'abord un liquide clair comme de l'eau, puis plus tard du pus. Cette maladie marche avec une grande rapidité.

Souvent, elle disparaît d'elle-même en peu de jours, et sans nul secours de l'art. Cependant, pour accélérer la guérison et la rendre plus certaine, on lave fréquemment le pied avec de l'eau tiède, on enlève la corne superflue, saillante ou déjà altérée, et l'on emploie *arnica*, tant à l'intérieur qu'à l'extérieur.

2° Le *piétin malin*. L'animal commence à boiter, tantôt d'abord d'un des membres de devant ou de derrière, tantôt des deux de devant ou des deux postérieurs, jusqu'à ce que tous les quatre soient atteints. Le pied malade est chaud et un peu gonflé, de manière que les deux ongles s'écartent un peu plus l'un de l'autre qu'ils ne font dans l'état sain. La peau de l'espace interdigité est rouge, et laisse suinter un liquide de mauvaise odeur; ce liquide devient peu à peu un ichor, qui non seulement enflammé et excorie les téguments ambiants, mais encore s'épanche derrière la paroi cornée, laquelle se sépare en partie ou en totalité des parties vives : quelquefois même, les téguments, les tendons et jusqu'aux os sont attaqués. L'animal, incapable alors de marcher, se traîne sur ses genoux, ou demeure couché, et maigrit peu à peu, quoique conservant, en général, un bon appétit. Cette forme, qu'on ne rencontre guère que dans les races nobles, est contagieuse au plus haut degré, de manière que, quand on n'éloigne pas du troupeau la brebis qui vient à en être frappée, toutes les autres ne tardent pas à être atteintes aussi. Il suffit même, pour propager le mal, qu'un troupeau passe sur un endroit qu'a traversé peu auparavant une brebis malade.

Le temps humide, pluvieux, en favorise le développement.

Ordinairement le piétin commence par une vésicule ou un petit ulcère dans l'espace interdigité. Dès qu'on s'en aperçoit, il faut racler la partie malade jusqu'au vif, avec un couteau bien tranchant : puis on lave le pied avec de l'eau salée, et l'on touche la plaie avec une plume trempée dans l'acide nitrique fumant : au bout de quelques jours, l'animal est guéri ; si l'ulcère a déjà rongé, s'il est étendu sous la corne, il faut enlever celle-ci, ainsi que toutes les parties molles altérées, également jusqu'au vif, lotionner avec de l'eau salée, toucher la surface de la plaie avec l'acide nitrique, et l'humecter avec quelques gouttes d'huile de corne de cerf : après quoi, on enveloppe le pied de linge, et l'on couche l'animal, à l'écart des autres, sur une litière douce. Ordinairement, il est en état de marcher au bout d'environ huit jours. Quelquefois, ce qui arrive surtout lorsqu'on n'a pas bien enlevé toutes les chairs altérées, la brebis recommence à boiter, et la maladie paraît se reproduire. Dans ce cas, il faut reprendre le même mode de traitement. Les brebis guéries doivent être séparées du troupeau pendant quelque temps encore.

PIQURES D'INSECTES.

Les insectes qui tourmentent le plus les brebis sont les *tiques*, qui, vivant dans les forêts, enfoncent profondément leurs trompes dans la peau des moutons, et sucent avec tant d'avidité, que, de presque invisibles qu'elles étaient, elles atteignent le volume d'un haricot. Quand on cherche à les arracher, la tête reste ordinairement dans la plaie, où elle occasionne de l'inflammation et de la suppuration.

Le moyen le plus simple consiste à écarter la laine et à souffler de la fumée de tabac sur l'insecte. On le tue aussi en faisant tomber sur lui une goutte d'huile.

PLAIES.

Les plaies superficielles simples guérissent promptement et facilement, par l'emploi extérieur d'*arnica*; vingt-quatre heures suffisent, à l'aide de ce traitement, pour amener la cicatrisation de celles qu'entraîne assez souvent la tonte, et auxquelles il arrive parfois de prendre un mauvais caractère. Les plaies profondes ne guérissent jamais sans suppuration : il faut abandonner celle-ci à elle-même, quand elle est de bonne nature. Si, au contraire, le pus est ichoreux et fétide, on administre à l'intérieur *mercurius vivus* et *asa fœtida*; dans le cas où il serait épais et de mauvaise couleur, on aurait recours à *silicea*. Quand les bords sont durs et se renversent, *arsenicum* est le spécifique.

S'il y a eu lésion d'un os ou du périoste, *symphitum* doit être employé tant à l'intérieur qu'à l'extérieur.

PNEUMONIE.

La pneumonie reconnaît les mêmes causes que l'angine. On l'observe surtout après la tonte, lorsque les brebis viennent à être exposées au froid sans précautions. L'animal est pris alors de frissons ; il tremble, sa respiration est accélérée et courte, accompagnée d'un violent battement des flancs et d'une large ouverture des naseaux, et le pouls, au lieu de 70 pulsations par minute, en donne 80 à 90. De plus, comme dans la plupart des maladies inflammatoires, il y a grand abattement, perte de l'appétit et lenteur de la rumination ; les crottins sont très secs, ou même l'animal est constipé. Les oreilles, le museau et les jambes sont tantôt froids, tantôt chauds ; la toux qui accompagne la maladie, est fort douloureuse et brève. La soif est considérable, et cependant la brebis ne peut boire qu'à petits traits, en se reprenant souvent, à cause de la douleur qui en résulte pour elle. Quand la maladie fait des progrès, l'animal ne se couche plus, et sa démarche devient chancelante, ce qui l'oblige de s'appuyer : la respiration est de plus en plus rapide et difficile, et la mort arrive en deux à six jours,

Le premier et le plus nécessaire de tous les moyens est *aconitum*, dont on fait avaler une dose toutes les dix à vingt minutes, jusqu'à ce que la fièvre diminue sensiblement et que l'animal paraisse plus tranquille. Si l'on s'y est pris à temps, *aconitum* suffit très souvent à lui seul pour triompher de la maladie ; dans le cas contraire, *bryonia* ne manque jamais d'amener le résultat désiré.

POURRITURE.

La pourriture est une maladie très voisine de la cachexie, qui se déclare ordinairement en automne, à la suite des étés humides, et continue ensuite presque toujours de régner pendant l'hiver et le printemps.

Elle affecte une marche très lente, et l'on a beaucoup de peine à la reconnaître au début. Cependant, avec de l'habitude, on distingue déjà même de loin une brebis qui en est atteinte, à sa marche lente, à sa tête branlante, à ses oreilles basses. L'animal reste souvent en arrière du troupeau ; il se laisse saisir et arrêter sans faire de résistance. Ses reins cèdent à la pression qu'on exerce sur eux. L'œil est terne, larmoyant ; les paupières sont tuméfiées ; les lèvres, les gencives et le palais ont une teinte pâle ; la peau, d'un blanc jaunâtre, paraît bouffie, et elle conserve l'impression du doigt ; la laine change de couleur, perd son brillant, et se laisse aisément arracher, même par gros flocons ; souvent aussi on enlève avec elle des lambeaux entiers de peau. Les déjections sont molles, l'urine est rare et d'une teinte très foncée. Peu à peu il se forme, à la région supérieure du cou et à la ganache, une tumeur pâteuse, indolente, qui semble toujours plus grosse au retour du pacage, se dissipe fréquemment pendant la nuit, mais revient toujours dans la journée, et acquiert peu à peu plus de volume. L'animal perd peu à peu l'appétit, mais la soif est accrue ; la rumination finit par cesser tout à fait, le larmoiement devient de plus en plus abondant, et le nez est plein de mucus visqueux. Alors le bas-ventre se tuméfie par les progrès incessants de l'ascite ; l'animal est extrêmement faible, il maigrit beaucoup, et demeure sans cesse couché ; le pouls est vite et mou, et la mort arrive, sans convulsions, au milieu de la diarrhée et du refroidissement progressif des extrémités. A ces symptômes se joignent fréquemment aussi ceux de la cachexie, c'est-à-dire qu'on

trouve, dans les conduits biliaires et le foie, des douves, dont la présence s'annonce par la coloration en
jaune de la peau, de la langue et des gencives, ou
bien ceux du tænia dans les intestins, ou des filaires
dans la trachée-artère, accidents déjà très redoutables
par eux-mêmes, et même capables seuls d'amener la
mort. A l'ouverture des cadavres, on trouve beaucoup
de sérosité amassée dans la poitrine, dans l'abdomen
et dans le tissu cellulaire. Le sang est très aqueux,
les poumons et les chairs sont flasques et pâles; les
intestins sont presque toujours distendus par des gaz et
jaunâtres ; la graisse est fluide, la bile ténue et aqueuse.

Les causes les plus ordinaires sont l'exposition au
froid humide, l'influence des effluves de marécages,
les fourrages de mauvaise qualité, et la pneumonie,
surtout quand elle a été mal traitée.

Il va sans dire qu'on doit commencer par écarter
toutes les circonstances occasionnelles. Quant aux
moyens curatifs, *arsenicum*, alterné avec *china*, puis
bryonia, *veratrum album* et *aconitum* sont ceux qui dé-
ploient le plus d'efficacité. *Acidum muriaticum* peut
être fort utile aussi, principalement comme préservatif; sous ce dernier point de vue, on en fait prendre
deux ou trois doses par semaine. *Oleum terebenthinæ*
mérite également d'être essayé. Lorsqu'il existe des
filaires dans les poumons, et que la maladie n'a pas
fait trop de progrès, on donne *dulcamara*, d'abord tous
les jours, puis tous les deux jours, et l'on termine par
quelques doses de *sulphur*.

RAGE.

La rage est toujours la conséquence de la morsure
d'un chien enragé, et d'ordinaire elle n'éclate que trois

à six semaines après l'accident. L'animal cesse de boire et de manger, devient inquiet et agité, et montre, sans distinction d'âge ni de sexe, une excessive ardeur pour la copulation. Le second jour après l'apparition de ces symptômes, les yeux sont troubles et enflammés, la démarche vacillante et incertaine, l'animal fait de grands sauts, et l'on a de la peine à le retenir. Il y a moins hydrophobie qu'une violente envie de mordre tout ce qui se présente : cependant on ne connaît pas encore d'exemple d'homme qui ait été mordu par une brebis enragée. Cet état dure quelques jours ; après quoi, l'animal devient de plus en plus faible, finit par ne plus pouvoir se lever, et périt.

On commence par couper la laine, on lave bien la morsure, et on la couvre de linges imbibés d'eau, à laquelle on a ajouté quelques gouttes d'extrait de *belladonna*. On administre également *belladonna* à l'intérieur, d'abord tous les jours, puis tous les deux ou trois jours, ensuite tous les huit jours, et l'on continue ainsi pendant quatre à cinq semaines. Le traitement extérieur doit être continué jusqu'à ce qu'il ne reste plus aucune trace de la plaie, ce qui a lieu, en général, au bout d'un petit nombre de jours. Après l'emploi de *belladonna*, on s'est toujours bien trouvé de quelques doses de *stramonium*, à titre de traitement consécutif. Lorsqu'un chien enragé s'est glissé dans un troupeau, on n'est jamais bien certain de reconnaître toutes les bêtes qu'il a pu mordre ; la prudence veut donc qu'alors on administre *belladonna* au troupeau entier. *Hydrophobinum* a été employé avec succès dans un si grand nombre de cas, qu'on serait presque tenté de le regarder comme le véritable spécifique de la rage. On en fait prendre une dose tous les deux jours, pendant huit à quinze jours.

SANG DE RATE. Voy. MALADIE DE SANG.

STOMACACE.

L'intérieur de la bouche est chaud, plein de mucosités et de salive, avec gonflement des gencives et de la langue. Peu à peu il survient, dans la cavité buccale, au palais et aux gencives, de petites vésicules blanches, qui crèvent et laissent des ulcérations superficielles. Une bave visqueuse coule alors sans cesse de la bouche. Les douleurs empêchent l'animal de manger, mais il boit beaucoup et avec avidité; ordinairement la maladie envahit le troupeau tout entier, et elle s'accompagne souvent du piétin bénin. Dans beaucoup de cas, elle se dissipe d'elle-même, et jamais elle n'a autant d'intensité chez les moutons que chez les chevaux.

Les principaux moyens à employer contre elle sont *mercurius solubilis*, *acidum sulphuricum* et *helleborus niger*, ce dernier surtout lorsque les gencives sont molles et que l'animal paraît triste.

TÉTANOS.

Le tétanos, qui paraît être principalement l'effet d'un refroidissement, mais qui souvent aussi survient à la suite de la castration, est mortel en général. Il y a des années et des contrées où il fait périr un grand nombre d'agneaux. L'animal, complètement roide, ne peut exécuter aucun mouvement, surtout des mâchoires.

Nux vomica est le spécifique.

TOURNIS.

Le tournis est une maladie très dangereuse, presque exclusivement propre aux bêtes à laine, qui n'attaque d'ordinaire que les antenois : il est rare qu'on l'observe chez les brebis de deux ans, et plus encore chez les adultes. Son développement a toujours lieu avec beaucoup de lenteur. On le reconnaît au tournoiement et au trébuchement de l'animal, qui, lorsqu'il marche, semble en proie à une sorte de vertigo. Il s'annonce d'abord par une démarche incertaine, vacillante ; la bête reste en arrière du troupeau, perd sa vivacité, porte la tête basse, et a le regard égaré. L'œil est ordinairement pâle et bleuâtre. L'animal s'oublie souvent en mangeant : il cesse de paître, et tient la tête pendante, sans mâcher. Peu à peu la faiblesse augmente, l'animal ne fait plus attention à rien, et bientôt il commence à tourner lui-même, la tête basse et regardant le côté malade, ou bien il tombe par terre. Tous ces accidents deviennent de plus en plus prononcés avec le temps. On voit souvent des moutons décrire pendant des heures entières des cercles concentriques, faire quelques pas en avant, puis s'arrêter et recommencer à tourner. Plus la maladie est ancienne, plus l'animal tourne, ce qu'il finit par faire même au trot. L'appétit va toujours en diminuant, la maigreur devient de plus en plus sensible, et l'épuisement finit par amener la mort.

A l'ouverture du corps, on trouve toujours le siège de la maladie dans le cerveau ; en effet, on rencontre soit sous les os du crâne ou sous la dure-mère, soit dans l'encéphale lui-même, des hydatides en nombre et de volume variables, parfois une seule, souvent aussi trois à six, dont la grosseur varie depuis celle d'une noisette jusqu'à celle d'un œuf de pigeon et plus ; suivant que ces vers occupent le côté droit ou le côté gauche, la brebis tourne à droite ou à gauche ; mais s'il y en a des deux côtés, le tournoiement a lieu tantôt d'un côté et tantôt de l'autre. Quelquefois l'animal ne tourne pas, ce qui arrive quand le ver est placé sur la ligne médiane ; alors le malade porte toujours la tête basse, et, quoiqu'il semble se mouvoir rapidement, il ne change pas de place. Lorsque l'hydatide est située à la partie postérieure du cerveau, la brebis porte la tête haute, court droit devant elle, et elle va se jeter sur tous les objets qu'elle rencontre.

Toutes les méthodes employées pour la guérison de cette singulière maladie aboutissent au plus à sauver quelques malades, et les résultats en sont aussi incertains que fâcheux pour ces derniers eux-mêmes. L'homœopathie, au contraire, possède un remède aussi simple que certain : c'est *belladonna*. Une dose, d'abord tous les jours, puis tous les deux jours, suffit constamment pour procurer la guérison. Celle-ci a lieu d'autant plus aisément qu'on reconnaît la maladie de meilleure heure, et qu'on se hâte davantage d'y appliquer le remède. On a recommandé *cœnurinum*, c'est-à-dire l'hydatide elle-même dynamisée.

TOUX.

Un temps humide, un changement brusque de température, un refroidissement, surtout au printemps, quand les brebis passent d'une étable chaude au grand air, ou aussi l'eau froide qu'elles boivent, leur attirent souvent des accès de toux.

D'ordinaire, ils cèdent en quelques jours à *dulcamara*.

La toux se montre également comme symptôme de diverses autres maladies, à la guérison desquelles on la voit en général disparaître.

TREMBLANTE.

La tremblante affecte de préférence les brebis de race perfectionnée. Elle consiste en une paralysie du train et des pattes de derrière, qui amène peu à peu le desséchement de la moelle épinière entière. Ses symptômes précurseurs sont une agitation particulière de l'animal, qui court de tous côtés, en tenant la tête haute et grinçant fréquemment des dents. Peu à peu, on remarque de la roideur dans les membres postérieurs, qui rend la démarche mal assurée, et annonce une grande faiblesse dans le train de derrière : cette faiblesse augmente à tel point, qu'en marchant l'animal tourne le derrière à droite et à gauche, et qu'il finit même par ne plus pouvoir que le traîner ; la moindre pression sur le sacrum suffit pour le jeter à terre. On remarque souvent un tremblement par tout le corps, surtout à la tête et aux oreilles, et un prurit particulier, ou une sensation analogue, qui oblige l'animal à se frotter contre tous les corps qu'il rencontre, de sorte que sa queue, ses flancs et ses cuisses finissent par perdre leur laine et même se couvrir de plaies. Il maigrit de plus en plus, et finit par devenir tellement faible qu'il ne peut se lever. Enfin, la diarrhée se déclare, et la mort arrive ordinairement du second au quatrième mois. La maladie n'est pas contagieuse, mais on la dit héréditaire.

Elle a pour spécifique *acidum sulphuricum*, trois à quatre doses par semaine.

VERS.

Les vers intestinaux, qu'on rencontre dans presque toutes les maladies chroniques, principalement chez les jeunes animaux, occasionnent une foule de phénomènes morbides, parmi lesquels les suivants sont ceux qui servent à déceler la présence de ces parasites : diminution de la rumination, trouble de la digestion, fréquence de la météorisation, amaigrissement (surtout aux lombes et le long de l'épine du dos), ébrouements fréquents, obstruction des naseaux par un mucus purulent, plus ou moins épais. On trouve des vers dans le foie et les conduits biliaires, dans les intestins, dans les bronches. Assez souvent aussi les intestins des agneaux à la mamelle renferment des tænias, qui déterminent de violentes coliques, et qui atteignent une longueur de cinquante à cent pieds. *Filix mas* est le principal remède dans ce dernier cas. Voy. CACHEXIE, POURRITURE et TOURNIS.

VERTIGE.

Cette maladie n'affecte guère que les bêtes jeunes et bien nourries. L'animal tient la tête basse, reste derrière le troupeau, marche en trébuchant, écarte les jambes, et se laisse tomber : au bout d'un laps de temps en général fort court, il se relève, va rejoindre le troupeau, et ne présente plus aucun signe de l'accès qu'il vient d'éprouver. Le mal revient à des époques plus ou moins rapprochées, sans que, dans aucun cas, la santé générale en paraisse affectée d'une manière notable.

Aconitum déploie une efficacité presque instantanée pendant les accès. Lorsque la maladie a acquis un haut degré d'intensité, et que les accès ont plus ou moins d'analogie avec ceux d'épilepsie, *stramonium* et *coculus* sont les moyens sur lesquels on doit compter. Le vertige s'associe aussi à quelques autres maladies, notamment le sang de rate et le tournis; il ne réclame point alors de traitement particulier, et cède à celui de la maladie principale.

YEUX (MALADIES DES).

Quelquefois une ophthalmie éclate, soit parce qu'il a pénétré dans l'œil de la poussière, des insectes, etc., soit aussi sans cause extérieure appréciable.

S'il s'agit d'un corps étranger, on en pratique l'extraction, après quoi on bassine l'œil avec de l'eau d'*arnica*, et l'on fait prendre aussi à l'intérieur quelques doses d'*arnica*. S'ils reste du trouble à l'œil, on le fait disparaître par *cannabis*, *conium* et *belladonna*. L'ophthalmie aiguë provoquée par un refroidissement cède à quelques doses d'*aconitum*, qu'on remplace par *belladonna*, le second ou le troisième jour. *Cannabis* est le moyen auquel on a recours pour dissiper les taches de la cornée. L'ophthalmie chronique exige *euphrasia*, et quand elle est accompagnée de larmoiement, *pulsatilla* et *sulphur*. Ce dernier médicament produit aussi de bons effets dans les ophthalmies survenues à la suite de la clavelée, ou quand il se développe des pustules sur l'œil.

QUATRIÈME PARTIE

MALADIES DES CHÈVRES

Hygiène. — On peut éviter un grand nombre de maladies en choisissant bien les bêtes et les soignant convenablement.

Une bonne chèvre doit avoir le corps allongé, la croupe large, les jambes courtes, le ventre pendant et les mamelles pleines; elle doit avoir l'œil clair, le caractère vif et gai, l'appétit bon, et manger sans choix tous les fourrages de bonne qualité qu'on lui présente. Elle ne doit pas avoir moins d'un an ni plus de six.

On conduit les chèvres aux champs ou on les nourrit à l'étable. Les meilleurs pacages sont les prés montueux, pleins d'herbes aromatiques et parsemés d'arbustes. Si l'on tient les chèvres continuellement à l'étable, il faut se garder de leur donner toujours le même fourrage, dont elles ne tarderaient pas à se dégoûter. En été, tous les herbages leur conviennent : feuilles de salade et de chou, cosses de pois et de haricots, fanes de carottes, jeunes branches d'aubépine, de saule, de hêtre, etc., et surtout pampres de vigne. En hiver, on leur donne des feuilles sèches, des pommes de terre, des carottes, des betteraves, des choux, des pailles d'avoine, de seigle, de froment, d'orge, de vesce, de haricots, de pois, de lentille; le mieux est du foin court de montagne. On leur présente ce fourrage tous les soirs, et deux fois par jour on leur en donne d'autre. L'eau blanche convient aussi pour augmenter leur lait ; mais, en trop grande quantité, elle les engraisse. L'eau pour boire doit être claire et en suffisante quantité. Il est bon d'y ajouter de temps en temps un peu de sel.

L'étable doit être spacieuse et aérée, autrement elle nuit beaucoup à la santé des chèvres. Elle doit être chaude en hiver, ces animaux ne supportant guère le froid. On y établit un râtelier à 60 centimètres de terre, et au-dessous une crèche plate pour recevoir le fourrage qui s'échapperait, et l'empêcher de tomber sur le sol, où il serait foulé aux pieds.

AMAIGRISSEMENT.

L'amaigrissement tient à un mauvais état des organes digestifs ou à quelque maladie interne. L'animal montre peu d'appétit, il maigrit malgré la meilleure nourriture, et il est très faible.

Les principaux moyens sont *arsenicum* et *china*. S'il y a en même temps constipation, *nux vomica* convient, ainsi que *pulsatilla* dans le cas de diarrhée, et quand l'animal a un appétit dépravé pour des choses incapables de nourrir. Souvent l'amaigrissement est l'effet d'une cause morbide générale, qu'il faut chercher et combattre par les moyens appropriés. Si le mal est déjà ancien, on fait bien de commencer le traitement par quelques doses de *sulphur*, qu'il est à propos aussi d'administrer de temps en temps, à titre de moyen intercurrent.

ANOREXIE.

La diminution et l'absence de l'appétit sont en général des symptômes d'un état morbide général, à la cessation duquel on les voit disparaître d'eux-mêmes. Cependant fréquemment, sans donner aucun signe particulier de maladie, l'animal cesse de manger, maigrit, perd son lait, et s'affaiblit peu à peu. Dans ce cas, il y a presque toujours mauvais état de la digestion.

Les principaux moyens à mettre en usage sont *antimonium crudum* et *arsenicum*, et quand il y a en même temps constipation, *nux vomica*. S'il existe de la diarrhée, on administre *chamomilla* et *pulsatilla*, cette dernière surtout quand l'animal refuse de boire. Lorsque l'anorexie tient à la mauvaise qualité, à l'avarie du fourrage, c'est le cas de recourir à *arsenicum album ;* quand elle dépend d'un refroidissement, on la guérit par *bryonia*.

CHUTE DES POILS.

La chute des poils, à la suite de laquelle il y a souvent des étendues considérables de la peau mises totalement à nu, peut se rattacher à diverses causes. Elle peut être la conséquence de la gale, auquel cas on applique le traitement réclamé par cette dernière.

Si elle dépend d'une maladie interne générale qui se manifeste par une irritation continuelle à la peau, obligeant l'animal à se gratter sans cesse, ce qui est plus commun, *sulphur* est le moyen auquel on doit avoir recours : presque toujours il demande à être continué pendant longtemps. *Psoricum* mériterait aussi d'être essayé en pareille circonstance. Fréquemment, la chute des poils tient à une alimentation mauvaise, insuffisante, ou à un vice de la digestion : on emploie alors *sulphur* et *arsenicum*, en écartant les causes, parmi lesquelles figurent au premier rang les étables trop chaudes et malsaines. Si l'alopécie est survenue à la suite d'un refroidissement brusque ou d'un état de fourbure déterminé par cette cause, elle cède à *bryonia* et à *acidum nitri*.

COLIQUE.

La colique par constipation est la plus commune, surtout lorsque les chèvres mangent de la farine ou du son délayé. L'animal refuse le fourrage, il se couche souvent et brusquement par terre, mais ne tarde pas à se relever, regarde avec anxiété son ventre, et se met à suer du cou, des flancs et de l'entre-deux des jambes de derrière, tandis que les oreilles, le mufle et les pieds sont froids. Le pouls est vite, petit, serré et à peine sensible ; la respiration est gênée et bruyante. La maladie prend aisément le caractère inflammatoire, et alors peu de jours suffisent pour faire périr l'animal.

Une dose d'*aconitum*, suivie de deux doses de *nux vomica*, procure la guérison dans un court espace de temps ; si l'appétit n'était point ensuite revenu à son degré normal, une seule dose d'*arsenicum* suffirait pour le rétablir.

Aconitum est le spécifique de la colique par refroidissement qu'on rencontre aussi assez souvent.

Le trèfle vert, surtout trop jeune ou humide, et mangé en trop grande abondance, produit une espèce particulière de colique. voy. MÉTÉORISATION.

ENCÉPHALITE.

L'inflammation du cerveau, provoquée souvent par l'action des rayons du soleil, quand les chèvres restent toute la journée dehors, pendant l'été, sans avoir d'abri aux heures les plus chaudes, est plus rare toutefois chez les femelles que chez les boucs, où elle parait dépendre de la non satisfaction de l'appétit vénérien. L'animal est triste, il ne mange ni ne boit, il reste debout ou couché, comme stupide, laisse pendre sa tête jusqu'à terre, et erre de tous côtés en chancelant, sans savoir où il va. La tête, les oreilles et les cornes sont chaudes, les yeux saillants, brillants et fixes.

Le premier moyen à mettre en usage est *aconitum*, une dose d'abord toutes les heures, et plus tard, toutes les deux heures. Après la quatrième ou sixième dose, on attend quelques heures que le médicament produise son effet, puis on administre une dose de *belladonna*, qu'on répète au bout de huit à dix heures, beaucoup plus tôt même, si la maladie a déjà atteint un haut degré d'intensité. Si *belladonna* échouait, on essayerait une dose de *hyoscyamus*, et si l'animal était furieux, on donnerait *veratrum album*. Pendant le traitement, le malade doit être tenu dans une étable fraîche. Si la maladie reconnaît pour cause, chez un bouc, la non satisfaction des désirs vénériens, après avoir calmé l'inflammation par les moyens précités, il faut recourir à *cantharides*, à *nux vomica*, ou à *opium*, suivant la nature des symptômes qui subsistent encore.

GALE.

La gale se manifeste par des pustules et de petites ulcérations sur la peau, qui suintent, forment des croûtes, et obligent l'animal, par le prurit qu'elles causent, à se gratter et à se frotter sans cesse, d'où résultent des excoriations et la chute des poils. On distingue deux espèces de cette maladie : la sèche et l'humide.

Dans la *gale sèche*, la sécrétion est peu considérable, et il ne se produit que des croûtes minces, furfuracées ;

Dans la *gale humide*, au contraire, il se forme des croûtes épaisses et des ulcères suppurants.

Ces deux formes proviennent ou d'infection ou d'un mal interne.

Le traitement est le même que chez les brebis.

HÉMATURIE.

Les signes et les causes du pissement de sang sont les mêmes que chez les bêtes bovines et ovines.

Si la maladie tient à une néphrite, ou du moins à des coups, des heurts sur la région rénale, elle cède à quelques doses d'*aconitum*, suivies de *cantharides*.

Elle dépend d'aliments nuisibles ; alors il faut en prévenir la cause ou changer le mode de nourriture ; si cette précaution ne suffisait pas, on administrerait une ou deux doses d'*ipecacuanha*. *Arnica* convient toujours aussi quand l'accident résulte d'une violence extérieure.

HYDROPISIE.

L'hydropisie, assez rare, reconnaît ordinairement pour cause occasionnelle un pré humide, marécageux. Sa cause proprement dite est le plus souvent une maladie de quelqu'un des viscères du bas-ventre, le foie en particulier. Elle a pour caractères l'absence de l'appétit, l'irrégularité des digestions, la brièveté de la respiration, la toux, l'amaigrissement et la faiblesse, mais surtout le gonflement du ventre, dans lequel on sent aisément la fluctuation.

China et *arsenicum*, alternés ensemble, et, quand ils ne suffisent pas, *helleborus*, sont les moyens dont on devrait attendre secours, si la guérison était encore possible; mais cette guérison est une chose fort hasardeuse, à cause de la facilité avec laquelle l'hydropisie dégénère en pourriture.

INFLAMMATION DU BAS-VENTRE.

On désigne sous ce nom tous les états inflammatoires des organes situés dans la cavité abdominale. Ces états sont presque tous provoqués par des refroidissements. Ils s'annoncent par la perte totale de l'appétit, l'accélération de la respiration, un fort battement de flanc, un pouls vite et dur, des alternatives de chaleur et de froid aux oreilles et aux cornes.

Plusieurs doses d'*aconitum*, qui se succèdent rapidement, et ensuite une ou deux doses d'*arsenicum*, sont en général suffisantes pour écarter cette dangereuse maladie, qui, lorsqu'on tarde à l'attaquer, passe promptement à la gangrène, et cause ainsi la mort.

INFLAMMATION DE LA POITRINE.

Les inflammations de la poitrine diffèrent de celles du bas-ventre en ce que l'animal qui en est atteint ne se couche pas du tout, ce qu'il peut encore faire, du moins très souvent, dans ces dernières.

MALADIE DES BOIS.

La maladie des bois se produit, dit-on, chez les chèvres qui mangent beaucoup d'écorces d'arbres ou d'arbustes. Les poils de la tête se hérissent; l'appétit se perd, et la sécrétion du lait diminue; la plupart du temps aussi, il y a diarrhée, avec coliques violentes, qu'on reconnaît à la courbure du dos et à ce que l'animal regarde souvent ses flancs.

Le moyen à mettre en usage est *rheum* (quelques doses, après quoi, si l'appétit ne se rétablit pas bientôt, on administre une ou deux doses d'*arsenicum*. Si ces médicaments ne suffisent pas pour ramener aussi la sécrétion du lait, on fait prendre une couple de doses de *chamomilla*.

MAMELLES (MALADIES DES).

L'induration du trayon est ordinairement l'effet d'un refroidissement; mais elle peut aussi dépendre d'autres causes. Elle est accompagnée ou non de cessation de la sécrétion lactée, et il s'y joint ou non des douleurs.

S'il y a gonflement et rougeur, *bryonia* convient, et quand les glandes mammaires sont tuméfiées, *chamomilla*. Le mal a-t-il été occasionné par une lésion extérieure, on emploie *arnica*, tant à l'extérieur qu'à l'intérieur, puis, si on le juge nécessaire, une couple de doses de *conium*. *Aconitum* et *mercurius vivus* sont excellents dans les cas opiniâtres.

MÉTÉORISATION.

Les causes et les signes sont les mêmes que chez les bêtes à cornes et les brebis. La météorisation s'observe ordinairement peu après le retour du pré : l'animal enfle tout à coup, secoue la tête sans cesse, pousse des cris, et tombe mort au bout de quelque temps.

Colchicum est aussi le remède, et *nux vomica* lorsqu'à la suite de la maladie il reste une constipation opiniâtre. Si l'appétit et la rumination ne se rétablissent pas promptement, on administre une ou deux doses d'*arsenicum*.

OPHTHALMIE.

L'ophthalmie est celle des maladies des yeux qu'on rencontre le plus souvent. L'œil est fermé, gonflé et rouge en dedans : il larmoie beaucoup, les paupières sont collées par des mucosités. Les causes sont très variées ; l'inflammation peut dépendre d'un coup, d'une épine, d'une grande chaleur, des exhalaisons d'une étable malsaine, d'aliments altérés, ou insolites, ou trop nourrissants.

Le traitement varie suivant la cause, qu'il faut d'abord chercher et éloigner. Ainsi on enlève les corps étrangers, dans ce cas, comme aussi à la suite de toute violence extérieure, on administre *arnica*, tant au dehors qu'en dedans, et, s'il ne suffit pas, *conium*. Quand l'inflammation est vive et accompagnée d'un fort larmoiement, on emploie d'abord quelques doses d'*aconitum*, puis *euphrasia*. Si la maladie dure déjà depuis un certain temps, on a recours à *sulphur* et à *causticum*. *Arsenicum* convient d'une manière spéciale lorsqu'elle dépend d'aliments lourds ou altérés.

PIEDS (MALADIES DES).

Il entre souvent des corps pointus, épines ou autres, dans le pied des chèvres, ce qui les fait boiter.

On doit extraire sur-le-champ ces corps étrangers, puis arroser la petite plaie avec de l'eau d'*arnica*. Quand on s'y prend à temps, on réussit toujours. Mais si le mal a été négligé, on emploie *aconitum* et *squilla*, lorsqu'il n'y a que simple inflammation ; *arsenicum*, quand les douleurs sont vives. S'il est déjà survenu des ulcères, on se conduit de même que chez les bêtes bovines.

PIÉTIN.

Le piétin n'est pas rare chez les chèvres, celles surtout qui habitent des étables humides et malpropres.

Les effets et le traitement sont les mêmes que chez les bêtes ovines.

PLAIES.

La première condition pour guérir une plaie est de la tenir le plus proprement possible. On enlèvera donc avec soin tous les corps étrangers, et on lotionnera plusieurs fois par jour avec de l'eau fraîche. L'eau d'*arnica* suffit pour amener la guérison : on n'a besoin d'administrer cette substance à l'intérieur que dans le cas de plaies considérables. Si la suppuration s'est établie, Voy. SUPPURATION DES CHEVAUX.

PNEUMONIE.

L'inflammation des poumons est presque toujours la conséquence d'un refroidissement éprouvé par un temps froid et humide, ou du séjour dans des pacages bas et humides, qui, en général, ne conviennent point aux chèvres. Elle se manifeste principalement par une respiration courte et accélérée, avec battement des flancs, toux brève et douloureuse, accélération du pouls 70 à 90 pulsations, au lieu de 60 à 70), tremblement, qui alterne avec des frissons, soif intense, perte totale de l'appétit, et suppression des déjections alvines, qui, du moins, sont rares et sèches. Les oreilles, le mufle et les jambes sont froids, ou plus chauds qu'à l'ordinaire, l'animal ne se couche jamais.

Pendant trois ou quatre heures on administre, tous les quarts d'heure, une dose d'*aconitum*, et les jours suivants on fait prendre une ou deux doses de *bryonia*.

TOUX.

Un refroidissement, un air froid et humide, un changement brusque de temps, occasionnent souvent une toux qui est peu dangereuse et cesse presque toujours d'elle-même au bout de huit ou quinze jours, l'animal conservant sa vivacité, son appétit et son embonpoint. Quand elle se prolonge, qu'elle est accompagnée d'un écoulement muqueux plus ou moins abondant par le nez, qu'il survient un battement de flancs, surtout pendant le mouvement, que l'animal maigrit et qu'il perd ses forces, il y a danger que la maladie ne se termine par hydropisie ou par marasme, et qu'elle n'entraîne la mort. Ces toux prolongées sont souvent l'effet de mauvais aliments, surtout de foins avariés ou de pailles moisies.

On leur oppose avec succès *arsenicum*. Du reste, le traitement ne diffère pas de celui qu'on suit chez les bêtes bovines.

VERTIGE.

Le vertige est le résultat de l'affluence du sang vers la tête ou d'une longue exposition aux rayons du soleil. Les oreilles et les cornes sont plus chaudes que de coutume, les yeux brillants, saillants et pleins de larmes ; l'animal tient la tête basse, il ne mange ni ne boit ; il erre à l'aventure, sans savoir où il va.

Dès qu'on aperçoit ces symptômes, on administre une dose d'*aconitum*, qu'on répète deux jours de suite, deux ou trois fois chacun.

CINQUIÈME PARTIE

MALADIES DES PORCS

La complexion robuste du porc fait qu'il est moins sujet à tomber malade que les bêtes bovines et ovines ; il y serait bien moins exposé encore, si l'on se montrait plus judicieux dans le choix des animaux qu'on élève, et si on leur consacrait davantage de soin.

Sous ce dernier rapport, il est vrai que la voracité du porc le pousse à manger tout ce qu'il rencontre ; mais, pour le maintenir en santé, il est pourtant nécessaire d'astreindre son régime à certaines règles. Celui qu'on se propose d'engraisser a besoin de rester sous son toit, et d'y recevoir une bonne nourriture, tandis que les autres peuvent être envoyés dehors pendant une grande partie de l'année, pourvu qu'on évite les prés trop humides ou marécageux, et qu'on les garantisse de la rosée. Il ne faut pas non plus laisser sortir les porcs ni par un temps pluvieux, ni par une chaleur trop forte. Il importe aussi de ne pas trop les pousser durant les jours chauds, époque où l'on doit rechercher les lieux frais et ombragés. Il est bon également de leur donner des aliments avant de les envoyer dehors, et au retour.

Ces animaux ont besoin de se baigner et de boire souvent, surtout quand le temps est chaud : l'eau trouble et marécageuse ne leur nuit pas ; mais l'eau de savon dispose les truies à l'avortement.

Deux autres points encore doivent être pris en considération si l'on veut que les porcs prospèrent : ce sont l'exercice journalier au grand air, toutes les fois que le temps le permet, et la propreté de l'habitation.

Une réclusion perpétuelle les plonge dans un état maladif, qui rend leur viande moins bonne pour l'homme ; et la manière dont l'animal témoigne sa joie lorsqu'on le met en liberté, prouve assez combien son emprisonnement lui est à charge.

Quant à l'habitation, un préjugé fort répandu fait penser que l'ordure et la malpropreté ne nuisent point aux porcs ; mais cette croyance est absurde. Le toit doit avoir 2 mètres à 2ᵐ,50 de haut, et un sol en pente, afin que l'urine s'écoule sans peine; il faut fréquemment enlever le fumier, renouveler la litière et laver le plancher.

Thérapeutique. — Le traitement des maladies du porc, présente des difficultés, parce qu'il n'y a qu'un très petit nombre de ces maladies qui produisent des symptômes tranchés.

AMAIGRISSEMENT.

L'amaigrissement des porcs est, dans la plupart des cas, la conséquence du mauvais état de la digestion, qui d'ordinaire, s'annonce aussi par une diminution plus ou moins prononcée de l'appétit.

Une couple de doses d'*arsenicum* suffisent presque toujours pour ramener une santé parfaite. S'il reste encore de la répugnance pour les aliments, on administre *antimonium crudum*. Lorsque l'amaigrissement est accompagné de gêne dans la respiration et de toux,

on doit le considérer comme un symptôme accessoire
de la cachexie qui succède à une pneumonie mal
traitée, et contre laquelle on possède un spécifique,
nitrum.

ANGINE.

Cette maladie, aussi dangereuse que commune, se
manifeste, la plupart du temps, d'une manière subite.
Elle reconnaît pour causes principales un changement
brusque de temps, le manque d'eau pour boire dans
les grandes chaleurs, l'eau trop froide pour boisson,
celle surtout qui provient de la neige fondue, l'envoi
de trop bonne heure aux champs, au printemps et en
automne, avant que la rosée soit dissipée, la marche
ou la course contre le vent, etc. Ce sont ordinairement
les porcs les plus gras qu'elle atteint les premiers.
L'animal se montre tout à coup abattu et inquiet, il
chancelle, baisse la tête, la secoue souvent, piétine
des pattes de devant, et tremble de tout son corps. La
respiration est bruyante, sifflante et difficile ; l'animal
hume l'air par la bouche, et tient sa langue pendante.
Il y a chaleur considérable, surtout au groin. Les
yeux sont rouges, la langue est un peu tuméfiée, la
déglutition se fait avec peine, et parfois on observe le
vomissement. Pendant que ces symptômes se dessinent, on voit apparaître au larynx une tumeur dure,
tendue et chaude, qui fait des progrès rapides et s'é-
tend le long du cou jusqu'à la poitrine, même jusqu'au ventre. Cette tumeur, d'abord rouge ou d'un
brun rougeâtre, prend une teinte plombée ou même
bleuâtre aux approches de la mort, comme dans le feu
Saint-Antoine, avec lequel les symptômes de l'angine
ont de l'analogie, ce qui fait que l'on confond souvent

les deux maladies ensemble. L'intérieur de la bouche et du nez paraît aussi très rouge ; l'animal dirige sa tête tout droit en avant; la voix devient de plus en plus rauque, la toux de plus en plus fatigante, la déglutition de plus en plus difficile, la langue brunit, et la mort arrive, soit par suffocation, soit par gangrène. La maladie, qui attaque ordinairement un grand nombre de porcs à la fois, se termine, la plupart du temps par la mort, dans l'espace de vingt-quatre à trente-six heures, et ce n'est qu'exceptionnellement qu'elle se prolonge parfois jusqu'au delà du second jour.

Le traitement est fort simple. Une dose d'*aconitum* tous les quarts d'heure, et au bout d'une heure et demie ou de deux heures, *belladonna*, triomphent constamment de la maladie, tant qu'elle en est encore à sa première période. Si la guérison n'est pas complète au bout de deux ou trois heures, on administre, toutes les heures une dose de *spongia marina*. Lorsque trois heures environ après il reste encore quelques symptômes, on prescrit *hepar sulphuris* ; mais *aconitum* suffit toujours seul quand on s'y prend à temps. On a recommandé aussi *antimonium tartaricum*.

ANOREXIE.

Lorsque ce symptôme ne dépend pas de quelque autre maladie, il tient en général à ce que l'animal a mangé outre mesure.

Antimonium crudum et *arsenicum* sont les moyens qu'on doit lui opposer. *Nux vomica* convient quand il y a en même temps constipation, ou que les matières fécales sont dures et difficiles à expulser.

ASCITE.

L'animal est triste et abattu, il a de la peine à respirer, il mange peu, et son ventre enfle. Lorsqu'on lui palpe l'abdomen, on sent de la fluctuation.

China et *arsenicum*, alternés ensemble, sont les principaux moyens à mettre en usage.

CATARRHE PULMONAIRE.

Le catarrhe pulmonaire se manifeste principalement par des quintes de toux, qui, assez souvent, sont accompagnées d'un écoulement muqueux par le nez et la bouche, avec rougeur des naseaux.

Le spécifique est *nitrum* (deux à trois doses). Si l'on néglige le mal, si surtout le porc demeure exposé à un temps froid et humide, la toux augmente, la respiration devient difficile, l'animal maigrit et il finit par périr épuisé.

CHUTE DU RECTUM.

La chute du rectum s'observe surtout chez les cochons de lait auxquels on donne une nourriture ou trop abondante ou trop chaude. L'extrémité inférieure de l'intestin se renverse sur elle-même, et vient faire saillie au dehors.

On nettoie la portion saillante avec de l'eau tiède, et on la fait rentrer à l'aide des doigts préalablement huilés. A l'intérieur, on donne *arsenicum*, et quand le rectum lui-même montre des signes d'inflammation, *belladonna* et *mercurius vivus*. Lorsque le prolapsus a lieu par l'effet d'efforts violents pendant la constipation, c'est le cas d'administrer *murias magnesiæ*, et s'il y a en même temps diarrhée, celui d'employer *argilla*. Dans un cas où le rectum, saillant hors de l'anus, avait été gravement blessé par accident, j'employai *arnica* extérieurement, avec l'eau d'arnica à l'extérieur et en injection, et l'animal fut sauvé.

CLAVELÉE.

La clavelée est bien plus maligne chez les porcs que chez les brebis. Elle n'attaque guère que les jeunes, et il est très rare qu'un vieux cochon en soit atteint. Elle ne se montre non plus qu'une seule fois pendant le cours de la vie. Après que l'animal a passé quelques jours abattu et paresseux, la tête pendante, les oreilles rejetées en arrière, ses soies se hérissent, et l'on voit apparaître sur divers points de la peau, principalement à la tête, aux oreilles, sur le devant du corps, à la face interne des cuisses et au ventre, de petites taches rouges, qui grandissent bientôt, et s'élèvent en une pustule pleine de sérosité : cette pustule se dessèche et s'affaisse peu à peu, laissant une petite cicatrice au bout de quatre à cinq jours. La clavelée est surtout dangereuse quand elle se jette sur les yeux, qui s'enflamment ; à la face interne des cuisses, elle fait boiter.

Arsenicum en est le spécifique. Quand il ne nettoie pas complètement la peau, on a recours à *dulcamara*.

COLIQUE.

La colique qui se présente sous deux formes, *colique venteuse* et *colique spasmodique*, a pour caractères principaux : agitation, défaut d'appétit, gémissements, constipation, parfois aussi diarrhée et vomissement. Elle est due tantôt à ce que l'animal a mangé des aliments nuisibles avec avidité, tantôt à ce qu'il a éprouvé un refroidissement, ou à ce que ses intestins recèlent des vers. Dans la colique venteuse, où l'estomac et l'intestin sont fortement distendus par des gaz, l'abdomen est très distendu, et rend un son sourd quand on frappe dessus.

Colchicum autumnale est le remède.

Quant à la colique qui provient de refroidissement, *aconitum* en est le spécifique. Au bout de deux heures, on donne *arsenicum*. S'il reste de la constipation après que la colique a cessé, on emploie *nux vomica*, *opium* et *plumbum*.

DIARRHÉE.

La surcharge de l'estomac, qui n'est point rare chez un animal aussi vorace que le porc, l'eau froide bue à la suite d'un grand échauffement, l'usage d'aliments de mauvaise qualité, un grand refroidissement, etc., parfois aussi une autre maladie chronique, donnent fréquemment lieu à une violente diarrhée. Tantôt l'animal éprouve de vives tranchées, se plaint beaucoup, se roule par terre, et rend une quantité considérable de matières liquides et fétides; parfois il fait de grands efforts pour ne rendre qu'une petite quantité de matières fécales, mêlées de mucus sanguinolent, ou même de sang pur (dysenterie). Quelquefois aussi on observe, sans douleur, un flux de ventre chronique tel, que le porc rend tous les aliments qu'il prend et auxquels il fait subir à peine un commencement de digestion.

Le traitement est réglé par la cause occasionnelle. La diarrhée, survenue à la suite d'un refroidissement brusque, guérit la plupart du temps sous l'influence d'*aconitum* seul. S'il y a des coliques, on donne *arse-*

nicum, qu'on remplace par *ipecacuanha* lorsque la maladie lui résiste. La diarrhée causée par un trouble des fonctions de l'estomac, est combattue par *arsenicum* et *pulsatilla*, et, en cas d'insuccès, par *mercurius vivus*; si l'appétit ne revient pas ensuite de lui-même, *antimonium crudum* ne tarde pas à le rétablir. *Rheum* est spécifique contre la diarrhée chronique et indolente. La diarrhée dont s'accompagne une autre maladie chronique, est ordinairement l'annonce d'une mort prochaine, et doit être considérée sous le point de vue de l'affection générale à laquelle elle se rattache.

ENCÉPHALITE.

L'encéphalite commence en général tout à coup et sans prodromes. Elle affecte de préférence les porcs gras, lorsqu'ils courent beaucoup pendant les chaleurs de l'été, ou qu'ils ne trouvent point assez à boire. L'animal tombe dans une sorte de délire furieux : ses yeux sont rouges et scintillants, son regard farouche ; le groin est sec et chaud, et une bave gluante découle de la gueule : l'animal gratte la terre des pieds de devant, fouille le sol, court égaré de tous côtés, va se jeter en aveugle contre les murailles, et de temps en temps se laisse tomber en avant.

Une dose d'*aconitum* toutes les dix minutes ou tous les quarts d'heures, puis au bout d'une heure et demie à deux heures, *belladonna*, également répétée au bout de deux ou trois heures, sont spécifiques contre cette maladie. On administre ensuite *sulphur*, à titre de traitement consécutif.

ENGRAVÉE.

Affection inflammatoire des pattes de devant surtout, qui a lieu quand les porcs marchent longtemps sur un chemin dur, caillouteux. Elle n'est pas rare, et acquiert souvent un tel degré de violence que l'animal paraît complètement roide, et qu'il ne peut mouvoir ses membres.

Elle a pour spécifiques *rhus toxicodendron* intérieurement et *arnica* extérieurement. Si la douleur se fait sentir de préférence à la sole, *arsenicum* se montre efficace dans tous les cas sans exception.

Quelquefois l'inflammation demeure bornée aux parties charnues du pied : l'onglon est alors chaud et très sensible au toucher, la couronne tuméfiée et la marche douloureuse : que la cause continue d'agir, l'onglon se détache, et l'animal, qui ne peut plus se lever, périt souvent.

Tant que le mal est récent, il suffit d'*arnica*, à l'intérieur et à l'extérieur, pour y mettre un terme. S'il a fait plus de progrès, c'est à *arsenicum* et *acidum sulphuricum* qu'on doit recourir. *Conium* produit aussi de bons effets.

ÉPILEPSIE.

L'épilepsie, qu'on n'observe que chez les jeunes porcs, paraît tenir surtout à l'usage de certaines substances nuisibles, par exemple du poivre, que beaucoup de personnes regardent comme un poison pour ces animaux. Le porc qui en est atteint tombe tout à coup par terre, éprouve des convulsions, et lance ses pieds à droite et à gauche : il grince des dents, tourne les yeux, relève et abaisse la tête, bave, respire tantôt vite, tantôt lentement, râle, et se mord assez souvent la langue.

Belladonna et *cina* ont produit fréquemment d'heureux résultats.

FEU SAINT-ANTOINE.

Cette maladie, analogue à la pourriture, au typhus, est très commune chez les porcs, qu'elle frappe surtout dans les localités où elle atteint moins les bêtes à cornes. Elle est extrêmement meurtrière. Souvent elle marche avec tant de rapidité, que l'animal tombe mort sans avoir éprouvé aucun symptôme de maladie, ou qu'on le trouve mort sous son toit où la veille on l'avait laissé bien portant et mangeant avec son appétit ordinaire. Plus ordinairement, elle est précédée d'accidents, qui durent en général douze à vingt-quatre heures, rarement deux ou trois jours. Le porc cesse tout à coup de manger, il devient inquiet et fouille de tous côtés ; il lui apparaît au cou, à la poitrine, au ventre, des stries rouges, qui deviennent peu à peu bleues, quoique, dans beaucoup de cas, seulement après la mort. La plupart du temps on remarque une grande chaleur à la tête et de la gêne dans la respiration ; il apparaît aussi au cou une tumeur inflammatoire qui s'étend parfois à la tête, à la poitrine, au ventre, et qui ne passe jamais à la suppuration. Quelquefois il se développe sur la langue une vésicule ronde, blanche, de la grosseur d'un pois, qui ne tarde pas à noircir et entraîne la mort après elle. Avant que cette vésicule survienne, l'animal se montre abattu ; il tient la tête pendante, reste couché, grince des dents, et demeure étendu, presque sans sentiment. Dans certains cas, aussi, il se manifeste, à l'extérieur du cou, un petit bubon peu élevé, au-dessus duquel les soies blanchissent et se hérissent.

Dans les cas où la maladie n'entraîne pas rapidement la mort, et dure jusqu'au troisième jour, on remarque, chez les animaux, une grande faiblesse du système musculaire. La queue, au lieu d'être enroulée, pend de toute sa longueur; les soies se hérissent, la température du corps varie souvent. Il y a constipation, ou les excréments sont secs et marronnés, parfois coiffés. Point d'appétit ni de soif. Une chaleur considérable se répand par tout le corps; l'animal reste constamment couché, ou ne marche qu'en trébuchant. Souvent il vomit ce qu'il a mangé, ou aussi des masses jaunes. Il fouille avec impatience dans sa litière, et la jette souvent jusqu'au toit. La peau enfle, et il apparaît une éruption qui, d'abord rougeâtre, ne tarde pas à devenir noire. La respiration est courte et bruyante. On voit souvent survenir de petits ulcères gangréneux dans la gueule, et des convulsions terminent enfin la scène.

Le feu Sain-Antoine a beaucoup d'analogie avec l'angine, qui suit une marche non moins rapide : on confond souvent les deux maladies ensemble.

Le spécifique est *arsenicum*, dont on administre huit à douze doses, une toutes les dix minutes ou tous les quarts d'heure. Sur plus de 150 porcs traités par moi, il n'en est mort que deux : je suis même parvenu à en sauver qu'on regardait déjà comme morts. *Arsenicum* me sert aussi de préservatif. Partout où je traite des porcs malades, je fais prendre, à ceux qui ont été épargnés, cette substance une fois par jour, pendant huit jours, et jamais aucun d'eux n'a été atteint.

FIÈVRE.

Quelquefois, par suite d'un refroidissement, et peut-être aussi d'autres causes, du premier au troisième jour après avoir cochonné, la truie est prise d'une fièvre intense, avec chaleur considérable et grande soif; les soies se hérissent, les yeux sont ternes et chassieux, la respiration devient courte et difficile, la gueule et la langue sont brûlantes; il n'y a pas du tout d'appétit; quelquefois il se déclare des spasmes, pendant lesquels l'animal tourne les yeux, écume et grince des dents.

Aconitum, et après lui *pulsatilla* et *belladonna* sont les moyens auxquels on doit avoir recours.

FOURBURE.

Cette maladie reconnaît pour causes ordinaires un refroidissement ou un exercice violent; mais parfois aussi elle tient à un excès de nourriture. On la reconnaît à une roideur telle des muscles qu'à peine l'animal parvient-il à se traîner. Le dos est également roide, et la gueule ne s'ouvre qu'avec difficulté. L'animal a peu d'appétit, et ne sort pas volontiers de son toit.

Quelques doses d'*aconitum*, et *bryonia* ensuite, sont les principaux moyens. On s'est bien trouvé aussi de *belladonna*, *chamomilla*, *dulcamara* et *opium*. *Nux vomica* a produit de très bons effets dans certains cas.

FRACTURES.

Après la réduction, on donne une couple de doses d'*arnica*, puis *symphytum* à doses répétées, et l'on arrose le bandage d'eau d'arnica fréquemment renouvelée. Quinze jours au plus suffisent pour la guérison.

FUREUR.

La maladie éclate parfois à l'improviste; l'animal, après être resté dans un état d'indolence et de stupeur, se montre tout à coup agité, au point de faire des mouvements désordonnés, de se jeter la tête contre tout ce qu'il rencontre, de gratter des pieds, de se dresser le long des murailles, de mordre autour de lui, et de tourner en rond; après quoi il redevient tout à coup tranquille. On remarque en même temps un grand amaigrissement, la faiblesse de la digestion et la langue chargée.

Belladonna est spécifique; il en faut rarement plus de deux ou trois doses.

GALE.

La gale est rare, proportion gardée, chez les porcs. On la reconnait à ce que l'animal se gratte et se frotte souvent. En y regardant de plus près, on aperçoit sur la peau de petites vésicules qui laissent échapper un liquide visqueux, et qui se couvrent ensuite d'une croûte mince ou épaisse. Les soies tombent ordinairement, ou sont usées par les continuels frottements de l'animal.

Si, comme c'est le cas le plus ordinaire, la maladie affecte la forme sèche, on emploie *sepia* et *sulphur;* dans le cas contraire, c'est à *staphysagria, dulcamara* et *sulphur* qu'il faut recourir.

L'éruption qu'on remarque spécialement chez les cochons de lait, lorsque la mère est trop bien nourrie, n'entraîne pas de danger par elle-même, mais elle diminue la valeur de l'animal en le faisant beaucoup maigrir. Elle survient autour de la bouche, aux yeux, qui en paraissent quelquefois enflammés, aux oreilles, et se montre sous la forme d'une épaisse croûte brune, reposant sur un fond qui suinte. Elle paraît accompagnée de prurit. Parvenue à un haut degré, elle empêche l'animal de voir.

Les spécifiques à lui opposer sont *dulcamara* et *veratrum album*, suivis d'une ou deux doses de *sulphur*, qu'on administre aussi une couple de fois à la mère.

GASTRITE.

La gastrite chez les porcs est fréquemment due aux plantes échauffantes que mangent ces animaux; elle peut aussi dépendre d'aliments trop excitants. L'animal montre une agitation extrême, il mâche sans cesse, grogne presque continuellement, et cherche à se cacher; il éprouve des convulsions à la bouche, d'où coule parfois de l'écume. En général aussi, il a des envies de vomir, et même quelquefois des vomissements réels. Dans certains cas, le corps entier est peu à peu frappé de paralysie.

Les moyens curatifs sont *aconitum* et *arsenicum*, alternés ensemble. *Carbo vegetabilis* a été utile aussi.

JAUNISSE.

Cette maladie, qui apparaît toujours à la suite d'une affection du foie, ne se développe que peu à peu. On la reconnaît à la teinte jaune de la conjonctive oculaire, à l'absence de l'appétit, et à l'abattement notable de l'animal, qui dépérit. Parfois aussi on remarque de la tendance au vomissement.

Les principaux moyens sont : *china*, *nux vomica*, *mercurius vivus* et *sulphur*. On pourrait également essayer *lycopodium*.

LADRERIE.

De toutes les maladies du porc, il n'en est pas qui, bien que pouvant s'étendre au corps entier, soit aussi difficile à reconnaître pendant la vie (1). Elle consiste en un développement plus ou moins considérable d'hydatides de la grosseur d'un grain de millet à celle d'un pois, qui naissent, en plus ou moins grand nombre, dans la chair et le tissu cellulaire de toutes les parties du corps, sans même excepter le cœur et le cerveau. Après la cuisson, ces vésicules se gonflent et croquent sous la dent, comme aussi quand on les coupe. Lorsqu'elles sont nombreuses, l'animal maigrit et perd l'appétit; sa mâchoire inférieure et ses joues enflent, surtout s'il y a des hydatides sous la langue; il grogne sourdement, et paraît faible, comme paralysé du train de derrière. La respiration est fétide, et les poils se détachent aisément; on voit même survenir la maladie appelée *soie*. La chair est molle, le lard blanc et sans consistance; on ne peut ni le saler, ni le fumer. Autrefois on le redoutait beaucoup, mais aujourd'hui on sait que, quoique d'un goût moins agréable, il ne peut porter aucune atteinte à la santé de ceux qui le consomment.

Les hydatides se manifestent rarement chez les porcs au-dessous de deux ans, et semblent être fréquemment héréditaires. Les principales causes occasionnelles sont l'excès de nourriture, le défaut d'exercice au grand air et la malpropreté.

On recommande *kali carbonicum*. La cendre de bois, celle de hêtre surtout, passe pour un excellent préser

---

(1) *Voy.* A. Delpech, *De la ladrerie du porc* (*Ann. d'hyg. publ.*, 1864, t. XII, p. 5 et suiv.)

GUNTHER. — Méd. vét. hom. 20

vatif; on en mêle plusieurs fois par semaine une cuillerée avec les aliments.

LUXATIONS.

Les luxations des articulations des pieds sont assez fréquentes chez les porcs qui, après s'être engagé les pattes dans quelque fente, se livrent à des efforts violents pour les dégager.

Lorsque l'accident est de fraîche date, on le combat par *aconitum*, intérieurement et extérieurement. S'il est grave et la douleur vive dès le principe, on administre *rhus toxicodendron* et *ruta*, spécifique contre la plupart des espèces de luxations, celles surtout de la partie inférieure du pied.

OPHTHALMIE.

L'ophthalmie se voit assez souvent, chez les cochons de lait surtout : elle reconnait pour causes, soit des lésions extérieures, soit des toits malpropres et l'entière soustraction au grand air. Les yeux sont rouges et larmoyants, les paupières rouges, gonflées et collées par du mucus ou du pus, de manière que l'animal n'y voit plus et se heurte contre tous les corps.

Si l'inflammation a été déterminée par l'introduction d'un corps étranger dans l'œil, il faut enlever ce corps et laver l'organe avec du lait tiède ou de l'eau. Une ou deux doses d'*aconitum*, suivies de plusieurs doses d'*arnica*, qu'on emploie aussi à l'extérieur, guérissent promptement le mal. Lorsque *arnica* ne suffit pas, *conium* est spécifique. Si l'inflammation dépend d'une cause interne, cas dans lequel la rougeur, la tuméfaction, la chaleur et la douleur sont communément très considérables, on commence également par quelques doses d'*aconitum*, auxquelles on fait succéder *cannabis* et *belladonna*. *Spigelia* est aussi un remède éprouvé, surtout lorsqu'il y a en même temps une blépharite intense. L'ophthalmie dépend fréquemment d'un refroidissement, auquel cas on la combat par *bryonia*, *dulcamara* et *euphrasia*. Si, après qu'elle est dissipée, il reste du trouble à la cornée, *cannabis* et *conium* sont les principaux moyens à mettre en usage. Quand les taches ont été le résultat d'un coup ou d'autres causes mécaniques, on les combat par *cannabis* et *belladonna*, alternés ensemble, ou aussi par *conium*.

Les ophthalmies sont moins communes chez le cochon que chez les autres animaux domestiques ; elles ont aussi moins de gravité, et se terminent plus heureusement, de sorte qu'il est rare de voir des porcs aveugles.

OREILLES (MALADIES DES).

Les porcs à grandes oreilles pendantes ont fréquemment, en été, ces organes atteints de gerçures, dans lesquelles les insectes déposent leurs œufs, qui donnent ensuite naissance à des larves. Celles-ci causent de vives démangeaisons à l'animal, qui secoue souvent la tête pour s'en débarrasser, et se gratte les oreilles avec ses pattes de derrière.

Dès qu'on a découvert ces larves, on les enlève avec un plumasseau d'étoupe fixé au bout d'un petit bâton, on lave l'oreille avec de l'eau tiède, et on l'humecte ensuite, à plusieurs reprises, avec *arnica*. Si des vers se sont glissés dans la conque, on les tue avec de l'huile tiède.

Les porcs sont souvent atteints aux oreilles, par suite de contusions, de tumeurs sanguines, dont on pratique l'ouverture; après quoi on enduit la plaie d'eau d'*arnica* avec la barbe d'une plume.

PHTHIRIASE.

Certains porcs sont couverts de poux, qui même percent la peau et sortent quelquefois par la gueule, le nez, les yeux. L'animal peut en être tourmenté au point de tomber dans un marasme complet, et de périr d'épuisement. Il ne fait que se gratter et se frotter. En écartant les soies, on découvre les insectes parasites, reconnaissables à leur forme particulière.

Le remède extérieur le plus efficace et le moins dangereux consiste dans l'emploi d'une pommade préparée avec une partie de graines de persil pilées et trois d'axonge. On a conseillé aussi une liqueur obtenue en faisant bouillir quatre litres de vinaigre et deux litres d'eau avec 30 grammes d'arsenic jusqu'à dissolution complète; mais l'application de ce moyen exige beaucoup de prudence; il faut éviter que l'animal se lèche : il ne faut non plus jamais lui frotter le corps entier à la fois. A l'intérieur, on administre *sulphur*, et si la faiblesse est grande, *china*. On doit également veiller à la propreté, ainsi qu'à la qualité des aliments.

PLAIES.

Les plaies simples, qui n'intéressent que la peau et les parties sous-jacentes, n'ont aucune importance.

On les traite extérieurement par *arnica*, et on les couvre d'un emplâtre de poix, pour empêcher les insectes d'y déposer leurs œufs. Les plaies plus profondes ne guérissent jamais sans suppurer : elles réclament alors le traitement indiqué, à l'article

Suppuration des chevaux. Quand il y a en même temps lésion des os, *symphytum* est spécifique.

PNEUMONIE.

Les porcs qui boivent froid après s'être échauffés, qui marchent contre le vent, etc., sont sujets à être atteints d'une inflammation des poumons; on remarque alors chez eux un violent battement des flancs et une respiration courte; ils font entendre des plaintes, et portent la tête basse : le grognement est faible et enroué, l'appétit nul, la soif grande; l'animal se couche rarement; il appuie souvent son groin sur la terre, qu'il fouille de temps en temps; une certaine roideur s'aperçoit dans ses membres de devant. Au bout de quelque temps, il cesse de grogner, reste des jours entiers étendu sans mouvement, et meurt enfin du huitième au quatorzième jour.

Une dose d'*aconitum* toutes les demi-heures, et *bryonia* au bout de trois à quatre heures, sont ici spécifiques. Quelquefois, quand on ne reconnaît pas tout de suite la maladie, qu'on la traite mal, ou qu'on la néglige, elle dégénère en pourriture, qui se reconnaît surtout à la fétidité de l'haleine et à un écoulement par le nez; l'animal reste presque constamment couché; il gémit, et sa respiration est courte. Les principaux moyens, lorsque le mal n'a pas fait trop de progrès, sont *nitrum*, et s'il échoue, *china*, à doses multiples, puis *stannum*, *phosphorus* et *calcarea carbonica*.

RAGE.

La rage éclate, chez les porcs, trois à cinq semaines ordinairement après la morsure d'un chien enragé. Elle commence en général par le défaut d'appétit, la pesanteur, l'anxiété, des convulsions, la rougeur des yeux, et un ton tout particulier du grognement, qui est rauque. Ensuite survient une sorte de fureur, pendant laquelle l'animal court en furieux de tous les côtés, fait de grands sauts, et mord tout ce qu'il rencontre. Au bout de cinq à sept jours, la respiration devient gênée; il y a paralysie du train de derrière, et la mort arrive au milieu de convulsions. On dit n'avoir encore jamais observé l'horreur de l'eau.

Pour le traitement, consultez l'article RAGE DES BÊTES OVINES.

ROUGEOLE.

Cette maladie a pour caractère principal des taches rouges qui apparaissent aux yeux, aux oreilles et au ventre, et auxquelles succède une desquamation furfuracée de la peau. Avant l'éruption de la rougeole, l'animal a la fièvre, il perd l'appétit, ses yeux sont rouges et chassieux. Quelquefois il y a des vomissements.

Aconitum et *pulsatilla* sont les moyens curatifs : *pulsatilla* peut aussi être employé comme préservatif contre l'infection. Si l'exanthème se dessinait mal ou rentrait, le mieux serait de recourir à *bryonia* et à *rhus toxicodendron*. *Nux vomica* et *bryonia* sont spécifiques contre la toux que la maladie laisse quelquefois à sa suite.

SOIE.

Cette maladie, qui est contagieuse, s'annonce la plupart du temps par une grande agitation : l'animal ne fait que grogner et se frotter partout; ses soies tombent par places, où la peau laisse ensuite suinter un liquide sanguinolent. On trouve la peau bour-

souflée, ecchymosée et parsemée de taches rougeà-
tres, bleues et brunes. Les soies encore subsistantes
s'arrachent aisément; leurs racines sont gonflées, d'un
rouge foncé et saignantes. L'animal est triste, paresseux; il perd l'appétit, boite du train de derrière,
traîne ses membres postérieurs, et finit par ne plus
pouvoir se tenir debout. Il a une fièvre violente, avec
grande soif : sur la langue se développent des pustules; la diarrhée finit par le faire périr. La maladie,
souvent accompagnée du feu Saint-Antoine, est due
principalement au défaut d'exercice, à la corruption
de l'air, à la malpropreté. Le premier soin doit être
de changer le régime, de mener le porc au grand air
tous les jours, et de le faire baigner.

A l'intérieur, on lui fait prendre *aconitum*, *arsenicum*, *cocculus*, *rhus toxicodendron*, *sulphur*, et de temps
en temps *china*, s'il est très faible.

SUEUR ROUGE.

Diverses parties du corps, surtout la ligne médiane
du dos, se couvrent d'une crasse rouge, qui finit par
s'étendre sur d'autres régions: l'animal se frotte sans
cesse, perd ses soies, et maigrit.

Le remède est *dulcamara*, dont on fait prendre journellement une dose pendant sept à huit jours.

TÉTANOS.

Maladie très dangereuse. Voy. TÉTANOS DU CHEVAL.

TUMEURS.

Des coups, des heurts, des chutes, des morsures, etc.,
font parfois naître des tumeurs qui sont sujettes à
s'abcéder lorsqu'on n'y porte pas remède.

On prévient cet effet par *arnica*, qu'il faut aussi donner à l'intérieur si la lésion est considérable.

Parmi les tumeurs qui naissent spontanément, on doit distinguer l'enflure de la tête, qui entraîne souvent la mort.

Le spécifique est *belladonna*.

TYMPANITE.

Cette maladie, souvent associée à la gastrite ou à l'entérite, reconnaît pour cause principale des aliments venteux pris en trop grande quantité. Les gaz distendent l'estomac et les intestins, au point de ballonner le ventre, qui résonne comme un tambour. L'animal est fort agité et inquiet, il ne mange pas, et meurt si l'on ne s'empresse de le secourir.

Le spécifique est *colchicum autumnale*, dont deux ou trois doses suffisent pour dissiper tous les accidents dans l'espace d'une heure.

TYPHUS.

Maladie assez commune. Voy. TYPHUS DU CHEVAL.

VOMISSEMENT.

Le vomissement, auquel certains porcs sont très sujets, leur ôte l'appétit; il les fait maigrir, et même cause leur mort quand il dure longtemps.

Veratrum album, et dans les cas difficiles *cuprum*, sont les principaux moyens à mettre en usage contre lui. *Pulsatilla*, *arsenicum* et *antimonium* conviennent, à titre de traitement consécutif, quand il tient à la gloutonnerie ou à une affection de l'estomac.

SIXIÈME PARTIE

MALADIES DES LAPINS.

BOUTEILLE ou GROS VENTRE.

Maladie causée par des globules d'eau, qui, en séjournant dans l'estomac du lapin, amènent sa mort.

Administrer : *Dulcamara* et *arsenicum*, 6ᵉ dilution. Cinq globules matin et soir, pendant six jours, en les alternant (un jour l'une, un jour l'autre), puis attendre trois ou quatre jours, et recommencer ce traitement s'il en est besoin. Donner aux animaux une nourriture sèche.

OPHTHALMIE PÉRIODIQUE.

Cette affection se développe spécialement chez les très jeunes lapins.

Elle provient le plus souvent d'une grande malpropreté, ou de l'air vicié d'une cabane mal entretenue.

Donner : *Aconitum* et *Pulsatilla*, 6ᵉ dilution, alternés : un jour l'un, un jour l'autre. Quatre globules matin et soir, jusqu'à effet.

SEPTIÈME PARTIE

MALADIES DES CHIENS

Le chien est un des plus utiles parmi nos animaux domestiques. On en compte un nombre infini de variétés.

Pour ce qui concerne l'élève de ces animaux, il vaut mieux avoir des races pures que des races bâtardes et mélangées, qui sont généralement plus faibles, plus sujettes aux maladies, et plus exposées à contracter la rage.

Quelques jours après la naissance, on place auprès des jeunes chiens un vase plat contenant du lait tiède, qu'ils boivent à volonté ; mais il faut renouveler ce lait assez souvent pour qu'il s'aigrisse pas. Un peu plus tard, on le donne froid, et quand l'animal a pris un peu de force, on y ajoute du pain émietté, afin de le sevrer le plus tôt possible. Dès qu'il a ses dents, on lui présente des os, qui sont une nourriture très convenable pour lui ; la viande et la graisse lui seraient nuisibles.

La nourriture du chien doit être réglée d'après le but dans lequel on l'entretient ; car le *bichon* demande à être nourri autrement que le *dogue*, et celui-ci autrement que le *chien de chasse* ou le *chien de berger*. Quoique l'espèce canine soit carnivore, et qu'à l'état sauvage elle ne vive que de chair, cette nourriture ne lui convient pas dans l'état de domesticité, où elle lui attirerait des maladies d'espèces diverses. En général, on peut prendre pour règle qu'il faut d'autant moins de viande au chien, que cet animal fait moins de mouvements au grand air. Au reste, on peut l'accoutumer à toutes sortes d'aliments. Le meilleur régime pour lui, est un mélange de matières végétales et de matières animales, dans la proportion de quatre à un. La viande gâtée ne lui nuit pas autant que la graisse et surtout les épices.

La quantité de nourriture varie suivant la taille du chien, les travaux qu'on lui impose et la saison. Le dogue en demande moins que le chien de chasse, et tous deux doivent en recevoir moins pendant l'été que durant l'hiver. Il est bon de régler l'heure de ses repas, surtout quand on le fait travailler : deux repas par jour suffisent. Le chien de chasse ne reçoit que peu de nourriture le matin, avant la chasse, parce que la plénitude de l'estomac le rend paresseux. Le meilleur moment pour son repas est le soir, au retour de la chasse.

Jamais on ne doit présenter au chien ses aliments chauds. Le mieux est de les lui donner dans un vase de bois ou de terre, qu'on lave chaque fois. Jamais non plus on ne doit lui donner plus de nourriture qu'il n'en peut prendre à la fois : c'est une mauvaise habitude, sujette à le rendre malade, que d'ajouter de nouveaux aliments à ceux qu'il a laissés.

On ne doit jamais laisser le chien manquer de bonne eau, surtout quand on le tient à l'attache ou renfermé ; ce serait l'exposer à la rage. Boire ne lui nuit pas quand il est échauffé, non plus que se baigner froid, car il ne transpire point par la peau, mais par la langue.

Le chenil doit être frais en été, chaud en hiver. L'animal ne doit ni coucher sur la terre humide ou sur le pavé, ni rester exposé, la nuit, au mauvais temps. Sa litière doit être sèche, douce et propre, et sa loge assez spacieuse, s'il est tenu à l'attache, pour qu'il puisse trouver du soleil en été, de l'ombre en hiver : elle doit aussi être un peu élevée au-dessus du sol, et non de plain-pied avec lui. La litière, paille ou foin, sera changée fréquemment, pour que la vermine ne s'y amasse point. Le chien aime beaucoup la propreté, et on l'y accoutume aisément.

L'exercice au grand air est absolument nécessaire au maintien de sa santé. Les chiens d'attache doivent donc être détachés quelquefois, et ceux de chambre promenés de temps en temps.

L'appétit vénérien demande une grande attention, car sa trop grande excitation et sa non satisfaction sont une des principales causes du développement de la rage. Le chien ne s'échauffe que quand il approche d'une chienne en chaleur; la chaleur s'annonce par la recherche des mâles, qui lui fait quitter la maison, même contre ses habitudes; par le gonflement des parties génitales et la sécrétion d'un liquide rougeâtre. La chienne en chaleur étant enfermée, on lui procure un mâle de même race si on veut propager l'espèce, ou l'on abat ses feux en lui donnant des aliments de moins en moins nourrissants, lui procurant de l'eau à boire en quantité suffisante et lui administrant *sabina* ou *platina*. On regarde aussi comme efficaces deux moyens domestiques qui consistent, l'un à lui faire lécher la mousse savonneuse qui provient de la barbe, l'autre à lui faire boire une émulsion de chènevis.

La gestation dure neuf semaines. Pendant sa durée il faut nourrir l'animal mieux et le traiter avec plus de ménagement qu'en tout autre temps. Les chiennes

de race font en général beaucoup de petits à la fois ;
on ne les leur laisse pas tous, parce qu'ils ne profi-
teraient pas et que la mère en souffrirait : trois au
plus lui suffisent si elle est de petite taille, et cinq
dans le cas contraire. On en laisse moins encore à la
première portée : le choix doit porter sur les plus
robustes, ou mieux encore être abandonné à l'instinct
de la mère ; pour cela, on les lui enlève, et on les
dépose à quelque distance d'elle ; elle vient aussitôt les
trouver pour les reporter au chenil, et celui qu'elle
prend le premier est ordinairement le meilleur.

ABCÈS.

Les abcès proviennent de causes internes ou de
causes externes. Les premiers sont rares chez les
chiens qu'on fait toujours travailler, mais fort communs chez ceux d'appartement, où ils proviennent
de trop grands soins, ou de trop bonne nourriture et
du défaut d'exercice. Les tumeurs qu'ils constituent,
et qui peuvent survenir dans toutes les parties du
corps, sont plus ou moins dures, douloureuses,
chaudes et enflammées ; elles se terminent par résolution ou par suppuration, quelquefois par induration, et dans ce dernier cas donnent assez souvent
lieu à des fongus sous-cutanés. Lorsqu'elles doivent
abcéder, elles deviennent plus saillantes au-dessus
de la peau ; la chaleur, la rougeur et la douleur
augmentent, et au milieu de la tumeur se montre
un point ramolli, de la surface duquel les poils tombent.

Lorsque l'abcès est dû à une cause interne, on
diminue la nourriture, on fait faire plus d'exercice à
l'animal, et on le baigne souvent dans l'eau froide.
La tumeur tend-elle à s'ouvrir, on favorise le travail

de la nature par *mercurius vivus* ou **hepar sulphuris**, et on l'ouvre dès que la fluctuation est bien prononcée.

Quand la cause est une lésion externe, un coup, un heurt, une morsure, etc., on pratique quelques lotions avec l'eau d'*arnica*.

AGGRAVÉE.

Les chiens, ceux de chasse surtout, qui fatiguent beaucoup, qui marchent et courent sur un sol dur, pierreux, ou sur la neige gelée, sont sujets à avoir les pattes enflées, douloureuses, écorchées, saignantes. Qnand le mal n'est pas grave, il guérit de lui-même, par le soin que prend l'animal de se lécher sans cesse, ce qui procure la résolution de l'enflure. Dans le cas contraire, on lave le pied malade avec de l'eau d'*arnica*, et au besoin on administre une couple de doses d'*arnica* à l'intérieur.

ANGINE.

L'angine est une maladie dangereuse chez le chien, et elle tient ordinairement à ce que l'animal s'est refroidi après s'être échauffé. Elle commence par le froid aux oreilles et au museau, qui bientôt après deviennent brûlants, l'accélération des battements du cœur et la difficulté d'avaler, qui peut aller jusqu'au point que les boissons ressortent par le nez. La partie antérieure du cou, surtout à la région laryngienne, est gonflée, et il y a même aussi enflure des glandes situées sous la mâchoire et au cou. Quand la tumeur est considérable et la respiration fort gênée, il arrive assez souvent que l'animal périt de suffocation.

On administre cinq ou six doses d'*aconitum*, à une demi-heure d'intervalle, puis on attend trois ou quatre heures. Quelquefois le mal se dissipe complètement ; mais souvent aussi, quoique les symptômes inflammatoires et la fièvre tombent, la gêne de la déglutition et de la respiration persiste. Dans ce cas, on fait prendre une couple de doses de *belladonna* ou de *spongia marina*, et si ces moyens n'amènent pas une complète guérison, on a recours à *hepar sulphuris*.

APHTHES.

Il survient quelquefois, dans la gorge, des ulcères qui ressemblent à des aphthes, empêchent l'animal d'avaler, et lui causent plus ou moins de douleur.

Deux doses d'*aconitum*, et six ou huit heures après, une couple de doses de *mercurius vivus*, suffisent en général pour guérir parfaitement cette maladie. S'il y a en même temps tuméfaction extérieure du cou, quelques doses de *belladonna* la font disparaître.

ASCITE ET HYDROPISIE DE POITRINE.

L'ascite et l'hydrothorax ne sont pas des phénomènes insolites chez le chien, tandis que cet animal offre rarement des exemples d'anasarque. L'hydropisie de poitrine se reconnaît surtout à la gêne extrême de la respiration, accompagnée fréquemment de toux ; et l'ascite, à la fluctuation qu'on sent en frappant du plat de la main sur l'un des côtés du ventre, l'autre main étant appuyée du côté opposé.

China et *arsenicum* sont les moyens qu'on doit essayer contre ces deux maladies.

BRULURES.

Les chiens gourmands se brûlent quelquefois en renversant la marmite qui bout auprès du feu.

Il faut couper les poils de la partie échaudée, et humecter fréquemment celle-ci avec la forte teinture d'*urtica urens*. Au bout de douze à seize heures, tout est guéri.

CHUTE DE LA MATRICE.

La chute de la matrice s'observe assez rarement chez les chiennes qui mettent bas.

On nettoie l'organe avec de l'eau tiède, et après s'être huilé les doigts, on le fait rentrer peu à peu. Comme l'accident tient presque toujours à une parturition difficile, et que la matrice elle-même peut avoir été blessée, il convient de pratiquer des injections d'eau d'*arnica* et de faire prendre aussi quelques doses d'*arnica*, précédées d'*aconitum*, s'il y a déjà de l'inflammation et de la fièvre.

CLAUDICATION.

Dès qu'un chien boite d'une patte, il faut examiner le pied avec soin, pour voir s'il n'aurait pas été atteint de quelque blessure. Ne découvre-t-on rien, on palpe le membre de bas en haut, surtout aux articulations, afin de trouver le point douloureux.

Si la claudication dépend d'une cause externe, on emploie l'eau d'*arnica*, et si la blessure a été profonde, qu'elle se soit étendue jusqu'à l'os, *symphytum*, toutefois, après avoir enlevé les corps étrangers, dans le cas où l'on en apercevrait. Souvent la claudication est la suite d'une luxation incomplète, c'est-à-dire d'une distension des ligaments, auquel cas la partie douloureuse est toujours un peu plus chaude que le reste du corps. Ici également on se trouve bien de l'emploi d'*arnica* à l'extérieur, et dans beaucoup de cas de celui de *ruta* à l'intérieur. Quelquefois, quand la claudication a duré longtemps, le membre commence à s'atrophier, ce dont on s'aperçoit aux épaules et aux lombes ; on peut alors essayer *arnica*, *china*, *arsenicum*, *sulphur*, *rhus toxicodendron* et *sepia*.

COLIQUE.

Le chien atteint de colique gémit et crie, il s'allonge et se resserre, tourne sa tête vers le côté et le ventre, se jette par terre et s'y roule. En général, il est constipé ; cependant la colique s'accompagne parfois aussi de la diarrhée. Elle dépend le plus souvent d'un refroidissement ou d'un excès de nourriture.

Dans le premier cas, elle cède à *aconitum* ; dans le second, *arsenicum*, précédé d'une couple de doses d'*aconitum*.

CONSTIPATION.

La constipation est plus commune que la diarrhée, on la reconnaît aux fréquents et inutiles efforts, accompagnés de gémissements et de tremblement.

Deux à trois doses de *nux vomica* la font cesser.

CORYZA.

Le coryza ne s'observe que chez les chiens d'appartement, à la suite d'un refroidissement. D'ordinaire il est accompagné de toux et de l'écoulement d'un liquide muqueux par le nez. L'animal devient paresseux et perd l'appétit.

Nux vomica est le remède.

DIABÈTE.

Cette maladie, qui a pour cause une paralysie du

sphincter de la vessie, et qui tient presque toujours à l'exercice trop souvent répété de l'acte vénérien, est caractérisée par la sortie involontaire de l'urine, qui s'échappe continuellement goutte à goutte, sans que l'animal prenne la posture accoutumée.

Belladona, *ferrum* et *pulsatilla* sont les moyens curatifs.

DIARRHÉE.

Les matières liquides que rend le chien sont la plupart du temps muqueuses, et souvent mêlées de sang ; dans beaucoup de cas, leur émission est accompagnée de douleurs qui provoquent des gémissements.

Si la diarrhée provient, comme il arrive souvent, de ce que l'animal a pris trop d'aliments, de ce qu'il a mangé beaucoup de graisse, du lait aigri, des fruits, etc., on a recours à *arsenicum*, tandis qu'on emploie *chamomilla* lorsqu'elle provient d'un refroidissement. Une diarrhée légère, qui est souvent salutaire, n'exige rien autre chose que de procurer une couche chaude à l'animal.

ÉPILEPSIE.

Dans l'intervalle des accès, le chien frappé d'épilepsie semble bien portant : il mange bien, il conserve son appétit et son embonpoint. L'accès se déclare, en général, tout à coup ; l'animal chancelle, puis tombe par terre, y reste couché quelque temps, gémit, râle, perd connaissance, n'entend ni ne voit, est pris de convulsions dans les pattes, et se frappe la tête. Une fois l'accès passé, il reprend peu à peu connaissance, regarde autour de lui, se relève et se secoue. Les intervalles sont plus ou moins courts. Les petits chiens d'appartement sont surtout sujets à cette maladie : cependant l'épilepsie se voit aussi parfois chez des chiens de grande taille, surtout lorsqu'ils ont éprouvé beaucoup de fatigue.

Quand l'affection est invétérée, on parvient difficilement à la guérir, ce qui arrive cependant quelquefois en donnant peu de nourriture à l'animal, évitant de l'échauffer, et ne lui permettant pas de se coucher sous le poêle allumé. La guérison s'obtient plus facilement dans le cas d'épilepsie récente. *Aconitum* immédiatement après l'accès, *belladonna* ensuite, et *stramonium* si la maladie se reproduit, tels sont les moyens sur lesquels on doit le plus compter. Si l'épilepsie a été causée par des aliments poivrés, on la combat par *cina*. Quelques doses de *camphora* sont propres, dit-on, à prévenir le retour des accès.

ÉPONGE.

C'est une tumeur sous-cutanée, arrondie ou oblongue, médiocrement dure, non douloureuse, tantôt mobile et tantôt adhérente aux parties voisines. Elle se développe dans toutes les régions du corps, atteint parfois un volume considérable, et est causée, la plupart du temps, par des violences extérieures, contusions, morsures, coups, heurts, etc.

Au début, on lui oppose *arnica*, tant à l'intérieur qu'à l'extérieur ; plus tard, *causticum* en est le spécifique. J'ai employé avec succès *dulcamara*, dans un cas où elle était survenue à la suite d'un refroidissement.

FAIM CANINE.

Le chien atteint de cette maladie montre un appétit excessif, qu'on ne peut satisfaire ; cependant au lieu de profiter, il maigrit ; mais, du reste, il ne présente aucun symptôme de maladie.

Pulsatilla et *nux vomica* sont les moyens à mettre en usage. La faim canine dépend quelquefois de la présence de vers, auquel cas conviennent *china*, et *silicea*.

FIÈVRE INFLAMMATOIRE.

La fièvre inflammatoire accompagne toujours une phlegmasie interne ou externe, soit l'inflammation d'un viscère thoracique ou abdominal, soit une plaie et une lésion extérieures. Dans ce dernier cas, on la désigne sous le nom de *fièvre traumatique*. Les principaux symptômes sont la dureté et la fréquence du pouls, l'accélération de la respiration ; l'animal tire la langue, et boit souvent ; ses yeux sont rouges, gonflés et pleins d'eau ; tout son corps est plus chaud que de coutume ; il regarde souvent, et d'un air inquiet, le côté malade, éprouve de la peine à se coucher, et change fréquemment de position.

Aconitum est toujours indiqué alors ; on le répète d'autant plus que la fièvre a davantage d'intensité dès le principe. Cependant il ne suffit pas toujours, et l'on est parfois obligé de recourir aux moyens réclamés par l'inflammation spéciale existante. *Aconitum* et *arnica* sont les remèdes de la fièvre traumatique.

FIÈVRE PUTRIDE ET NERVEUSE.

Cette maladie est caractérisée par la prostration des forces ; les battements du cœur sont à peine sensibles : il y a grande soif, défaut d'appétit, agitation, chaleur à la tête, trouble des yeux, aboiements, hurlements et gémissements, convulsions, odeur très fétide de la transpiration et des excréments. L'issue est souvent mortelle.

Les causes principales sont l'échauffement, des efforts considérables, l'abus de la viande gâtée, l'usage de la chair d'animaux morts d'une maladie maligne.

On procure au chien une couche fraîche, on lui donne à boire de bonne eau, et on lui administre une dose de *natrum muriaticum*, qu'on peut répéter à de long intervalles, et à laquelle on fait succéder quelques doses de *china*.

FIÈVRE TUBERCULEUSE.

J'ai vu chez un chien d'arrêt, auquel on avait administré une dose de *causticum*, les premiers effets de cette substance consister en un grand nombre de tubercules fort douloureux au toucher, qui faisaient paraître l'animal comme s'il eut des noix cachées sous la peau, de sorte que *causticum* semblerait devoir être considéré comme le spécifique de cette maladie.

FOURBURE.

C'est une maladie dans laquelle le chien, soumis à un refroidissement après s'être échauffé beaucoup, devient tout à coup si roide, que souvent il ne peut pas même changer de place.

Les moyens curatifs sont *aconitum* et *bryonia*, et quand l'accident a été précédé d'une grande fatigue, *rhus toxicodendron*.

FRACTURES.

Les fractures simples des jambes sont très faciles à guérir chez les chiens jeunes et vigoureux : il suffit de pratiquer la coaptation, d'appliquer des attelles et de visiter souvent le bandage, afin qu'il ne se dérange pas, sans quoi le membre pourrait guérir, mais rester de travers ou plus court que les autres.

Les fractures comminutives, ou celles de plusieurs os à la fois, compromettent en général la vie à tel point qu'on aurait la plupart du temps tort d'y consacrer des soins, du temps et de l'argent. Le bandage appliqué, on l'imbibe de *symphytum*, qu'on fait prendre aussi à l'intérieur. Cependant il vaut mieux administrer *arnica* le premier jour, pour écarter la fièvre traumatique.

FURONCLES.

Le chien est plus sujet qu'aucun autre animal domestique aux furoncles, qui naissent dans toutes les régions du corps, sous la forme de tumeurs rondes, dures, rouges et très douloureux, dont le centre est fort élevé, et qui d'ordinaire passent à la suppuration.

On les ouvre, par une incision, quand le milieu est bien ramolli ; on exprime le pus, et l'on prévient le retour de la maladie en administrant pendant quelques jours *nux vomica* à l'intérieur.

GALE.

On distingue, chez le chien, la *gale ordinaire* ou *sèche*, et la *gale grasse*. La première, qui siège surtout au dos, s'accompagne d'un prurit violent : la peau est rouge, couverte d'écailles et d'excoriations, et elle sécrète un liquide rougeâtre qui corrode les racines des poils. La seconde survient après une enflure et une rougeur de la peau, avec sécrétion de matière épaisse, puriforme, et formation d'ulcères lardacés et de croûtes épaisses.

On recommande surtout *mezereum*, *staphysagria*, *sulphur* et *lycopodium*. Dans quelques cas, *sulphur* a produit de bons résultats. J'ai employé sans succès *scabiesinum*.

GASTRITE.

Suite fréquente des refroidissements, des indigestions et de l'ingestion de substances nuisibles, surtout de poisons, la gastrite a pour symptômes ceux de la fièvre inflammatoire, et en outre des douleurs très vives, qui augmentent quand on appuie sur le ventre ; celui-ci, dans certains cas, est ballonné et dur ; l'animal vomit, et il est constipé.

On emploie alternativement *aconitum* et *arsenicum*, celui-ci quand il y a diarrhée ; *nux vomica*, dans le cas de constipation ; *pulsatilla*, lorsque l'animal a mangé avec excès des corps gras.

HÉMORRHAGIE.

Les chiens perdent quelquefois du sang par le nez, la gueule ou l'anus, surtout lorsqu'ils ont couru longtemps contre le vent, ou en montant, mais principalement à la suite d'une violence extérieure.

Après une longue course, une dose d'*aconitum* suffit presque toujours ; mais à la suite d'une violence extérieure, il faut administrer *arnica*, tant à l'extérieur qu'à 'intérieur. Des lavements à l'eau d'*arnica* conviennent lorsque le saignement par l'anus dépend d'un os que l'animal a avalé.

LIPPITUDE.

La lippitude est commune chez le chien. On la rencontre comme symptôme d'une maladie interne, ou par suite d'une nourriture trop succulente, animale surtout, ou par l'effet du défaut d'exercice et du séjour continuel à la maison.

Dans le premier cas, il faut rechercher la maladie, et la combattre par les moyens appropriés.

Dans le second, l'abstinence et un régime moins succulent sont les moyens à mettre en usage. A l'intérieur, on recommande *pulsatilla*, *ledum* et *nux vomica*, cette dernière surtout lorsque l'œil est en même temps sensible à la lumière. *Sulphur* produit aussi de bons effets dans la plupart des circonstances. En général, la lippitude est la conséquence d'une autre maladie de l'œil, notamment de l'ophthalmie; il faut alors l'attaquer par *cannabis*, *conium*, *euphrasia* et *causticum*.

Dans le troisième, on fait faire journellement de l'exercice à l'animal, et on lui lave fréquemment les yeux avec de l'eau fraîche.

LUXATIONS.

Les luxations réclament de prompts secours chez les chiens. On tient la partie continuellement humectée d'eau d'*arnica*, et l'on administre aussi *arnica* à l'intérieur. S'agit-il d'une luxation de l'articulation du pied, *ruta* est spécifique.

MALADIE DES CHIENS.

Tous les chiens portent en eux le germe de cette maladie, dont quelques-uns même sont atteints jusqu'à deux fois, et qui, d'ordinaire, se manifeste d'abord par des convulsions, de la faiblesse, l'abattement et une diminution plus ou moins prononcée de l'appétit. Cependant l'accès ne commence pas toujours de la même manière. Souvent le premier symptôme de la maladie est une violente diarrhée; dans d'autres cas, on voit survenir **tout** à coup des convulsions ; la plupart du temps, il y a amaigrissement progressif, et de temps en temps un peu de toux. Peu à peu les yeux et le nez deviennent plus humides que de coutume, ou bien il en découle une petite quantité de liquide aqueux, qui s'épaissit bientôt, et colle les paupières ou obstrue les narines. Le cours de la maladie n'est pas moins sujet à varier que son début. Quelquefois elle attaque principalement la tête, et se dénote alors par de fréquents éternuements, le larmoiement, un écoulement nasal et autres symptômes d'un grand refroidissement. Ailleurs, elle sévit sur la poitrine, et une toux brève, plus ou moins fatigante, précède le larmoiement et le flux nasal. Chez d'autres chiens encore, elle porte son action sur les membres postérieurs, et se signale par une faiblesse du train de derrière, qui augmente peu à peu, au point que l'animal peut à peine se traîner ; cette sorte de paralysie, quoique fort commune, n'arrive guère cependant qu'après les autres symptômes, et on ne la remarque presque jamais chez les chiens qui ont atteint un certain âge. Enfin, parfois, le corps entier tombe dans un état spasmodique, qui tantôt laisse à sa suite un état de paralysie ou des convulsions dans les membres, tantôt détermine des contractures. La maladie marche rapidement, ou lentement, et est fort contagieuse; cependant sa violence varie suivant les races, et elle est plus longue chez les races pures.

Les remèdes à lui opposer sont *kali carbonicum*, et ensuite *rhus toxicodendron*; toutefois on peut débuter par ce dernier, surtout lorsque les convulsions ont envahi un grand nombre de parties à la fois. *Bella-*

donna et *cocculus* ont aussi rendu de bons services dans certains cas. *Nux vomica* convient contre la constipation, qui existe presque toujours, accompagnée du défaut d'appétit et de vomissements.

MÉTÉORISME.

Le météorisme survient de préférence chez les chiens voraces et qui n'ont pas les facultés digestives très robustes. Si, en même temps, les aliments ne sont pas de bonne qualité, l'animal devient parfois comme un tambour.

Souvent il suffit, pour le guérir, de lui faire faire une promenade un peu longue. Si ce moyen échoue, on a recours à *colchicum autumnale*, suivi d'une ou deux doses d'*arsenicum*. Quand il reste ensuite de la constipation, on administre *nux vomica*. Si *arsenicum* ne rétablit pas complètement l'appétit, on donne *antimonium crudum*.

ŒSOPHAGE (CORPS ÉTRANGERS DANS L').

On reconnaît aux symptômes suivants qu'un os, un cartilage, etc., se sont arrêtés dans l'œsophage d'un chien : immédiatement après avoir mangé, l'animal se met à tousser, il est inquiet, gémit, semble chercher du secours, et ne peut avaler ; ses yeux sont rouges et saillants ; il s'écoule beaucoup de mucosités par sa gueule et son nez.

On lui introduit un peu d'huile dans la gorge, et on lui bouche la gueule et le nez jusqu'à ce qu'il tousse, ou bien on lui ouvre la gueule autant que possible, et l'on y verse de l'eau chaude jusqu'à ce qu'il vomisse. Si ces moyens ne suffisent pas, on cherche à pousser le corps étranger dans l'estomac, à l'aide d'une baleine ou d'une petite baguette de saule garnie d'une éponge trempée dans l'huile. Quand l'œsophage a été blessé, on fait prendre deux fois par jour, une cuillerée d'eau contenant deux à trois gouttes de teinture d'*arnica*, et pendant quelques jours on ne donne que du lait et de la soupe pour toute nourriture.

OPHTHALMIE.

L'œil est rouge, tuméfié, larmoyant; l'animal ne l'ouvre pas du tout, ou ne l'ouvre qu'à demi. Si l'on écarte violemment les paupières, on trouve l'organe plus ou moins rouge et trouble. L'ophthalmie est *aiguë* ou *chronique*. La première a des symptômes plus intenses, et entraîne souvent la perte de la vue, surtout quand on l'abandonne à elle-même ou qu'on la traite mal. Dans la seconde, c'est généralement moins l'œil que les paupières, et surtout leurs bords qui souffrent.

Les causes sont *externes* ou *internes*. Parmi les causes externes se rangent la chaleur, la poussière, les coups, les heurts, les morsures; parmi les autres, une nourriture trop succulente, la pléthore, l'obésité, le défaut d'exercice, etc. L'ophthalmie attaque de préférence les chiens jeunes ou âgés.

Si l'animal a été trop bien nourri et trop peu exercé, on le met à la diète, ou du moins on ne lui donne pas de viande, on le fait promener, et on le loge dans un endroit frais. Dans le cas d'ophthalmie chronique, on administre à l'intérieur, d'abord quelques doses d'*aconitum*, puis *euphrasia*. Si ce dernier moyen ne suffit pas, on administre *conium*, et dans le cas où celui-ci échouerait, *cannabis*. L'ophthalmie chronique réclame surtout *sulphur*, indépendamment d'un bon régime. Lorsque la maladie résulte d'une violence extérieure, on emploie *arnica*, tant à l'intérieur qu'à l'extérieur.

OREILLES (MALADIES DES).

Deux maladies des oreilles sont assez fréquentes chez les chiens, la *surdité* et l'*otite*.

La *surdité* est souvent causée par du cérumem endurci.

Il faut alors couper les poils, ramollir le cérumen avec de l'eau de savon tiède, et l'enlever ensuite avec une curette. Si le chien est âgé, la surdité dépend de causes diverses difficiles à découvrir, ce qui la rend presque toujours incurable. On peut toutefois essayer *belladonna* à l'intérieur.

L'*otite* est due tantôt à des insectes qui ont pénétré dans l'oreille, tantôt à une cause rhumatismale.

Le chien se plaint et hurle, il se frotte l'oreille avec la patte de derrière, il est inquiet et agité, il réclame l'assistance de son maître. On examine l'oreille au soleil, et si l'on y découvre des insectes, on cherche à les extraire ou à les faire périr avec de l'huile. Si l'on n'en aperçoit pas, la maladie dépend d'une autre cause.

On tient l'animal plus chaudement que d'habitude, et on lui administre *dulcumara, nux vomica* ou *belladonna*. On se trouve bien quelquefois d'insinuer de l'eau tiède à laquelle on a ajouté deux gouttes d'opium.

Les chiens de chasse sont parfois atteints aux oreilles d'*ulcères rongeants* qui finissent par détruire le pavillon. Ces ulcères reconnaissent pour cause, tantôt une lésion extérieure, tantôt un mal interne, assez souvent aussi l'excès de nourriture et de repos, parfois la faiblesse qui accompagne l'âge avancé.

On a recommandé *carbo vegetabilis*. J'ai employé avec succès quelques doses d'*arsenicum*, suivies de *sulphur*.

OZÈNE.

Les ulcérations du nez ne sont pas aussi communes chez les chiens que chez les autres animaux domestiques; mais on ne doit pas les négliger, parce qu'elles pourraient porter atteinte au sens de l'odorat, ou même l'abolir.

Mercurius vivus et *arsenicum* sont les meilleurs moyens à leur opposer. On emploie *arnica*, à l'extérieur et à l'intérieur, quand l'ulcère a été causé par une lésion extérieure.

PIEDS (LÉSIONS DES).

Souvent les chiens s'introduisent dans le pied un clou, une épine, un morceau de verre, etc., ce qui les fait boiter.

On enlève sur-le-champ le corps étranger, en débridant la plaie, s'il est nécessaire, et l'on emploie à l'extérieur l'eau d'*arniea*.

PLAIES.

Les plaies légères guérissent d'elles-mêmes, surtout quand la langue du chien peut y atteindre pour les lécher.

Lorsqu'elles sont considérables, on les traite extérieurement par l'eau d'*arnica*, et au besoin on administre une couple de doses d'*arnica* à l'intérieur.

PNEUMONIE.

La pneumonie est toujours l'effet d'un refroidissement éprouvé par l'animal après qu'il s'est échauffé.

Elle a pour symptômes ceux de la fièvre inflammatoire, savoir : froid, chaleur, pouls dur et fréquent, accélération de la respiration, battement des flancs, grande soif, chaleur à la peau, aux oreilles et à la tête, rougeur et larmoiement des yeux, etc.; l'animal tousse, il regarde souvent et avec inquiétude sa poitrine, il a de la peine à se coucher et il change souvent de position.

Une couple de doses d'*aconitum*, suivies de *bryona*, procurent généralement la guérison.

PTÉRYGION.

Les chiens, tant jeunes que vieux, sont fréquemment atteints de cette maladie.

Chez les jeunes, la mère la guérit souvent en léchant l'œil de son petit; mais chez les animaux avancés en âge, elle se montre opiniâtre et rebelle aux moyens les plus éprouvés.

On recommande contre elle *cannabis, conium, causticum, euphrasia* et *sulphur*. Le ptérygion succède en général à l'ophthalmie, et réclame alors le traitement qui convient à cette dernière. Lorsqu'il dépend de la variole, ce qui n'est pas rare, on emploie avec succès *belladonna* et *sulphur*.

RAGE.

Les phénomènes et les symptômes de la rage varient beaucoup, chez les chiens, suivant la race, l'âge, le tempérament, etc. On distingue deux formes principales de cette maladie, la *rage proprement dite* et la *rage mue* (1).

______

(1) *Voy.* sur la rage : Bouley, *Rapport sur la rage* (*Bull. de l'Acad. de méd.*, 1863, t. XXVIII, p. 702, et *Ann. d'hyg.*, Paris, 1863, 2ᵉ série, t. XX, p. 168. — Brehm, *Les merveilles de la nature. Les mammifères*, t. Iᵉʳ, p. 352.

La rage proprement dite s'annonce d'abord par un changement notable dans les allures du chien, qui paraît ou plus vif ou plus irritable, ou triste et comme appesanti. Il s'y joint la plupart du temps une agitation particulière, périodique, qui ne permet pas à l'animal de rester en place, et augmente parfois au point de lui faire abandonner la maison pour errer au loin. Pendant presque toute la durée de la maladie, il reconnaît son maître, et il lui obéit, surtout dans les commencements. Toutefois la docilité diminue avec les progrès du mal, quoique jamais elle ne fasse place à une désobéissance continuelle. Dans la plupart des cas, l'appétit se perd tout à fait dès le principe; quelques chiens mangent bien encore un peu de soupe, mais aucun ne prend d'aliments solides : toutefois ils dévorent toutes sortes de choses non alimentaires, du bois, du cuir, de la laine, de la paille, même leurs propres excréments; ils boivent dans toutes les périodes de la maladie, ne témoignent pas d'hydrophobie, et rejetent l'eau quand ils ne peuvent plus l'avaler.

Un symptôme constant est un changement particulier de la voix, qui devient plus aiguë ou plus grave, mais toujours un peu rauque et désagréable. L'aboiement d'un chien enragé ne consiste pas en émissions de voix bien distinctes, et qui se succèdent avec rapidité, mais en une émission suivie d'un court hurlement; il tient le milieu, pour ainsi dire, entre l'aboiement et le hurlement. L'envie de mordre, qui existe chez la plupart des chiens enragés, n'est pas continuelle; elle se montre par moments, et à des degrés divers, qui dépendent du tempérament de l'animal. Sans commencer par aboyer, l'animal se jette sur les objets qu'il rencontre, d'abord sur les chats, puis sur les autres chiens, et en dernier lieu sur les hommes : il n'épargne ni les corps inertes, ni son propre maître et fréquemment il happe l'air, comme s'il voulait prendre des mouches. Quant à son aspect, il est d'abord peu ou point changé ; plus tard les yeux rougissent, ils se ferment et s'ouvrent alternativement ; à une époque plus avancée encore, ils sont troubles, ternes et comme couverts de poussière ; jamais ils ne sont étincelants. Parfois la peau se plisse sur le front, ou bien la tête enfle : toujours il y a rapide amaigrissement. Il faut que la rage soit fort avancée, pour que le chien tienne sa queue pendante, comme il fait dans toutes les maladies graves ; il finit par devenir faible et pour ainsi dire paralysé du train de derrière, tandis qu'au début, quand il a encore de la vigueur, il porte sa queue comme à l'ordinaire, et ne diffère en rien, pour l'allure, d'un chien bien portant.

La rage mue détermine, sous le rapport de la conduite, du défaut d'appétit, de la boisson, de la voix et de l'envie de mordre, des phénomènes semblables à ceux de la rage proprement dite, mais avec les modifications suivantes : la mâchoire inférieure est pendante et comme paralysée dès le début de la maladie, de sorte que l'animal ne peut presque pas avaler de liquide, et que la salive lui coule continuellement de la gueule ; parfois aussi il tient la langue pendante entre les dents. Il mord donc moins que dans la variété précédente ; mais il n'en est pas moins à redouter, parce que, quand on l'irrite, il peut recouvrer la faculté de fermer la gueule et de mordre.

Quant à la cause, la rage peut être spontanée ou communiquée. La première est due principalement au défaut de soins, au manque de bonne eau, surtout dans les temps chauds, à l'influence d'une chaleur et d'un froid intenses, et à la non possibilité de satisfaire l'appétit vénérien. L'autre ne se développe que par l'inoculation de la bave à la suite d'une morsure. Dans ce cas, elle n'éclate pas avant le neuvième jour, et peut survenir beaucoup plus tard.

Pour prévenir le développement de la rage, il faut faire prendre au chien chaque jour une dose de *belladonna*, et s'il a été mordu, arroser fréquemment la plaie avec de l'eau contenant quelques gouttes d'extrait de belladone. On peut essayer à l'intérieur *hydrophobinum*, conseillé par Hering (1). Le mieux, quand la rage est déclarée, est de tuer l'animal, pour éviter des malheurs.

RÉTENTION D'URINE.

Quoiqu'il soit dans la nature du chien d'émettre son urine plus souvent que ne le fait aucun autre animal, il lui arrive quelquefois de n'y pouvoir pas parvenir, du moins sans douleurs, ce qui se voit surtout dans le cas de néphrite ou à la suite d'un coup reçu dans la région lombaire.

Une couple de doses d'*aconitum*, auxquelles on fait succéder *cantharides*, le guérissent en très peu de temps. S'il y a eu lésion de la région lombaire, c'est à *arnica* qu'il faut recourir.

RHUMATISME.

Le rhumatisme, qui attaque surtout les chiens de chasse et ceux d'appartement, se manifeste par la manière dont l'animal boite d'une patte, qu'il traîne ou tient levée en marchant, faisant entendre des plaintes

(1) Hering, *Médecine homœopathique domestique*. Paris, 1891.

ou des hurlements lorsqu'il la pose à terre. En examinant le membre avec soin, on n'y découvre aucune lésion; mais les articulations sont un peu enflées et chaudes, et assez souvent même il y reste du gonflement après que l'accès est dissipé.

Un refroidissement est la cause la plus ordinaire de cette maladie.

Il faut tenir l'animal chaudement, le mettre à l'abri des intempéries du temps, et lui retrancher toute nourriture animale. *Bryonia* et *dulcamara* sont les moyens internes les plus efficaces; si le mal est invétéré, on les fait alterner avec *nux vomica*.

SPASMES.

Les chiens sont souvent atteints de convulsions dans les membres, ordinairement à la suite de la maladie.

On emploie alors *anacardium*, *platina* et *spigelia*. Fréquemment aussi ils sont pris tout à coup de crampes en marchant ou en courant, poussent des plaintes, hurlent et lèvent leurs pattes. La crampe cède bientôt à des frictions avec la main ou un morceau de drap. On en prévient le retour par *cocculus* et *ipecacuanha*.

TOUX.

Les chiens bien nourris sont assez fréquemment pris d'une toux sèche; dans beaucoup de cas, s'ils sont âgés, la maladie dégénère en asthme.

Comme elle parait avoir l'obésité pour cause, du moins très souvent, il faut diminuer la nourriture et faire prendre de l'exercice.

A l'intérieur, on donne *antimonium crudum*; s'il ne s'ensuit pas d'amélioration, et que la toux semble venir du fond de la poitrine, on a recours à *nitrum*.

VARIOLE.

Commune surtout chez les jeunes chiens, la variole est contagieuse. L'animal malade témoigne une grande agitation, sa respiration est sensiblement gênée; puis, ordinairement au troisième ou quatrième jour, on voit paraître sur le ventre de petites taches, semblables à des piqûres de puces, qui, saillantes au-dessus de la peau, augmentent peu à peu de hauteur, pâlissent au centre, et conservent une auréole rouge. Peu à peu elles s'emplissent d'un pus jaunâtre, puis s'affaissent, et forment une pustule qui se dessèche au bout d'un laps de temps plus ou moins long. Le nez, d'abord sec et chaud, devient frais et humide, et l'appétit renaît. Quand la variole suit cette marche simple, l'art ne doit pas intervenir; mais si les taches ont une teinte plus foncée, qu'elles ne s'élèvent pas au-dessus de la peau, qu'elles se confondent ensemble. la maladie n'est plus bénigne, et souvent elle entraîne la mort : l'animal a le nez chaud, il respire avec peine en tirant la langue, il recherche la chaleur, il ne mange pas, mais il boit beaucoup, et ordinairement aussi il est atteint de rétention d'urine et de constipation.

S'agit-il d'un jeune chien, le mieux est de le tuer avant qu'il infecte les autres, car presque toujours il est perdu. L'animal est-il âgé, on lui donne alternativement *toxicodendron* et *arsenicum*, après quoi on termine le traitement par *dulcamara*.

VERRUES.

Les verrues ne sont pas communes chez les chiens.
Le meilleur moyen de les détruire est la ligature. S

elles sont déchiquetées, suintantes, saignantes, on les humecte avec la forte teinture de *thuja.*

VERS.

Aucun animal domestique n'est autant tourmenté que le chien par les vers, ascarides, lombrics et tænia.

Les moyens à employer sont les mêmes que pour le cheval. (*Voyez* VERS chez le cheval.)

VERTIGE.

Les chiens trop bien nourris et pléthoriques sont quelquefois pris de vertige; ils chancellent en marchant, ou même se laissent tomber, restent habituellement couchés, et ne mangent pas; leur gueule est chaude, leurs yeux sont fixes, saillants et brillants.

On les guérit par quelques doses d'*aconitum*, auxquelles succède *belladonna.*

VOMISSEMENT.

Rien n'est plus commun que le vomissement spontané chez les chiens; il a lieu toutes les fois que l'animal mange trop, et ne porte alors aucune atteinte à sa santé, de sorte qu'on n'a point à s'en inquiéter.

S'il durait trop longtemps, on administrerait *cocculus;* l'existence simultanée de la diarrhée exigerait *veratrum*, et si la guérison n'allait pas vite, *cuprum.*

HUITIÈME PARTIE

MALADIES DES CHATS

CORPS ÉTRANGERS DANS L'ŒSOPHAGE

Le chat qui a un corps étranger arrêté dans l'œsophage, ne peut avaler ; il est triste et inquiet ; il tousse, et semble chercher du secours ; il a les yeux rouges, saillants, et un écoulement de matières muqueuses par la bouche et le nez.

Lui introduire un peu d'huile d'olive dans la gorge, et lui boucher la gueule et le nez jusqu'à ce qu'il tousse ; ou bien lui ouvrir la gueule, autant que faire se peut, et y verser de l'eau modérément chaude, jusqu'à ce qu'il vomisse. Si tous ces moyens échouent, prendre une baleine ou une petite baguette de saule, garnie, au bout, d'une éponge trempée dans l'huile, et chercher à repousser doucement le corps étranger dans l'estomac.

Si l'œsophage avait été blessé, on ferait prendre, deux fois par jour, une cuillerée d'eau contenant : *arnica*, teinture mère, une goutte. Et pendant quatre à cinq jours, on ne lui donnerait que du lait et de la soupe pour toute nourriture.

GOUTTE.

La cause la plus ordinaire de la goutte provient d'un refroidissement.

Paralysie d'une ou de plusieurs jambes, ou d'une autre partie du corps, lorsque la goutte quitte les extrémités pour se porter ailleurs.

Si elle provient d'un refroidissement, on donnera *dulcamara*, 6e dilution, cinq globules matin et soir, pendant trois jours de suite, et si cela ne suffit pas, on attendra quatre jours, puis on fera prendre : *belladonna* et *bryonia*, 6e dilution, six globules le matin seulement, tous les deux jours l'une, tous les deux jours l'autre, pendant seize jours.

Si ce traitement n'amène nul changement, on attendra six jours, et on fera prendre à l'animal : *aconitum* et *pulsatilla*, 6e dilution, quatre globules tous les matins, un jour l'un, un jour l'autre, pendant huit jours de suite, attendre ensuite quatre jours, puis donner : *nux vomica*, 6e dilution, quatre globules tout les matins, pendant cinq jours de suite.

Attendre ensuite une semaine, et reprendre ce même traitement s'il a fait du bien.

MALADIE DES CHATS.

Tristesse, abattement; air craintif; perte d'appétit et de soif; toux et éternuement; efforts pour vomir presque continuels; recherche de la solitude; tournoiements et sauts à l'aventure. Peu après, fièvre violente; affaiblissement, paralysie de tout le train postérieur, qui fait tomber l'animal de côté et d'autre; diarrhée, perte des sens et mort.

Un seul médicament, *veratrum*, suffit le plus souvent à conjurer les effets du mal. *Veratrum album*, 6e dilution, cinq globules, matin et soir, et même trois fois par jour, si le cas est pressant.

Les symptômes alarmants étant disparus, on donnera : *calcarea* et *sulphur*, 6ᵉ dilution, cinq globules, matin et soir, alternés pendant quatre jours.

Si la paralysie postérieure persistait, on donnerait : *rhus toxicodendron* et *nux vomica*, 6ᵉ dilution, cinq globules tous les matins, pendant six jours en les alternant.

Si la diarrhée persistait, on ferait prendre : *arsenicum*, 6ᵉ dilution, cinq globules tous les soirs.

Si, au bout de trois jours, il n'y avait nulle amélioration dans les selles, on prescrirait : *mercurius vivus*, 6ᵉ dilution, cinq globules tous les matins.

Si les vomissements persistaient isolément, on donnerait : *ipeca*, 6ᵉ dilution, cinq globules tous les soirs, jusqu'à effet.

Si *ipeca* ne suffisait pas, donner : *tartarus emeticus*, 6ᵉ dilution, cinq globules tous les matins, jusqu'à cessation des nausées.

PNEUMONIE.

Battement précipité du ventre et des côtes, avec respiration très accélérée ; haleine brûlante, appétit nul, déjections alvines et urines presque nulles ; chancellement ; pouls dur et rapide ; chaleur sèche à la peau, aux oreilles et à la tête, avec rougeur et larmoiement des yeux ; l'animal tousse, et regarde fréquemment sa poitrine.

Les spécifiques de cette maladie sont : *aconitum* et *bryonia* 6ᵉ ou 3ᵉ dilution alternativement, une fois de l'un et une fois de l'autre, six globules d'heure en heure, ou de deux en deux heures, jusqu'à rémission de tous les symptômes. Ensuite, on se contentera d'en donner toujours alternativement une dose de six globules matin et soir, jusqu'à guérison.

NEUVIÈME PARTIE

MALADIES DES OISEAUX DE BASSE-COUR ET DES OISEAUX DE VOLIÈRE.

AMPOULES.

Elles se forment sous la langue ou au croupion.

On fera prendre *sulphur* 6e ou 12e dilution, cinq globules tous les deux jours, enveloppés dans du pain à chanter humecté d'eau pure et mis dans le bec.

CHUTE DE L'OVAIRE.

On administre *mercurius vivus* 6e dilution, sept globules dans du pain à chanter humecté ; ne répéter cette dose que deux jours après, s'il en est besoin.

CONSOMPTION.

Le plumage est gonflé et hérissé ; l'oiseau reste perché les pieds cachés sous son ventre ou il s'accroupit à terre et reste immobile ; perte d'appétit, soif, et maigreur toujours de plus en plus prononcés.

On donnera *cannabis* 6e dilution, trois globules, matin et soir, jusqu'à effet voulu.

CONSTIPATION.

Maladie assez fréquente chez les oies. On donne *nux vomica*, 6e dilution, trois globules le matin ou le soir, dans de la mie de pain, pendant trois jours de suite.

CROUPION (MALADIE DU).

Cette affection est causée le plus souvent par la malpropreté et l'air infect du poulailler. Ses symptômes sont la constipation, la démarche lente, l'air triste avec la tête pendante, les plumes hérissées, et la queue traînante. La poule ne songe plus à gratter le sol et une tumeur se forme autour du croupion.

On donnera *belladonna* et *hepar sulphuris* 6ᵉ dilution, à la dose de trois globules, alternés un jour de l'une et un jour de l'autre, roulés dans un peu de mie de pain, et on continuera jusqu'à résorption ou ouverture de la tumeur; dans ce dernier cas, on aura soin de bien faire sortir le pus par de douces pressions. Laver ensuite la poule avec un peu d'eau douce et donner une nourriture rafraîchissante. Assainir le poulailler, c'est la première condition à remplir.

DIARRHÉE.

Cette maladie est presque toujours produite par une alimentation trop aqueuse.

On donnera *arsenicum*, 6ᵉ dilution, trois globules enroulés dans un peu de mie de pain; les répéter deux ou trois jours de suite. Si *arsenicum* ne suffit pas, donner *chamomilla*, 6ᵉ dilution de la même manière et pendant le même nombre de jours. Administrer en même temps une alimentation sèche.

ENTÉRITE.

Cette maladie est commune chez les oiseaux de basse-cour, et chez les oiseaux de volière.

Elle a pour cause une nourriture trop abondante et trop nourrissante. Le bas-ventre est rouge, dur, balloné ; l'animal mange beaucoup et boit **souvent; les** plumes se hérissent.

Pour les oiseaux de basse-cour, donner *aconitum*, 6ᵉ dilution, quatre globules le matin dans du pain à chanter blanc, quatre globules dans l'après-midi, et quatre globules le soir.

Pour les oiseaux de volière, donner *aconitum*, 6ᵉ dilution, quatre ou cinq globules dissous dans deux cuillerées d'eau fraîche; faire prendre neuf gouttes par jour en trois fois, savoir : trois gouttes le matin, trois gouttes dans l'après-midi, et trois gouttes le soir.

GONFLEMENT DU JABOT.

Cet accident est presque toujours occasionné par une nourriture trop échauffante.

On le combat avec *aconitum*, 6ᵉ dilution, un globule à sec, qu'on dissout dans trois gouttes d'eau. On en fait prendre une goutte le matin et soir aux oiseaux de volière, et deux globules à sec ou dissous aux gros oiseaux de basse-cour. On répète cette dose, s'il est nécessaire, deux ou trois fois par jour.

GOUTTE.

Gonflement des jambes, paralysie des pattes, et difficulté de marcher ou de se tenir perché : l'oiseau reste accroupi à terre, ou tombe sur le côté ; s'il se porte sur les ailes, elles tombent le long du corps.

On donnera : *rhus toxicodendron*, 6ᵉ dilution, **deux** globules à sec, aux gros volatiles, et un globule **dissous** dans deux gouttes d'eau qu'on fera **prendre** aux petits oiseaux ; on répète cette dose **de deux en** deux jours, jusqu'à effet. Donner ensuite : *aconitum* et *bryonia*, 6ᵉ dilution, trois globules roulés **dans de** la mie de pain, et administrés pendant quatre jours, un jour l'un, un jour l'autre.

Comme cette affection est produite par un poulailler humide, faire coucher les animaux dans un endroit sec.

MAL SUBTIL.

Cette affection ressemble à l'épilepsie. On donne *arsenicum* et *sulphur*, 6ᵉ dilution, alternés, un jour l'un, un jour l'autre ; deux globules à sec tous les jours, pour les oiseaux de basse-cour ; un globule dissous dans deux ou trois gouttes d'eau et faire prendre une goutte, matin et soir, pour les oiseaux de volière.

MUE DES OISEAUX.

Maladie que les oiseaux éprouvent chaque année à l'époque de la mue ; il faut favoriser la chute des anciennes plumes et le développement des nouvelles.

On donne *aconitum* et *china*, 6ᵉ dilution, alternés, tous les deux jours l'un et tous les deux jours l'autre ; un globule dissous dans deux ou trois gouttes d'eau pour les oiseaux de volière, et deux globules dans un peu de mie pain pour les oiseaux de basse-cour. Donner ces deux médicaments pendant huit jours.

PÉPIE.

Cette maladie, commune à tous les oiseaux et surtout aux dindons, règne quelquefois épizootiquement. Elle se reconnaît à une pellicule blanche, ou jaune, qui entourant le bout de la langue comme un étui, empêche de boire et même de manger.

Arracher la pellicule parcheminée, en la prenant par la base avec un couteau tranchant posé à plat, lotionner la plaie avec de l'eau *arniquée* et donner à l'intérieur *arnica*, 6ᵉ dilution, deux globules ; donner le lendemain *antimonium crudum*, 6e dilution, **deux globules**.

PUSTULES.

Pustules de la grosseur d'un grain de millet, se montrant sur le cou et le corps de la poule.

Donner : *dulcamara* et *sulphur*, 6e dilution, alternés ; un jour l'un, un jour l'autre. Trois globules jusqu'à disparition de l'affection psorique. Donner une alimentation rafraîchissante, et isoler les sujets malades, cette affection étant contagieuse.

ROUPIE.

Affection contagieuse, caractérisée par un écoulement d'humeurs, du tremblement, et des yeux éteints.

Donner : *mercurius vivus* et *sulphur*, 15e dilution, un jour l'un, un jour l'autre. Trois globules par jour, jusqu'à effet. Donner une bonne nourriture.

TOUX.

Elle est ordinairement produite par une accumulation de vers presque microscopiques, dans la gorge.

Donner : *Cina*, 3e dilution, trois globules tous les matins, et deux heures après, faire avaler une cuillerée à café d'huile d'olives.

VERMINE.

Laver les poules avec une décoction de *staphysagria*, et leur donner : *sulphur*, 15e dilution, trois globules.

VERTIGE.

Ailes traînantes, cou allongé, secouement de la tête, inappétence.

Donner : *aconitum*, 6e dilution, trois globules par jour.

———————

TABLE ALPHABÉTIQUE

TABLE DES MATIÈRES

1420-91. — Corbeil. Imprimerie Crété.